# 抗原修复技术

## ——免疫组织化学发展史上的里程碑

**主编** 石善溶 顾 江 吴秉铨

北京大学医学出版社

KANGYUAN XIUFU JISHU——MIANYI ZUZHI HUAXUE FAZHANSHI
SHANG DE LICHENGBEI

图书在版编目（CIP）数据

抗原修复技术：免疫组织化学发展史上的里程碑 /
石善溶，顾江，吴秉铨主编 . —北京：北京大学医学出
版社，2014.8
ISBN 978-7-5659-0866-8

Ⅰ.①抗… Ⅱ.①石…②顾…③吴… Ⅲ.①免疫学
—组织化学 Ⅳ.① R392.11

中国版本图书馆 CIP 数据核字 (2014) 第 118068 号

**抗原修复技术——免疫组织化学发展史上的里程碑**

主　　编：石善溶　　顾江　　吴秉铨
出版发行：北京大学医学出版社（电话：010-82802495）
地　　址：(100191) 北京市海淀区学院路 38 号 北京大学医学部院内
网　　址：http://www.pumpress.com.cn
E－mail：booksale@bjmu.edu.cn
印　　刷：北京画中画印刷有限公司
经　　销：新华书店
责任编辑：马联华　　责任校对：金彤文　　责任印制：罗德刚
开　　本：880mm×1230mm　1/32　印张：12.875　彩插：2　字数：395 千字
版　　次：2014 年 8 月第 1 版　　2014 年 8 月第 1 次印刷
书　　号：ISBN 978-7-5659-0866-8
定　　价：52.00 元

本书由
北京大学医学科学出版基金
资助出版

# 编 者 名 单

编者及单位：（以姓氏笔画为序）

王小亚（福州迈新生物技术开发有限公司高级工程师，总经理）

石 砚（美国纽约大学医学院病理学系主治医师，病理生物学博士）

石善溶（美国南加利福尼亚大学 Keck 医学院病理学系教授）

刘 影（美国南加利福尼亚大学 Keck 医学院病理学系病理生物学博士）

杨清海（福州迈新生物技术开发有限公司病理学硕士）

吴秉铨（北京大学医学部病理学系教授）

陈惠玲（福州迈新生物技术开发有限公司生物工程硕士）

林齐心（福州迈新生物技术开发有限公司生物工程硕士&工商管理硕士）

周洪辉（福州迈新生物技术开发有限公司技术主管）

郑兴征（北京大学医学部病理学系博士）

顾 江（汕头大学医学院分子病理学研究室主任，教授）

唐 娜（福州迈新生物技术开发有限公司技术主管）

熊玉林（福州迈新生物技术开发有限公司生物工程硕士）

**特邀国外编者：**

Clive R. Taylor（美国南加利福尼亚大学 Keck 医学院病理学系教授）

Denis G. Baskin（美国西雅图华盛顿大学医学研究教授）

注：参加本书第十二章和第十五章以及代序一、代序二的译校者姓名均未列入编者名单，请读者查阅有关章节。本书主编衷心感谢所有译校者的辛勤工作，谨此致谢。

# 代 序 一

## 免疫组织化学的发展——亲身经历的回顾

## 引 言

牛顿有一句名言："如果说我看得比其他人远，是因为我是站在巨人肩上的缘故"。

正如本书第 1 章所述，免疫组织化学的发展植根于一系列早已存在的方法，从光学显微镜开始，历经各种生物染色方法和特殊染色方法、荧光标记法直到免疫酶标法等。最值得我感到无比庆幸的是，我发现我自己曾经站在这条历史征程中的一些关键点上。回首往事，这些方法有些产生于头脑中目标明确的设计和构想，但另外一些则是经过敏锐的观察意外地找到前进的方向，并通过"建设性的机会"，同宝贵的伙伴一道创造新的事业。（注：译者通过电子邮件获得作者对原文constructive opportunism 一词的解释：发现机会，采取有效的手段建设新的事业。这是一个商业策略用语）

## 标记抗体的方法

1939 年，美国内科医生、病理学家 Albert Coons 利用在职休假，在德国柏林的著名医院 Charite Krankenhaus 研究超敏反应在 Aschoff 小体形成上所起的作用时，认识到："链球菌的介入"不能被检测出来，除非应用抗体或抗原加以证实"；而且，他还更进一步指出："用一种可见的标记物来标记一个抗体分子的构想应该是达到这一目标的最好方法"。这个卓越的洞察力引导了第一个荧光标记抗体方法的诞生。

然而，尽管免疫荧光证实了其标记抗体的价值，但这一方法对于诊断病理学来说应用价值却十分有限。这一事实的发现对于我来说实属偶然，当时是 1970 年，我正在牛津大学 A. H. T. Robb Smith 博士指导下攻读博士学位。我的主要研究计划是应用患有移植物抗宿主病的小鼠建立霍奇金淋巴瘤的动物模型。我首先遇到的难关是：如何准确地证实所有受累淋巴细胞的类型。我应用免疫荧光标记针对白细胞分类抗体成功地在冷冻切片暗视野观察条件下达到了目标[1]。但是，我的这些观察结果被由临床病理学者组成的博士论文评审委员会毫不犹豫地否决了，其理由是"我们看不见细胞"。这就是问题的症结所在！这也是为什么免疫荧光法对于诊断解剖病理学几乎没有任何影响的原因所在。换句话说，应用明视野的光学显微镜不能够看到免疫荧光标记物，而如果应用暗视野，则会失去所有诊断外科病理学所必需的形态学指标。

如此一来，我发现自己开始走上了另一条道路。有两个研究团队率先应用辣根过氧化酶作为标记物，辅以适当的色素原和底物系统来取代免疫荧光。1967 年，Nakane 和 Pierce 应用光学和电子显微镜证实了靶抗原在组织切片上的存在。1969 年，Stratis Avrameas 应用酶标法证实了存在于体液或溶液中的蛋白质。有趣的是，后一个方法引导了另一种新技术的诞生，酶联免疫吸附试验（ELISA），这是血浆蛋白质测定方法的一个重大突破，并最终取代了放射免疫试验。至今，酶联免疫吸附试验仍然保持着这一类定量检测方法的金标准地位，而且，它的成功还向我们暗示了另一条发展道路，我后来曾经蹒跚地走在这条路上——基于酶联免疫吸附试验和免疫组织化学的相同原理，我们开始认识到一个简单的推理：既然酶联免疫吸附试验能够进行精确的定量测定，为什么免疫组织化学不可以呢？

## 将免疫酶标法用于常规甲醛固定石蜡包埋的组织切片

在这条将免疫酶标法用于常规甲醛固定石蜡包埋（formalin-fixed

and paraffin embedded, FFPE）的组织切片的道路上，矗立着一系列不断增值的研究成果。在牛津大学，我们扩展了小鼠模型的研究工作并于 1974 年发表了第一篇显示免疫酶标法可用于常规 FFPE 切片的研究报告 [2-4]。紧接着，我们意外地获得一个十分得力的帮手——David York Mason，当时他刚刚从外地归来，受聘于几步之遥的血液科。他在开发和使用抗体方面杰出的独创能力使我们的研究如虎添翼。从此，我们的研究成果如指数般上升 [5-15]。由于应用了 Ludwig Sternberger 的 "PAP 方法"，我们的免疫染色的灵敏性增高了，这有助于检测 FFPE 组织切片中的各种蛋白质。与此同时，我们也开始认识到，甲醛固定会导致多数蛋白质的结构改变而产生阴性反应。

能够用于石蜡切片的抗体从两三个增加到 10 个、20 个甚至更多，其发展不仅令文献数量急速上升，也令这一技术被推广到许多其他实验室。当这一技术方法被用于 Robert Lukes 教授庞大的淋巴瘤标本库时，在洛杉矶的南加州大学建立一个新的实验室的机会终于来到了。在新建的实验室里，我和 Bob Lukes、John Parker 以及其他同事共同努力，将免疫酶标法试用于数以千计的淋巴瘤的有关免疫学和诊断学的参数，并且也将它扩展到了其他肿瘤病例的测试中并均获得了成功 [16-29]。

Millstein 和 Kohler 开创的杂交瘤技术是一个巨大进步，不仅可以提供大量抗体，足以应对不断增加的抗原范围，而且可以筛选出适用于 FFPE 切片的特异性单克隆抗体（由于 David Mason 等人的努力）。但是，问题仍然存在，在 FFPE 组织切片上，很多抗原还是不能观察到。为此，很多研究者应用了各种方法，以期达到恢复抗原反应的目的，但这些均收效不大。也许是机遇或者说命运的安排吧，我在这时遇见了石善溶医师，他正在用完全不同的策略来攻克这一难题，恰如本书第一章所叙述的过程。

我们曾争论过石医师的那种违反直觉的策略：应用煮沸浸泡在水或缓冲液中的组织以达到增加 FFPE 切片的免疫染色的效果。我最终有机会亲自证实了这一方法的效力。于是，抗原修复技术终于诞生了。由此掀起了另一次文献激增的浪潮，其结果是在使用这一方法 5 年后，抗原修复就成为免疫组织化学在诊断和研究方面的常规操作程序。毋庸置疑，抗原修复是病理学领域的重大突破，开辟了通向未来的崭新途径，正如石医师本人在本书中所叙述的细节。

后来，我有幸说服石医师参加了我设在洛杉矶的研究团队，从此，开始了我们长达 20 年硕果累累的通力合作。我们团队的研究课题总是不断推陈出新，将抗原修复的应用扩展到免疫组织化学的标准化，以及应用抗原修复提高从 FFPE 组织切片中提取蛋白质、RNA 和 DNA 的质量为分子生物学的研究服务等研究领域。事实上，抗原修复能够提供的最大效力在于打开了收藏在全世界为数众多的实验室中的 FFPE 组织块宝库的大门，使科学家们能够使用这些极有研究价值而又无法取代的珍贵标本——使它们不仅可以进行免疫组织化学染色，而且可以进行现代分子学分析，如免疫凝胶电泳、蛋白质质谱分析、PCR。这是多么巨大的奖赏啊！毫不夸张地说，本来要在完成病理诊断后失去价值而即将被抛弃的大量 FFPE 标本却因为抗原修复技术的发明，突然间变废为宝，成为了无可限量的宝库。

沿着免疫组织化学的发展道路，我们目前到达了这样一个位点：免疫组织化学已经成为病理学不可分割的一部分，不论是诊断还是研究；而且 FFPE 组织块已经重获新生。毫无疑义，进一步的研究将会继续开发新的成果。回首往事，我们在弹指一挥间参与其中的亲身经历中深切地感受到，病理学始终保持着一种靠"技术"推动的学科性质。我们亲身见证了如何应用新技术来克服已经使用了上百年的甲醛固定法所带来的障碍，而且我们很幸运能够参与攻克这一难关的任务，并且扮演了特别成功的角色。

## 当明天来临，今天就将成为昨天。

预测是困难的，尤其是预测未来（Niels Bohr, 1885—1962 年）！

上述对于"我们昨天的一切"的回顾，包括了我和石善溶在免疫组织化学和抗原修复的发展道路上的探索，虽然不能可靠地预测未来，但是，可以提示，在不远的将来，一切将会继续下去的明确趋势。

　　本书应用了不少篇幅介绍和讨论了有关抗原修复方法及其如何应用来抵消和弥补标本制备所导致的不良影响，而这些不良影响常常是不可知的，甚至在一定程度上，是不可能知道的，尤其是针对某个病例的标本。现行的有关抗原修复的研究预示了能够代偿标本制备导致的副作用的途径，这将会引导产生更适宜的对照物和校对方法的道路，从而对于 FFPE 组织块里的分析物可能首创进行准确定量检测的方法。

　　今天，我们看到有好几种不同但互补的方法（免疫学的、分子的方法以及全切片图像扫描）能够提供更客观和准确的测定方法，使形态学步入分子水平（定量原位蛋白质组学，quantitative in situ proteomics）。明天，这些方法结合标准化的抗原修复和对照技术将使细胞的、诊断性的、判断预后的标记物的测量能够达到空前的准确，大大增加组织诊断的客观性和重现性。最终将会是病理学中一门新技术的崛起，最好称之为分子形态学。也可能会有其他方法途径加入，共同引导未来解剖病理学界的天翻地覆的变化。

Clive R. Taylor, MD DPhil

FRCPath (UK), MRCP (Ir)

　　译者后记：代序作者 Clive R. Taylor 教授为国际知名的病理学和免疫组织化学专家：曾在美国洛杉矶南加州大学医学院病理学系担任主任长达 20 多年（1984—2009 年）；1997—2009 年，兼任南加州大学医学院负责医学教学的资深副院长；1984—2003 年，兼任洛杉矶县 / 南加州大学医学中心实验室主任；从 1983 年起是南加州大学医学院病理学系终生教授，Kenneth Norris Jr 肿瘤医院和研究所主治病理医师；1990 年起至今，担任南加州大学医学院、大学医院主治病理医师；Taylor 教授还是《应用免疫组织化学和分子形态学杂志》（*Applied Immunohistochemistry and Molecular Morphology*）的总编辑。Taylor 教授还同时担任多家美国病理学杂志的编委。他除了发表大量论文外，还编写了不少专著，如《免疫显微镜学》(*Immuno-microscopy*) 以及同主编之一（石善溶）合编了两本有关抗原修复技术的专著。

（石善溶 译 石砚 校）

注：代序一的英文原文及参考文献见附录 2。

# 代 序 二

## 抗原修复——免疫组织化学的再生

　　这本由石善溶教授等主编的《抗原修复技术：免疫组织化学发展史上的里程碑》一书对于中国读者来说是量身打造的一本专著。1991 年，石医师在美国《组织化学和细胞化学杂志》（*Journal of Histochemistry and Cytochemistry*）上发表的"抗原修复方法"一文是免疫组织化学历史上的里程碑 [1]。这篇经典文章描述的原型技术程序使检测病理标本抗原的方法得到了彻底革新。因此，这篇文章成为美国组织化学和细胞化学杂志上发表的文章中引用最多的一篇就不足为奇了，已经超过了 2200 次。

　　尽管对于本书读者来说没有必要再强调抗原修复技术的重要性，然而，发明抗原修复技术以前的年代却值得回忆，那时候，大概是由于甲醛固定导致的蛋白质交联产物阻止了一些抗原表位与抗体的结合，在甲醛固定石蜡包埋的组织切片上进行免疫组织化学染色时，多数抗原很难检测到。那时虽然知道，在一些情况下应用酶消化和其他一些方法可以促进抗原抗体的结合，但是，这些方法缺乏标准，并且其作用大都不能预测。

　　石医师在抗原修复技术的开发及其应用方面的贡献是众所周知的。的确，他发表的有关抗原修复的文章和专著彻底改变了免疫组织化学方法，使以形态学为基础的生物医学研究产生出崭新的、重要的生物学信息。可以说，他的技术、著作和领导能力使免疫组织化学复活了，尤其是在病理学方面，使其从一个下滑的领域转变为一个令人兴奋的舞台，即使其成为一个应用抗体来发现和再发现新事物的形态学方法。

　　鲜为人知的是，石医师的个性属于比较少有的一种类型，这类人他们追求卓越完美的科学研究目标，他们谦逊，具有使人不注意自己的奉献精神。他独立、不屈不挠（依靠非常少的资源）开展他的研究，虽然其他人也在进行相关研究，但是，他成功地开启了这条道路。现在，几乎所有实验室在进行免疫组织化学染色时基本上都是沿着他成就的这条道路，采取某种抗原修复方法来取得满意的染色结果。特别是，他提出了抗原修复"配伍筛选实验"，使研究者能够优化和标准化抗原修复程序而达到最大限度的染色效果。

本书涵盖了抗原修复技术的理论、机制以及目前各个方面实际应用的知识。对于所有依靠免疫组织化学作为研究和诊断工具的细胞生物学者和病理学者来说，其蕴含的最先进知识和经验的丰富纲要都是有价值的资源。

Denis G. Baskin, Ph.D.

译者后记：代序二的作者 Denis G. Baskin 博士是美国西雅图、华盛顿大学医学研究教授；美国《组织化学和细胞化学杂志》执行编辑和前总编辑；国际组织化学和细胞化学联合会前主席；美国组织化学学会前主席。Baskin 教授致力于内分泌疾病的分子细胞学研究，发表了大量著作。与此同时，他积极致力于美国组织化学学会和国际组织化学和细胞化学联合会的学术组织活动。在历届学会的学术年会上，他都为开发和推广分子形态学方面的各种新技术组织进行了系列讲座，对培训年轻一代的科学家做出了巨大贡献。

（石善溶 译 石砚 校）

注：代序二的英文原文及参考文献见附录 3。

# 前　言

"工欲善其事，必先利其器"应该算得上从事科学技术工作的人们所信奉的座右铭。这句流传很广的格言充分反映了科学技术在人类知识进步中的重要性。国内外的科学发展史已经充分证明：科学和技术是不可分割的统一体，一种崭新的技术发明足以导致一场革命。1769年，英国人瓦特发明蒸汽机带来了工业革命；此后二百多年来各种先进技术的开发和应用不断推动着人类社会的进步。近代计算机互联网的飞速发展更展现出一幅前所未有的科技改变世界面貌的强大魅力：当今的人们可以通过互联网与远隔重洋的亲友面对面地交谈；可以把藏书万卷的庞大图书馆置于手掌之上。如此令人惊叹不已的巨大变革应该归功于科技的不断进步。技术作为科研的产物决非雕虫小技。以形态学为例，17世纪，光学显微镜的发明使人们认识到细胞的存在。随后一系列组织固定包埋以及切片染色技术的开发，产生了组织病理学。随着化学、物理学、免疫学以及分子生物学的飞速进步，一系列新技术应用于组织病理学，不断刷新形态学的面貌。而在所有新技术中，免疫组织化学是最重要和最具影响力的一种特殊染色方法，被誉为病理学的"棕色革命"。本书所叙述的抗原修复技术，虽然其方法操作简单，但效果卓著，自20世纪90年代初发布以来，在全世界病理学、组织解剖学、细胞生物学、畜牧兽医学以及其他所有形态学界迅速广泛推广使用；开辟了在上百年来积累的石蜡组织标本上成功应用免疫组织化学染色和现代分子生物学技术的道路；数以万计的相关文章如雨后春笋般地在全世界各种生物医学期刊上发表。抗原修复技术已令人信服地被公认为免疫组织化学领域中的一场革命，堪称免疫组织化学发展史上的里程碑。2004年，美国著名病理学教授Gown对抗原修复技术的重要意义做了如下总结："在过去十多年里，抗原修复技术在诊断性免疫组织化学分析方面成就了如此深远的影响，使这方面的文献必须划分为两个时代：抗原修复技术前时代和抗原修复技术后时代。20 世纪 90 年代初抗原修复技术的问世就是这两个阶段的分水岭"[1]。作为抗原修复技术的发明人，作者（石善溶）于 2011 年 3 月 31 日在麻省 Woods Hole 召开的美国组织化学学会第 62 届学术年会上接受了该会每 4 年一度颁发的最高奖：George Gomori 奖。

　　抗原修复技术的确非常简单：把脱蜡后的石蜡组织切片浸入水溶液中加热煮沸 10 分钟左右，再进行免疫组织化学染色就可以得到非常满意的阳性染色结果。但是，如果不做这种抗原修复处理，染色结果就是阴性的。为了能够说明抗原修复技术的作用及其重要意义，回顾一下生物组织的固定包埋、切片等显微镜观察前的准备过程很有必要。由于显微镜的光线来自其下方，接受观察的组织必须被做成很薄的切片才能让光线完全通过，并且必须高倍放大以观察它们的微细结构而达到研究目的。要把柔软的组织切得很薄，要将组织冷冻至低温（-20℃以下）或固定包埋入一些有一定硬度的包埋材料（如石蜡）中才能达到目的。此外，生物组织必须首先经过固定处理，目的是尽快终止组织内酶的活性以免组织自溶；同时，杀死细菌以消毒组织。合格的固定液除能满足上述基本要求外，还必须能提供满意的细胞组织形态结构以满足病理诊断的要求。19 世纪，甲醛作为组织固定液的开发，使其成为国际生物医学界最为广泛使用的标准组织固定液，至今已达百年以上。甲醛固定石蜡包埋制备的生物医学组织切片至今仍然是临床上诊断良恶性肿瘤的最主要依据。其中，临床病理学诊断用的石蜡包埋标本大多拥有临床随访追踪资料，实属极为珍贵的科学研究对象。更为重要的是：这种科研宝藏——石蜡组织标本库——数以万计，遍布全球，而且它们是不可取代的科研材料。但是，甲醛固定后的石蜡切片的抗原（蛋白质）分子结构常常改变而不能被大多数抗体识别。尽管免疫组织化学染色可以用于乙醇固定的冷冻组织切片，展示出近代形态学迈向分子水平的最新方向；然而，如何挽救因甲醛固定而改变的抗原性，以满足免疫组织化学染色在常规石磋切片上的广泛应用仍然是亟待解决的一大难题。通过查阅文献可知，从 1970 年以来，广大的病理学者们就已经对这一重要课题付出了大量艰辛劳动。因为人们认识到免疫组织化学在石碏切片上的应用不仅对临床病理诊断，而且对于病理机制的研究均极为重要。如上所述，百余年来全世界积累的数以万计的石蜡组织标本是人类生物医学研究领域的巨大宝库，而且是不可取代的研究资源。因此，找到一种简便而有效的抗原修复技术，就是找到打开这一宝库大门的金钥匙。抗原修复技术的成功开发无疑是基于前人的科研成果以及个人的艰苦奋斗（请见第 1 章开发过程详述）。

编写本书之目的不仅是介绍抗原修复技术在免疫组织化学染色方面的应用知识，更重要的是通过主编之一（石善溶）自 20 世纪 80 年代初在美国波士顿马萨诸塞总医院开始学习免疫组织化学到逐渐在自己的头脑中形成一条毕生为之奋斗的目标——开发一种抗原修复技术——的经验，找到能够打开常规石蜡组织切片大门的金钥匙。抗原修复技术虽然简单，但其研究开发过程并不容易，首先要克服一系列思想观念方面的传统势力，寻求科研的准确方向；必须废寝忘食，夜以继日地博览文献。在这个过程中，作者从 20 世纪 40 年代有关生物和农业等有关蛋白质与甲醛化学反应的研究内容中，找到了极具重要意义的关键点：一些甲醛导致的蛋白质交联产物可以经过高温加热或强碱溶液的处理而达到水解的目的。为此，编者在本书的编写过程中十分注意把科技研究方法学作为一条红线贯穿在本书的各主要章节中，以期对年轻的学者们有所裨益。

近年来，美欧日等国的学者对抗原修复技术的不断研究不局限于免疫组织化学染色一个方面，更扩展到以下几个方面：① 基于抗原修复技术的基本原理，从石蜡组织切片中提取蛋白质或核酸，以作为分子生物学水平的研究；② 基于抗原修复技术的定量免疫组织化学研究，以开发为个体化医学所急需的检测手段；③ 抗原修复技术的分子机制方面的研究，以进一步发展这一技术；④ 从产生抗原修复技术的哲学理念出发引申的一系列其他方面的问题，如生物组织标本在分子生物技术时代的合理制备的问题等。意大利学者 Tanca 等[2] 在最近的一篇回顾组织蛋白质组学（tissue proteomics）的临床应用的总结文章中，怀着喜悦心情，满怀信心地用了"让石蜡组织中的蛋白质获得自由"的题目总结了抗原修复技术的基本原则在蛋白质组学研究时代正在和即将继续发挥的重要作用。最近，应用加热抗原修复技术已经建立了在常规石蜡切片上直接观察数以百计乃至千计的蛋白质分布图的图像质谱分析技术，更加有力地证明了这一极为简单的加热修复方法的确可以提供解放石蜡组织中的蛋白质等高分子结构成分的坦途，开启了为病理学家和形态学家步入分子病理学、形态学的大门。

2000 年，在当时担任国际分析形态学和分子形态学会（ISAMM）主席的顾江教授的热情帮助下（其时他和奥地利的 Gerhard W. Hacker 教授正在筹编《分析形态学和分子形态学丛书》），作者（石善溶）和顾教授以及 Taylor 教授等编写出版了第一本《抗原修复技术》的英文专著[3]。在此前后期间，作者为 10 多本专著编写了有关抗原修复技术的专门章节，并为一些学术期刊撰写了专家论坛、讲座、文献综述等以介绍和探讨抗原修复技术的文章。2010 年，作者编写出版了第二本题为《基于抗原修复免疫组织化学的研究和临床诊断应用》英文专著，其中除总结了有关抗原修复技术的进展外，还特别邀请了有关蛋白质组学、分子生物学、细胞病理学等专家担纲编写了基于抗原修复技术而延伸发展的边缘学科专门章节[4]。2011 年 5 月 27 日至 31 日，作者（石善溶）应吴秉铨教授之邀，出席了在福州市召开的全国免疫组织化学专题研讨会，这次大会的主题正是抗原修复技术[5]。面对与会代表们对科学技术的满腔热情，以及迈新生物技术开发公司王小亚总经理的倡议（他们已经把我们的第二本书译成中文），鉴于目前国内尚无有关抗原修复技术的专著，编者倍感有编写本书的必要，在综合两本英文专著的基础上，特别在考虑到国内学界同仁的需要，编者邀请了国内外有关专家共同编写本书。本书计 4 篇，首篇 3 章介绍了加热抗原修复技术的基本知识；第二篇共 8 章介绍了加热修复技术的应用概况；第三篇的 3 章重点介绍了加热修复技术的进一步研究方向；最后一篇的 3 章从近代生物技术的开发角度探讨了免疫组织化学染色标准化存在的问题和发展方向。编者还特邀了美国的著名病理学和免疫组织化学专家 Clive R. Taylor 教授，由他撰写了第 15 章，探讨了免疫组织化学染色的重现性、对照组、标准化等热门课题，论述了当前国际上对这些关键点的最新观点。本书主要的读者对象为：临床病理学、组织胚胎解剖学、分子和细胞生物学、兽医学以及所有细胞组织形态学相关的科技工作人员。本书既包括抗原修复技术的技术操作基本原理和方法，更富于基本科学研究的思维哲理，可供医师、研究员、研究生、高年级医学生、技术员以及生物技术开发公司的有关工作者参考。

正如庄子所说："吾生也有涯，而知也无涯"。作者（石善溶）编写本书时正在申请美国国家卫生研究院（NIH）为开发新技术专门设立的研究基金，切盼能够以此基金培养科技研究开发方面的新生代接班人。作为从事形态学研究的工作者，编者的大半辈子都是通过显微镜来观察微观世界，这种长期的职业训练牢固地树立了眼见为实（seeing is beliving）的观点。我们相信绝大多数病理学家或形态学者均有同感。试观当今全球范围内的分子水平的生物医学科学研究，看似繁花似锦，但也难免千头万绪，眼花缭乱，莫衷一是。今天的病理学家已经成功地在显微镜下看到了免疫组织化学染色提供的蛋白质标记以及由核酸原位杂交提供的 DNA/RNA 在组织细胞内的分布图像，如果病理学家的更进一步研究能结合日新月异的分子生物技术，那么建立崭新的分子形态学是指日可待的事。为此，编者基于免疫组织化学和组织蛋白质组学的共生结合，撰写了本书第 14 章：分子微观形态学的明天。编者满怀希望，祝愿年轻一代的科学工作者们能站在前辈科学家的肩上，在不久的将来创造分子微观形态学的明天。

## 致　　谢

编者衷心感谢北京大学医学出版社的大力支持，资助出版本书，并对药蓉编辑从编写工作一开始就给予的热情帮助表示由衷的感谢。编者衷心感谢为本书撰写代序一、二的两位美国著名的病理学、分子形态学和免疫组织化学专家，他们对本书诚挚、中肯而热情的评价与推荐大大激励我们编写本书的动力，编者由衷地表示感谢。我们衷心感谢有关章节的撰稿人，他们精湛的章节为本书增添了不少光彩。作者（石善溶）希望能够以此书表达对母校原四川医学院（现四川大学华西医学院）的老师和朋友们诚挚的感谢与问候。作者曾于1952—1957年就读于四川医学院医疗系（五年制本科）；毕业后又在该院耳鼻喉科和病理科共计工作了30余年。美丽的华西坝校园留下了作者青春的足迹和梦想，老师和同仁的谆谆教导培养了作者形态学研究的基础，成为作者一生科学研究的源泉。作者也十分感谢20世纪80年代初在美国马萨诸塞总医院病理科和马萨诸塞眼耳鼻喉医院学习免疫组织化学和耳病理学期间的朋友们；作者还十分怀念已故哈佛大学著名耳病理学教授Harold F. Schuknecht和病理学Max L.Goodman教授对作者的鼎力支持。此外，作者衷心感谢美国南加州大学Clive Taylor教授及其免疫组织化学实验室技术团队的刘澄、Leslie Garcia、Lillian Young、Christina Yang、Sandra Thu等，从1992年起对作者进行的一系列研究给予的大力支持。感谢美国组织化学学会Dennis G. Baskin、William L. Stahl、Kevin Roth和John Couchman等教授的热情鼓励以及对作者在美国以及国际组织化学领域里的一切学术活动给予的积极帮助。作者还要感谢美国纽约大学医学院病理学系石砚医师在病理诊断的百忙工作中挤出宝贵时间所作出的奉献，对她仔细校阅修改作者撰写的内容，提出宝贵的修改意见表示感谢。编者非常感谢美国John Wiley & Sons Inc.以及所有授权转译复制已经发表过的资料的国内外学术团体和期刊编辑部。最后，鉴于现代科技发展的高速度，限于本书作者的知识范围和把握现代科技信息的速度和能力，对于这门日新月异的分子形态学领域来说，本书难免挂一漏万，恳请同道批评指正。

主编 石善溶 顾江 吴秉铨

注：前言的参考文献见附录4。

# 目　录

# 第一篇　抗原修复技术的基本知识

# 第一章　抗原修复技术的开发过程

在人类历史上，自然科学的发展总是同新技术的发明密不可分。医学生物学研究的发展过程从一开始就奠基于形态学的观测。17世纪，光学显微镜的发明使人们认识到细胞的存在，从初期的肉眼观测进入光学显微镜的微观世界。随后，一系列组织固定包埋以及切片染色技术的开发使组织病理学产生[1]。自1893年德国外科医师Ferdinandm偶然发现作为消毒剂的甲醛可以用于固定人体组织以来，甲醛固定石蜡包埋（formaldehyde-fixed and paraffin embedded, FFPE）组织就成为常规生物组织标本制备方法[2]并沿用至今，成为国际通用的组织病理学经典方法。所有病理学诊断原则和形态学标准均建立在FFPE组织加苏木素伊红染色切片的基础上，它们是临床肿瘤诊断的最重要依据。

随着化学、物理学、免疫学以及分子生物学的飞速发展，一系列新技术被用于组织病理学，不断刷新组织病理学的面貌。近代形态学的发展正在向功能形态学（functional morphology）或分析形态学（analytical morphology）以及分子形态学（molecular morphology）等崭新领域迈进（表1-1）。在所有新技术中，免疫组织化学是最重要和最具影响力的一种特殊染色方法，被誉为病理学的"棕色革命"。从技术开发历史来看，免疫组织化学在经历了70多年的不断改进后才广泛用于今日的诊断病理学。

Jagirdar[3]，作为美国德州大学教授和从事免疫组织化学多年的外科病理医师，在追溯其亲身体验时指出，在免疫组织化学发展史上有几个重大的突破，首先是单克隆抗体以及以酶标抗体法为基础的高敏感ABC试剂问世；其次是加热抗原修复技术（antigen retrieval, AR）首篇论文于1991年发表，成为免疫组织化学发展史上的重要里程碑。Gown强调说，所有已发表的有关免疫组织化学用于石蜡切片的文献都必须划分为两个时代：AR前时代和AR后时代，1991年首篇AR论文的发表就是这两个时代的分水岭[4]。免疫组织化学在形态学领域的

表 1-1　生物医学科技的发展与当代主流科技发展方向的关系

| 年代 | 当代主流科技发展方向 | 生物医学科技的发展成果 |
| --- | --- | --- |
| 20 世纪 30 年代 | 物理学：电子学，光学 | 电子显微镜：开启了细胞超微结构的新领域 |
| 20 世纪 40 至 60 年代 | 化学，生物化学 | 组织化学，酶组织化学 |
| 20 世纪 40 至 90 年代 | 免疫学：单克隆抗体技术 | 免疫组织化学 |
| 20 世纪 70 至 80 年代 | 分子生物学自 50 年代以来的近代高速发展 | 核酸原位杂交 |
| 20 世纪 90 年代至 21 世纪 10 年代 | 蛋白质质谱分析等高通量检测技术开辟的后基因组时代 | 组织蛋白质组学作为发现生物标记物的重要途径，开辟个体化医学研究的新领域 |
| 20 世纪 50 至 90 年代 | 计算机科学 | 计算机图像分析，资料库。远程病理医学会诊。3D 和 4D 图像的应用等 |

确开辟了崭新的局面，尤其是在临床病理学方面的广泛应用。已有数以万计的文章从外科病理诊断的各个角度分析抗原修复技术在肿瘤组织发生学和肿瘤分类鉴别诊断等方面的临床应用价值。这一革命性技术带来的丰硕成果已把过去传统病理诊断从一个大量依赖于个人经验和主观判断的诊断艺术转变成一门更为客观的科学 [1,4-7]。

　　虽然抗原修复技术的操作方法非常简单，即将石蜡切片浸泡于水溶液中煮沸 10 分钟后再进行免疫组织化学染色，就可获得满意的效果；但是，发明这一极为简单的技术的过程并非短暂，经历了 20 多年的悠悠岁月。在这个过程中，既有一代学术界开发新技术的先驱者们的不懈努力，也有作者本人在异国他乡，处于极为艰苦的生活条件下，克服重重困难，夜以继日地手抄笔录，从尘封多年的 20 世纪 40 年代发表的有关文献中找到极具启发意义的文章。为实现开发抗原修复技术的理想，从 20 世纪 80 年代后期至 20 世纪 90 年代初，作者辗转奔波于美、日等国的多个城市。最终于 1991 年发表了首篇抗原修复技术的论文。抚今思昔，追索抗原修复技术的开发过程以探讨有关科学技术的研究思路，期望有助于将来的创新技术更上一层楼。

## 第一节　形态学技术发展的核心：组织染色的发展历程

最早被用于组织切片的染料是苏木素（hematoxylin），可着色细胞核使其呈蓝色。再加上能使细胞质染成红色的伊红（eosin），在显微镜下就可构成一幅红蓝对比、鲜艳夺目的细胞组织图像。于是，FFPE切片加上苏木素-伊红（hematoxylin and eosin, HE）染色就成为诊断病理学的基础。HE染色历经百年沧桑，迄今仍是诊断肿瘤的最基本方法。但是，在科学发展的长河中，如表1-1所示，日新月异的新技术也在不断渗入到形态学的组织切片的染色技术领域中，并发展出了各种能够显示细胞功能的组织化学染色法，如各种结缔组织染色法，过碘酸-雪夫( Periodic-Schiff )反应用以检测中性黏多糖类组织成分等。半个多世纪以来，形形色色的特殊染色多以千计[8-12]。尽管有些实验方法的生化原理尚不十分清楚，但其重复性极佳，迄今仍用于诊断病理学，以检测糖类（碳水化合物）、脂类、核酸、色素、金属成分和微生物等。在近代分子生物学技术高度发展和广泛应用的今天，老一代的特殊染色法仍保留了一席之地，在病理诊断和研究方面依然发挥着重要作用。

1939年，George Gomori发表了组织中碱性磷酸酶定位的经典论文[13]，开辟了组织化学发展史上新的一页——酶组织化学。酶组织化学的基本原理是：利用组织中酶的生物活性，将新鲜组织切片置于37℃含有合适底物的溶液中；酶与底物作用产生的水解产物可与溶液中的重金属离子结合而产生颜色，从而可以显示酶在组织中的定位。酶组织化学在20世纪60至70年代曾掀起过研究高潮，对临床血液病的诊断和骨骼肌纤维的分类等确有帮助。作为一代杰出的科学家，George Gomori于1928年毕业于匈牙利布达佩斯大学医学院；1943年，获得美国芝加哥大学博士学位；于1949年成为该大学教授；相继发表了100多篇有关组织化学的文章。他带头组织成立了组织化学学会并担任了主席（1950—1957年）；他还担任了《组织化学和细胞化学杂志》( Journal of Histochemistry and Cytochemistry )的编委。1987年，美国组织化学学会为纪念他在组织化学方面的一系列杰出贡献，设立了 George Gomori 奖，作为组织化学领域的最高奖，每四年一次颁发给在发展组织化学和细胞化学研究方面最有特殊贡献的科学家。作为免疫组织化学抗原修复技术的发明者，作者于 2011 年 3 月 31 日在美国组织化学学会第 62 届年会上接受了这一项奖项，成为该奖创立以来首位获此殊荣的华裔科学家。

酶组织化学在发展之初虽显露出耀眼的锋芒，但其进一步发展却受到严格要求组织标本是冷冻新鲜组织切片的束缚。对于大量的病理库存标本来说，由于酶的生物活性已消失，病理学家只能望洋兴叹了。尽管如此，酶组织化学为后继的免疫组织化学奠定了极为重要的基础，为酶标免疫组织化学的发展开辟了道路。

科学技术发展的长河同样波澜起伏，后浪推前浪。研究需要不断推陈出新。继上述一般特殊染色和酶组织化学染色技术之后，利用特异性抗体与组织中的相关抗原结合，以精确定位细胞组织中的蛋白质的技术掀起了第三大波——免疫组织化学。20 世纪 40 年代，Coons 应用免疫荧光抗体检测组织中的微生物揭开了免疫组织化学的序幕[14]。但是，免疫组织化学并未引起病理学界的重视。直到 1968 年，Nakane 等[15]发明了酶标抗体替代了荧光抗体，因为酶标抗体有一个极为重要的优点：在普通光学显微镜下，可以看到棕色的酶标抗体染色结果。这正好就是广大病理医生所熟悉的光镜微观世界，也是他们追求的目标。直接酶标法之后，紧接着又发明了各种间接酶标法，如二步法、三步法，不仅简化了必须逐个酶标第一抗体的烦琐操作，而且提高了免疫组织化学的灵敏性。20 世纪 70 年代，Sternberg 和 Mason 等[16]建立免疫球蛋白酶桥法方面做了大量工作，创建了辣根过氧化酶抗过氧化酶法。在 Guesdon 等应用亲和素 - 生物素技术的基础上，许世明等[17]又发明了亲和素 - 生物素 - 过氧化物酶复合物法，大大提高了免疫组织化学的灵敏性。单克隆抗体的问世更提供了高度特异的抗体。20 世纪 80 年代以来，数以千计的各类抗体经过商品化推销，极大地推动了免疫组织化学染色在病理学中的应用。病理医生的眼界扩展到了从未有过的崭新领域。在当时的条件下，多数病理科均要求每一个外检标本必须保留备用的新鲜组织并低温冷冻保存；在常规石蜡切片 HE

染色检测后，如有必要，就会根据病理医生的诊断思路选用必要的抗体组合，对备用的新鲜组织做成冷冻切片，以进行免疫组织化学染色。尽管这是一个既不经济、又不方便的笨办法，但无可奈何，也只好充作权宜之计。面对着长期以来天天打交道的石蜡切片，病理学者渴望能够尽可能多地将各类抗体用于石蜡切片；尤其是在少数抗体已经能用于石蜡切片之后，这种渴望就转变成一种强大的推动力。自 20 世纪70 年代以来，受到免疫组织化学染色显示出的强大威力的影响，病理学者们不断思索，夜以继日，寻求着理想的办法，以期实现满意的石蜡切片的免疫组织化学染色结果。

## 第二节　两种途径，两种哲学思想

在追求迅猛发展免疫组织化学以在病理诊断上应用的这种迫切愿望的驱使下，一开始产生了取代甲醛固定的路线。曾经应用非交联性固定液，如乙醇或各种形形色色的复合固定液等，以期尽量保存组织蛋白质的抗原性。不少商家抓住这个良机，研发设计了各种商品固定液，夸大宣传其秘密而"效果极佳"的商品固定液以换取市场利益。作者曾在 1992 年接受了一项鉴定一种商品固定液（Histochoice）的研究，结果发现其形态极差，组织结构迥异于甲醛固定的组织；加上有一些蛋白质流失,结果免疫组织化学染色为假阴性。这项研究的结论是：这种商品固定液不能取代常规甲醛固定液。

1997 年，Prento 和 Lyon[18] 对 6 种商品固定液（包括 Histochoice、Kryofix、Mirsky、Notox、Omnifix II 和 Tissuetek）、乙醇以及加有醋酸的克拉克（Clarke）固定液进行过严格的科学鉴定研究。作为哥本哈根大学专门从事形态学研究的专家，他们仔细比较了中性甲醛与 6 种商品固定液或各种非交联固定液对鼠肝、小肠和肾组织在穿透组织速率、固定模式、保存蛋白质和稳定组织结构以及在脱水包埋后细胞组织形态学（包括超微结构研究）。结论为：中性甲醛固定液固定的组织形态最佳，所有商品固定液或乙醇固定液均显示组织变形、细胞脱水和空泡形成等。免疫组织化学染色则证明，除甲醛固定液外，一些低分子量抗原，如色拉托宁（seratonin），经非交联固定液处理后就完全丢失，有些高分子抗原也部分丢失。由此他们认为，只有结合应用抗原修复和甲醛固定的组织才能产生最好的免疫组织化学染色结果。没有一种商品固定液能够取代甲醛固定液用于组织病理学。作者也对甲醛和乙醇对冷冻组织切片的固定效果进行了比较，发现，乙醇固定的组织常丢失一些细胞核抗原，如 ER、PR、p21 等[19]。Denda 等[20]最近报道了乙醇固定的细胞学涂片常失去 CD4 和 CD10 的阳性染色，但如改用甲醛固定，加上抗原热修复处理，可得满意的阳性结果。更有趣的是，他们证实了 Boon 等[21]多年前应用抗原修复技术修复的库存的乙醇固定的巴氏染色细胞学涂片可以显示满意的阳性染色。他们认为，即使是乙醇固定的细胞学涂片，为了得到所有细胞核抗原的阳性染色结果，也需要应用抗原热修复处理，如雄性素受体（androgen receptor）、CDX-2、ER、Ki-67、MCM7、Oct-3/4、p53、p63 和 PR 等[22]。目前的推论认为，可能是热修复能够打开 DNA 的双链结构，从而使一些与 DNA 结合的蛋白质可以释放其被掩盖了的抗原决定簇，而被相应的抗体所识别。

最近的研究也同样证实，中性甲醛固定的组织不仅形态学良好，结合应用抗原修复可以提供最好的免疫组织化学染色结果，而且还可以从石蜡切片中提取满意的 RNA 供临床和研究之用[23]。

综上所述，基于蛋白质的构造千差万别，几乎不可能找到一种能够同时保存所有的组织蛋白质的固定液。反之，甲醛固定液固定虽然造成了蛋白质的大量交联产物，但却同时保存了组织原位的各种蛋白质，使之免于崩解和流失。抗原修复技术以春风吹又生的情势，把因甲醛固定而改变了的蛋白质结构重新恢复过来，使免疫组织化学染色获得了能够等同于对新鲜组织的染色效果。在这里，可以清楚地看到一个颇有兴趣而发人深省、包含哲理的现象：受今日分子科技高度发展的逼迫，上百年前发明的甲醛固定液在眼看山重水复疑无路、就要被商品固定液取代的时候，不料一个极简单的抗原修复技术扭转了它的困境，从而解救了千千万万的常规石蜡切片，使之起死回生，成为当代开展个体化医学研究以及一切回顾性生物医学和形态学研究的最重要标本来源。一百多年来，世界各地建立的数以千计的病理石蜡标本库竟能在弹指之间转变成不可取代的科研宝库，柳暗花明又一村了。

从哲学的角度来分析，取代路线从一开始就犯了割断历史的严重错误。如上所述，甲醛固定、石蜡包埋的组织切片加上 HE 染色已经是一百多年来病理形态学的标准，迄今仍然是病理诊断肿瘤等疾病的最主要依据。既然病理诊断的形态学标准是建立在 HE 染色的 FFPE 的组织切片上，任何改变常规固定组织标本的打算都必然严重影响病理诊断的准确性。更为重要的一点是，一百多年来，全球病理科已经积累了数以万计的常规甲醛固定组织标本库，并附有极有价值的临床随访资料，对于当今个体化靶向治疗研究来说，这一常规甲醛固定组织标本库是无价的宝藏，是根本不能应用取代路线将其割断的。历史的发展过程，从古至今都是连续不断的一条长河，抽刀断水焉能成功？设想一下，今天如果哪个实验室应用一种新固定液，如何能够同其他实验室保持统一标准？特别是如何应用已经形成规范的抗原修复方法达到标准化？近年来，美国病理医师和肿瘤学会相继公布了有关 HER2 以及 ER、PR 的免疫组织化学染色规范章程 [24-25]，明文规定了病理标本必须用 10% 中性甲醛固定，同时应用抗原修复技术。国内病理学界也已公布了类似的规定 [24]。因此可以认为，这是对取代路线的否定。表 1-2 总结了上述两条路线的对比资料以供参考。

表 1-2　代表两种哲学思想的两条路线的比较

| 路线 | 取代路线 | 抗原修复路线 |
| --- | --- | --- |
| 维持常规石蜡切片资料库 | 否 | 是 |
| 回顾性研究 | 否 | 是 |
| 病理诊断形态学标准 | 否 | 是 |
| 保存组织蛋白质 | 可能。但部分蛋白质可丢失 | 可能，抗原修复可恢复其结构 |
| 保存组织核酸 | 可能 | 可能，抗原修复可弥补 |
| 灭活组织的病毒 | 不可靠 | 可能 [25] |
| 实用性和费用 | 很不稳定 | 已用多年，价廉 |

本表译自 Shi S-R, Talylor CR. Antigen retrieval immunohistochemistry based research and diagnostics. Hoboken, New Jersey: John Wiley & Sons, 2010, 192: table 11.1. 获得原出版社 John Wiley & Sons, Inc. 的授权

# 第三节　抗原修复技术的开发过程

## 一、20 世纪 70 年代以来，先行者们的不懈努力

从 20 世纪 70 年代以来，国外不少病理医生对石蜡切片的免疫组织化学染色颇感兴趣，如 Taylor、DeLellis、Pinkus、Gown 等，均发表过较早期的启蒙性文献。他们都预见到免疫组织化学作为新的特殊染色技术，宛如山雨欲来风满楼，即将给形态学带来一场革命。他们满怀热情地为远方地平线上冉冉上升的一轮红日、为即将扩大病理学者的视野而欢呼。他们的这种强烈愿望——渴求一种能够把更多的抗体用于石蜡切片免疫组织化学染色的修复抗原的方法——代表了一代病理学者梦寐以求的希望。由于人们缺乏有关甲醛固定组织机制的知识——犹如缺乏指南针的大海航行不知奔向何方？曾经有过不少尝试，如将组织切片浸泡于含有糖、盐或化合物的溶液中一定时间，甚至长达数日之久，但仅收到微不足道的效果 [9]。唯一有效的修复方法是用蛋白酶溶液处理石蜡组织切片。1975 年，Huang[26] 等于报道了应用胰蛋白酶处理石蜡组织切片后，成功获得了满意的乙肝病毒的核心和表面抗原阳性染色结果。1982 年，作者在波士顿马萨诸塞总医院病理科进行了鼻咽癌组织中角蛋白的免疫组织化学研究。因美国的鼻咽癌病例不多，作者从国内邮寄了 100 多块石蜡包埋的鼻咽癌组织块。当时，总共应用了 3 种单克隆角蛋白抗体 AE1、AE2 和 AE3。根据 Huang 的报道，应用胰蛋白酶处理石蜡组织切片后获得了很好的阳性结果。从显微镜下可以清楚地看到浸润在癌旁组织中的单个癌细胞。但是，要想得到满意的染色结果，必须兢兢业业地掌控酶消化处理的每一个细节，包括酶溶液的质量、水浴箱的温度、处理的时间等。如何控制恰到好处的时间尤其是一个关键点，因为酶消化处理的时间长短取决于甲醛固定组织的时间，所以，每张石蜡切片的处理时间不尽相同 [27]。作者在操作时，总是目不转睛，兢兢业业地守护每一批切片，以防组织松脱，时间长达 30 分钟以上。虽然备受艰辛，但每当看到对比清晰

的免疫组织化学染色结果时，就会感到十分欣慰。根据鼻咽癌组织中3种角蛋白抗体免疫组织化学染色显示的分布类型，结合临床病理资料，作者对鼻咽癌的组织发生学提出了低分化癌可能源自柱状上皮的论点，文章发表于美国病理学杂志[28]。当时，作者也正在另一个人体颞骨库学习耳病理学，面对 Schuknecht 教授数十年来精心收集的宝贵标本，面对免疫组织化学展示的广阔天地里，不禁突发奇想，何不试用免疫组织化学以开辟崭新的研究领域？万事开头难，火棉胶包埋的20μm 厚的切片，粘贴不易，酶消化处理非常困难。经过很多次试验，仅获得耳蜗螺旋器部分支持细胞对角蛋白抗体 AE1 的阳性染色结果。1985 年，作者回国时带回了一些抗体，打算继续研究鼻咽癌；但发现多数抗体都只能用于新鲜组织冷冻切片；与石蜡切片相比，冷冻切片形态极差，加上标本保存不易，操作费时且容易带来感染等缺点，令人深感研究发明一种有效的抗原修复方法的确迫在眉睫，势在必行。

## 二、成功研究新的抗原修复途径：确认问题的关键点，穷搜文献求得关键点的答案，从而设计科研方案和计划

1987 年，作者受美国加州一个生物技术公司之邀，参加了一项该公司新研制出的一种单克隆抗体用于石蜡切片免疫组织化学的研究。这是首次将抗原修复作为研究的主题及视为毕生从事的研究方向。当时，仅有酶消化处理的一点知识和经验，虽经百般努力，终归失败。不久，该公司倒闭。作者面临困境，确有无颜见江东父老之感慨。不过，我也深刻地感到寻求新的、更为有效的抗原修复技术的必要性和紧迫性。为谋生计，我在圣荷西州立大学旁边租了一小间廉价卧室，并在一家由越南华侨开办的大众超级市场打工；备受班头之无理辱骂，精神苦闷至极。正是这种胯下之辱迫使我卧薪尝胆，夜以继日到州大图书馆查阅浩繁文献。集中解决一个关键问题：甲醛所致蛋白质的改变是可逆的还是不可逆的？如果是不可逆的，则无法修复。如果是可逆的，在什么条件下可以修复？当时，医学文献的检索还没有计算机化。我必须先翻阅堆积如山的化学和生化文献索引，然后进书库一本一本地查阅相关全文来找到答案。为了节省开支，我收集了图书馆丢弃的废

纸,抄写有关的文献资料。由文题到全文,从近到远,一直查到 1947 年,才发现有一组文章探讨了甲醛与蛋白质的化学反应。又经过几番寻找,才在图书馆书架的顶层找到了那本已经尘封多年的杂志合订本。经过仔细阅读全文,我在字里行间找到一句关键性答案:"甲醛引起的某些蛋白质侧链间的交联结构,必须在高温或强碱的条件下,通过水解而恢复"。虽然找到了答案,但我当时没有条件来做任何实验。何况我对此还有一些半信半疑,因为记忆中还保留着经典教科书的结论:蛋白质经过高温加热温度超过 60℃就会即刻变性而失去抗原性。

科学研究发明的成功途径首先是对于研究方向的明确认识,从前人的研究成果中看到尚未解决而有待解决的问题点,作为今后要攻克的目标;接下来就应该应用逻辑分析方法,找出欲攻克目标的关键点。然后围绕关键点遍查文献,以寻求可能的答案和解决方法。最后,就该制订研究计划,付诸一试了(图 1-1)。

1988 年初,作者虽然开始认识到高温可能是实现修复抗原的一个途径,但仍深信前人在教科书中三令五申强调过的结论:加热蛋白质超过 60℃可使蛋白质变性。因此当时还不敢轻易一试。在日、美两国几经辗转数个城市之后,于 1989 年末受邀于北加州一家生物技术公司(BioGenex)接受面试。面试时,负责该公司开发研究的美国博士向我提出了一个尖锐的问题:"你能够为这家公司做何贡献?"。我立即回答:"发明一项抗原修复技术,能够将免疫组织化学技术用于石蜡切片"。对此他很风趣地对我说:"最近 20 多年来,很多学者都在为此而努力,但都未成功。你如果能够发明抗原修复技术,就一定可以驰名于世"。于是,我被雇用了。数月后,这位博士从美国病理学年会带回一篇关于增进免疫组织化学染色的一种方法的资料。有人报告,将硫酸锌溶液滴加在石蜡切片上,再进行免疫组织化学染色可以增强效果。他叫我试一下,我做了多次试验,但毫无效果。这时,我在几年前从尘封多年的期刊中找到的 20 世纪 40 年代有关高温加热可能恢复甲醛导致的蛋白质交联产物的文献犹如一道闪电激发了我的思路。我突然产生一个念头:何不试试高温加热处理?正巧,手边就有一台微波炉。我开始将滴加有硫酸锌溶液的石蜡切片放到微波炉内加热,但

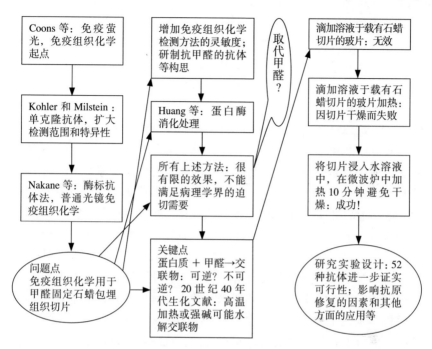

**图 1-1　以抗原修复技术的开发过程为例，图示科学研究的一般思路。**从左列的三个方框所示免疫组织化学的发展达到了这样的临界点，如圆圈中所示，归结为：如何把免疫组织化学应用到常规石蜡切片的问题点。图中部上面 3 个方框列举了从 20 世纪 70 年代以来，历经 20 多年的探索，虽然有所成就，但未能解决问题点。有人打算另寻出路：取代甲醛？霎时间，各种商品固定液满天飞，至今还未完全终止。然而，诚如表 1-2 所列举的两种哲学思想的比较，取代甲醛的路线是没有出路的。因而，解决问题的关键应该聚焦到图中部下面的方框内：关键点是蛋白质＋甲醛→交联物是可逆的还是不可逆的。作者为此付出过刻苦的努力，查阅了大量文献，在 20 世纪 40 年代的文献里找到很有价值的资料。完成了如图右列所示的抗原修复技术的研究开发过程。人类历史上的一切科学技术研究从最终得到的成果来看似乎很简单，但是，一点一滴的成果都是科学工作者辛勤劳动得来的。抗原修复技术是建立在前辈学者的研究成果之上的，作者衷心感谢他们

溶液很快干掉，大量化合物沉淀于玻片上，无法染色。我重新仔细阅读了那篇 20 世纪 40 年代的老文献，其作者十分强调，水解作用是打开交联产物的重要环节。这样一来，我认识到，切片在整个加热的过

程中必须浸泡在水溶液里面。于是，我改用了一个装切片用的塑料缸子，盛满水溶液再加热煮沸；约 5 分钟后，再补充失去的水分以免干燥。使我大为吃惊的事终于发生了：经过这样处理后的石蜡切片，进行免疫组织化学染色后呈现鲜明的阳性结果，背景出奇地清晰。开始，我几乎不相信这是可能的事实。经过多次实验，总共应用了 52 种抗体，90% 均获得了满意的效果。就这样，这一极为简便而效果卓著的抗原修复技术就此在 1990 年诞生了。当时我写了一篇关于这一新技术的文章准备发表，但由于人为的干扰因素，文稿几乎拖延了将近一年的时间也未送出。然而，这一新技术已经广为传播，幸得公司老板帮助，得到他的批准，将文稿送交《组织化学和细胞化学杂志》（Journal of Histochemistry and Cytochemistry）。当时的总编辑，杰出的神经病理学家 Paul Anderson 教授，迅即决定接受发表于该刊 1991 年第 6 期[29]。

　　自从抗原修复技术发表以来，获得了病理学以及所有形态学领域的肯定和广泛推广使用。20 多年来，数以万计的文献证实了其在免疫组织化学发展上的里程碑意义。尤其是在诊断病理学上的广泛应用，开辟了前所未有的蓬勃发展的崭新局面。抗原修复技术被国际病理学界誉为病理学以及免疫组织化学领域的革命性突破[30]。今天，抗原修复免疫组织化学染色技术已经成为国际公认的诊断病理学的常规必备染色方法；抗原修复免疫组织化学也已被有效地用于组织胚胎解剖学、兽医学、所有基于形态学的领域，包括药理学等。随着抗原修复技术在世界范围内的广泛应用，不少研究者在不同的领域里提出新的用途或加上新的改进等，表 1-3 总结了抗原修复技术的主要应用状况以供参考，包括免疫组织化学染色以及当前在其他方面的应用概况。本书第二篇将用八章的篇幅详细介绍有关加热抗原修复技术在外科诊断组织病理学、细胞病理学、生物医学科学研究、分子形态学的其他领域里的应用，高温加热的修复原理，以及从常规石蜡切片中提取蛋白质和核酸等内容，以供读者参考。

表 1-3    抗原修复技术在常规免疫组织化学染色和其他方面的应用概况

| 应用领域 | 用途 | 文献 |
|---|---|---|
| 免疫电镜 | 常规树脂包埋电镜标本超薄切片经处理[1]加热修复或直接加热后，用 50mmol 氯化铵和 1%Tween20 等冲洗 | 31-32 |
| 核酸原位杂交 | 用法与用于免疫组织化学的加热修复相同 | 33-35 |
| TUNEL | 加热修复时间较短，如可用 1 分钟 | 36-37 |
| 多重免疫组织化学染色 | 在每个标记抗体之间，增加 10 分钟的煮沸时间以灭活所有前个标记残存的试剂活性而避免交叉反应 | 38 |
| 人体颞骨标本库 | 合并应用氢氧化钠甲醇溶液和加热修复，此法也可用于任何塑料包埋的组织标本，见第 8 章 | 39-41 |
| 免疫荧光染色 | 可增进阳性荧光染色，减少自发荧光背景。Shi 等[42]最近报告了应用双重加热抗原修复法可以获得肾石蜡切片荧光染色优于冷冻切片的良好效果 | 42-43 |
| 诊断细胞病理学 | 虽落后于组织病理学，但正在奋起直追，见第 5 章 | 21-22，44-46 |
| 流式细胞计数仪 | 酶消化加热修复用于石蜡包埋标本 | 47 |
| 漂浮厚组织切片 | 包括整体组织标本，用法与用于免疫组织化学的加热修复相同 | 48-50 |
| 经甲醛固定的组织 | 经固定后的整个组织块按加热修复处理后，再包埋切片 | 51 |
| 冷冻组织切片 | 近年来开发的新领域，见第 9 章 | |
| 提取石蜡片中的 DNA | 用加热修复技术的原理取代酶处理法，不仅可简化方法，还可增进效率。见第 11 章 | |
| 提取石蜡片中的 RNA | 如上述。见第 11 章 | |
| 提取石蜡片中的蛋白质 | 在加有 2%SDS 的 TRIS 盐酸缓冲液中煮沸切片，可获得满意的蛋白质供研究用。加上高水压（40 000psi，1psi = 6.895kPa）可进一步获得 80% ~ 90% 的蛋白质提取率。见第 10 章 | |

| 应用领域 | 用途 | 文献 |
|---|---|---|
| 图像质谱分析 | 煮沸修复为石蜡切片图像蛋白质组学开辟了崭新的广阔天地。结束了只能用于冷冻组织的被动局面 | 52-54 |
| 蛋白质结构域组织化学 | 应用重组 C 型植物血凝素族的多糖受体能够特异性地结合存在于常规石蜡切片中的配体，经过抗原修复处理可以提供新的研究途径 | 55 |

本表译自 Shi, et al, J Histochem Cytochem, 59(1): 13-32. 表内加有关于应用双重加热抗原修复法可以获得优良荧光染色肾石蜡切片等较新的资料。本表获得原出版社的授权

# 第四节　结　语

抗原修复技术是免疫组织化学发展史上的一个里程碑。它的开发过程提出了一个值得深思的问题：为什么这一极为简单的技术却是在免疫组织化学已经用于组织病理后 20 年之久才被开发出来？自 20 世纪 70 年代初起，不少学者就积极寻求修复抗原的方法或寻找其他途径，如改良固定液，建立耐受甲醛固定的抗体等较为复杂的技术，而始终未考虑加热修复的可能性。其根本原因在于受到传统教条的束缚，因为所有经典教科书都强调，蛋白质加热超过 60℃即变性而丧失抗原性。我们从 20 世纪 80 年代中期开始探讨修复抗原的方法，开始也是承袭这条非加热修复抗原的老路，收效甚微。直到 20 世纪 80 年代末，在特殊环境压力的影响下，围绕一个关键问题——甲醛固定引起的抗原结构改变是可逆性还是不可逆性化学反应——进行思索，历尽艰辛，从半个多世纪前的文献中找到了发明抗原修复技术的依据。根据 Mason 等 [56] 的研究结果，正是甲醛所致的蛋白质交联反应提供了加热修复抗原的可能性：甲醛与蛋白质的交联物保存了抗原的分子结构，使其免受高温加热的影响，而加热却能打断交联物而暴露抗原，达到修复的目的。从这里应该总结出一个非常重要的经验教训：要博览群

书，更需坚持科学实验是检验真理的唯一标准。切勿一叶蔽目而不识泰山。

作为加热抗原修复技术的发明者，有人问我："你是怎么想到要用微波炉加热煮沸石蜡切片的方法来恢复抗原性的？"。我十分相信读者通过本章的叙述不难知道这个问题的答案。绝不是偶然的巧合，而是经过很多科学家长时间的研究与思考所获得的结果。如果没有上述各种艰苦经历，没有十多年来朝夕不断地一直围绕着一条科研思路穷搜文献和冥思苦想的心路历程，我是不可能会想到要应用微波炉加热煮沸石蜡切片的方法来恢复抗原性的。正如法国微生物学家路易·巴斯德曾经说过的一句话："在科研领域里，机会只照顾有准备的头脑"。

在所有的近代科学技术中，抗原修复技术确实是一种最简单的技术方法。但是，就是这样一个极其简单的方法创造了奇迹，开辟了免疫组织化学染色广泛用于常规 FFPE 组织的途径，掀起了分子形态学领域里的一场革命，被公认为免疫组织化学发展史上的里程碑。然而，抗原修复技术的研究远未结束。基于抗原修复技术的五个方面的研究展示了丰富的学术研究领域与技术开发的广阔空间，为年轻一代的学者提供了英雄用武之地，这就是：① 抗原修复技术在细胞病理学、免疫电镜、核酸原位杂交以及其他方面的扩大应用；② 抗原修复技术的规范化，尤其是开发定量免疫组织化学；③ 分子机制；④ 从常规石蜡组织中提取 DNA/RNA 和蛋白质；⑤ 生物标本制备的科学方法和免疫组织化学与蛋白质组学的共生发展等。有鉴于此，与本书有关联的英文版在编写过程中，特别邀请了有关领域的专家撰写上述有关内容的章节，以期有助于新生代的科学家们。最近，应用高温加热修复抗原的原理成功地从常规石蜡包埋的组织中提取了蛋白质或DNA/RNA，已经打开了整合现代分子生物科学技术与形态学的大门。从分子形态学进一步发展来看，围绕着加热抗原修复研究这条主线，孕育着无限的研究课题；对于开发生物技术的创业家来说，也充满着无限商机。"问渠哪得清如许，为有源头活水来"，这里就将会是活水汇聚成的一汪清渠。

石善溶

# 参 考 文 献

[1] Taylor CR, Cote RJ. Immunomicroscopy. A diagnostic tool for the surgical pathologist, 3rd ed. Philadelphia: Elsevier Saunders, 2005.

[2] Fox CH, Johnson FB, Whiting J, et al. Formaldehyde fixation. J Histochem Cytochem, 1985, 33(8): 845-853.

[3] Jagirdar J. Immunohistochemistry, then and now. Arch Pathol Lab Med, 2008, 132(3): 323-325.

[4] Gown AM. Unmasking the mysteries of antigen or epitope retrieval and formalin fixation. Am J Clin Pathol, 2004, 121(2): 172-74.

[5] ELIAS JM. Immunohistopathology: A practical approach to diagnosis, 1st ed. Chicago: ASCP Press, 1990.

[6] Colvin RB, Bhan AK, McCluskey RT. Diagnostic immunopathology, 2nd ed. New York: Raven Press, 1995.

[7] 吴秉铨，刘彦仿. 免疫组织化学病理诊断. 北京：科学技术出版社，2007.

[8] 李甘地主编. 组织病理技术. 北京：人民卫生出版社，2002.

[9] Elias JM. Commentary: immunohistochemistry: a brief historical perspective // Shi S-R, Gu J, Taylor CR, eds. Antigen retrieval techniques: immunohistochemistry and molecular morphology. Natick, Massachusetts, USA: Eaton Publishing, 2000, 7-13.

[10] 周庚寅主编. 组织病理学技术. 北京：北京大学医学出版社，2006.

[11] 倪灿荣，马大烈，戴益民主编. 免疫组织化学实验技术和应用. 北京：科学工业出版社，2006.

[12] 蔡文琴主编. 组织化学和细胞化学. 北京：人民卫生出版社，2009.

[13] Gomori G. Microtechnical demonstration of phosphatas in the tissue sections. Proc Soc Exp Biol Med, 1939, 42(1): 23-26.

[14] Coons AH, Creech HJ, Jones RN. Immunological properties of an antibody containing a fluorescent group. Proc Soc Exp Biol Med, 1941, 47(2): 200-202.

[15] Nakane PK, Pierce GBJ. Enzyme-labeled antibodies for the light and electron microscopic localization of tissue antigens. J Cell Biol, 1967, 33(2): 307-318.

[16] Sternberger LA, Joseph SA. The unlabeled antibody method. Contrasting color staining of paired pituitary hormones without antibody removal. J Histochem Cytochem, 1979, 27(11): 1424-1429.

[17] Hsu S-M, Raine L, Fanger H. Use of avidin-biotin-peroxidase complex (ABC) in immunoperoxidase techniques: a comparison between ABC and unlabeled antibody

(PAP) procedures. J Histochem Cytochem, 1981, 29(4): 577-80.

[18] Prento P, Lyon H. Commercial formalin substitutes for histopathology. Biotech Histochem, 1997, 72(5): 273-282.

[19] Shi S-R, Liu C, Pootrakul L, et al. Evaluation of the value of frozen tissue section used as "gold standard" for immunohistochemistry. Am J Clin Pathol, 2008, 129(3): 358-366.

[20] Denda T, Kamoshida S, Kawamura J, et al. Optimal antigen retrieval for ethanol-fixed cytologic smears. Cancer Cytopathol, 2012, 120(3): 167-176.

[21] Boon ME, Kleinschmidt-Guy ED, Ouwerkerk-Noordam E. PAPNET for analysis of proliferating (MIB-1 positive) cell populations in cervical smears. Eur J Morphol, 1994, 32(1): 78-85.

[22] Boon ME, Kok LP, Suurmeijer AJH. The MIB-1 method for fine-tuning diagnoses in cervical cytology // Shi S-R, Gu J, Taylor CR, eds. Antigen retrieval techniques: immunohistochemistry and molecular morphology. Natick, Massachusetts: Eaton Publishing, 2000, 57-70.

[23] Matsuda Y, Fujii T, Suzuki T, et al. Comparison of fixation methods for preservation of morphology, RNAs, and proteins from paraffin-embedded human cancer cell-implanted mouse models. J Histochem Cytochem, 2011, 59(1): 68-75.

[24]《乳腺癌 HER2 检测指南》编写组. 乳腺癌 HER2 检测指南. 中华病理学杂志, 2006, 35(10): 631-633.

[25] Laman JD, Kors N, Heeney JL, et al. Fixation of cryo-sections under HIV-1 inactivating conditions: integrity of antigen binding sites and cell surface antigens. Histochemistry, 1991, 96(2): 177-83.

[26] Huang S-N. Immunohistochemical demonstration of hepatitis B core and surface antigens in paraffin sections. Lab Invest, 1975, 33(1): 88-95.

[27] Battifora H, Kopinski M. The influence of protease digestion and duration of fixation on the immunostaining of keratins. A comparison of formalin and ethanol fixation. J Histochem Cytochem, 1986, 34(8): 1095-1100.

[28] Shi SR, Goodman ML, Bhan AK, et al. Immunohistochemical study of nasopharyngeal carcinoma using monoclonal keratin antibodies. Am J Pathol, 1984, 117(1): 53-63.

[29] Shi SR, Key ME, Kalra KL. Antigen retrieval in formalin-fixed, paraffin-embedded tissues: an enhancement method for immunohistochemical staining based on microwave oven heating of tissue sections. J Histochem Cytochem, 1991, 39(6): 741-748.

[30] Boon ME, Kok LP. Breakthrough in pathology due to antigen retrieval. Mal J Med

Lab Sci, 1995, 12(1): 1-9.

[31] Stirling JW, Graff PS. Antigen unmasking for immunoelectron microscopy: labeling is improved by treating with sodium ethoxide or sodium metaperiodate, then heating on retrieval medium. J Histochem Cytochem, 1995, 43(2): 115-123.

[32] Wilson DF, Jiang D-J, Pierce AM, et al. Antigen retrieval for electron microscopy using a microwave technique for epithelial and basal lamina antigens. Appl Immunohistochem, 1996, 4(1): 66-71.

[33] Sibony M, Commo F, Callard P, et al. Enhancement of mRNA in situ hybridization signal by microwave heating. Lab Invest, 1995, 73(4): 586-591.

[34] Lan HY, Hutchinson P, Tesch GH, et al. A novel method of microwave treatment for detection of cytoplasmic and nuclear antigens by flow cytometry. J Immunol Methods, 1996, 190(1): 1-10.

[35] McMahon J, McQuaid S. The use of microwave irradiation as a pretreatment to in situ hybridization for the detection of measles visus and chicken anaemia virus in formalin-fixed paraffin-embedded tissue. Histochem J, 1996, 28(3): 157-164.

[36] Strater J, Gunthert AR, Bruderlein S, et al. Microwave irradiation of paraffin-embedded tissue sensitizes the TUNEL method for in situ detection of apoptotic cells. Histochemistry, 1995, 103(2): 157-160.

[37] Lucassen PJ, Labar-Moleur F, Negoescu A, et al. Microwave-enhanced in situ end-labeling of apoptotic cells in tissue sections; pitfalls and possibilities // Shi S-R, Gu J, Taylor CR, eds. Antigen Retrieval Techniques: Immunohistochemistry and Molecular Morphology. 1st ed. Natick, Massachusetts, USA: Eaton Publishing, 2000, 71-91.

[38] Lan HY, Mu W, Nikolic-Paterson DJ, et al. A novel, simple, reliable, and sensitive method for multiple immunoenzyme staining: use of microwave oven heating to block antibody crossreactivity and retrieve antigens. J Histochem Cytochem, 1995, 43(1): 97-102.

[39] Shi SR, Cote C, Kalra KL, et al. A technique for retrieving antigens in formalin-fixed, routinely acid- decalcified, celloidin-embedded human temporal bone sections for immunohistochemistry. J Histochem Cytochem, 1992, 40(6): 787-792.

[40] Shi S-R, Cote RJ, Taylor CR. Antigen retrieval immunohistochemistry used for routinely processed celloidin-embedded human temporal bone sections // Shi S-R, Gu J, Taylor CR, eds. Antigen retrieval techinques: immunohistochemistry and molecular morphology. Natick, Massachusetts: Eaton Publishing, 2000, 287-307.

[41] 王荣光. 火棉胶包埋颞骨切片免疫组织化学技术 // 姜泗长主编：耳解剖学与颞骨组织病理学. 北京：人民军医出版社，1999.

[42] Shi S, Cheng Q, Zhang P, et al. Immunofluorescence with dual microwave retrieval of paraffin-embedded sections in the ssessment of human renal biopsy specimens. Am J Clin Pathol, 2013, 139(1): 71-78.

[43] D'Ambra-Cabry K, Deng DH, Flynn KL, et al. Antigen retrieval in immunofluorescent testing of bullous pemphigoid [see comments]. Am J Dermatopathol, 1995, 17(6): 560-563.

[44] Boon ME, Beck S, Kok LP. Semiautomatic PAPNET analysis of proliferating (MiB-1-positive) cells in cervical cytology and histology. Diagn Cytopathol, 1995, 13(5): 423-428.

[45] Chivukula M, Dabbs DJ. Immunocytology // Dabbs DJ, ed. Diagnostic immunohistochemistry: theranostic and genomic applications. 3rd ed. Philadelphia, PA, USA: Saunders, an imprint of Elsevier Inc., 2010, 890-918.

[46] Fulciniti F FC, Staiano M, La Vecchia F. et al. Air-dried smears for optimal diagnostic immunocytochemistry. Acta Cytol, 2008, 52(2): 178-186.

[47] Redkar AA, Krishan A. Flow cytometric analysis of estrogen, progesterone receptor expression and DNA content in formalin-fixed, paraffin-embedded human breast tumors. Cytometry, 1999, 38(2):61-69.

[48] Evers P, Uylings HB. Effects of microwave pretreatment on immunocytochemical staining of vibratome sections and tissue blocks of human cerebral cortex stored in formaldehyde fixative for long periods. J Neurosci Methods, 1994, 55(2): 163-172.

[49] Evers P, Uylings HBM. Microwave-stimulated antigen retrieval in neuroscience // Shi S-R, Gu J, Taylor CR, eds. Antigen retrieval techniques: immunohistochemistry and molecular morphology. Natick, Massachusetts, USA: Eaton Publishing, 2000, 139-150.

[50] Shiurba RA, Spooner ET, Ishiguro K, et al. Immunocytochemistry of formalin-fixed human brain tissues: microwave irradiation of free-floating sections. Brain Res Brain Res Protoc, 1998, 2(2): 109-119.

[51] Ino H. Antigen retrieval by heating en bloc for pre-fixed frozen material. J Histochem Cytochem, 2003, 51(8): 995-1003.

[52] Groseclose MR, Massion PP, Chaurand P, et al. High-throughput proteomic analysis of formalin-fixed paraffin-embedded tissue microarrays using MALDI imaging mass spectrometry. Proteomics, 2008, 8(18): 3715-3724.

[53] Gustafsson JOR, Oehler MK, McColl SR, et al. Citric acid antigen retrieval (CAAR) for tryptic peptide imaging directly on archived formalin-fixed paraffin-embedded tissue. J Proteome Res, 2010, 9(9): 4315-4328.

[54] Ronci M, Bonanno E, Colantoni A, et al. Protein unlocking procedures of formalin-

fixed paraffin-embedded tissues: Application to MALDI-TOF imaging MS investigations. Proteomics, 2008, 8(18): 3702-3714.

[55] Nollau P, Wolters-Eisfeld G, Mortezai N, et al. Protein domain histochemistry (PDH): binding of the carbohydrate recognition domain (CRD) of recombinant human glycoreceptor CLEC10A (CD301) to formalin-fixed, paraffin-embedded breast cancer tissues. J Histochem Cytochem, 2013, 61(3): 199-205.

[56] Mason JT, O' Leary TJ. Effects of formaldehyde fixation on protein secondary structure: a calorimetric and infrared spectroscopic investigation. J Histochem Cytochem, 1991, 39(2): 225-229.

# 第二章　影响抗原修复技术效果的因素分析

　　1991 年，抗原修复技术发表后，由于操作简单，效果卓著，迅即在世界范围内以雨后春笋之势广为传播，在以病理学为中心的所有形态学领域中掀起了一场革命[1-7]。在发展抗原修复新技术这股热浪的推动下，掀起了各种技术改良之风[8-10]。在泥沙俱下的洪流里，有人误解了抗原修复的原理，如采用不同名称，误导抗原修复的主要因素为化学物质。与此同时，一些商家也大力兜售形形色色的秘而不宣的抗原修复液以牟取利益。作为抗原修复技术的发明人，我深知高温加热才是抗原修复技术的最根本作用因素[11-13]。理由很简单，把石蜡切片浸入单纯的水溶液里煮沸加热适当的时间也可以收到满意的免疫组织化学染色效果。反之，如将石蜡切片置于商品抗原修复液里而不加热，即便延长十天半月或更久，也将毫无效果。面对当时的现实，作者认识到，必须从科学实验着手，通过严密的科研设计来探讨一系列影响抗原修复作用的因素，认定这是唯一能够玉宇澄清万里埃，继续沿着科学的道路开发抗原修复技术的办法。

　　根据现在国内外的研究，影响抗原修复技术效果的因素按其重要性依次为：高温加热的温度与加热的时间，修复液的酸碱度，修复液的化学成分等。

## 第一节　高温加热是影响抗原修复技术效果的最重要因素

　　如上所述，抗原修复技术的开发是扎根于 20 世纪 40 年代美国农业部设于加州的研究所有关蛋白质经甲醛处理后的化学变化过程以及可否逆转的研究成果的，是经过反复实验发展的[14]。正如上一节所举出的简单方法：只有把石蜡切片浸入水溶液里煮沸加热适当的时间才可以收到满意的免疫组织化学染色效果。有人曾经把石蜡切片浸入甘油中加热至100℃10分钟而不能达到抗原修复的目的，但如果在甘油中加入一定量的水再行加热，即可收到抗原修复的效果。由此可见，切片必须浸入水溶液中加热，否则无效。这一现象提示，抗原修复的机制可能与蛋白质的水解作用有关，高温加热可大大加速水解过程。

在我们发表的首篇抗原修复的论文中，除应用微波炉作为主要的加热工具外，还同时比较了普通煮沸加热的效果，即便用电煮锅煮沸切片10分钟，也可获得良好的抗原修复的效果（图2-1）。

在紧接下来的数年里，国内外的学者们相继发表了应用微波炉以

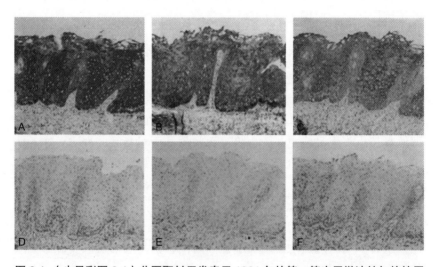

图2-1 （也见彩图2-1）此图取材于发表于1991年的第一篇应用微波炉加热抗原修复法的文章，显示出一幕发生在免疫组织化学历史上富有戏剧性的场面：常规甲醛固定石蜡包埋的组织切片的角蛋白强阳性免疫组织化学染色结果只有将浸泡在水溶液中的切片经过微波炉或普通电炉加热煮沸后才能够得到。（A）石蜡切片浸泡于硫氰化铅水溶液中经微波炉加热煮沸；（B）石蜡切片浸泡于硫酸锌水溶液中经微波炉加热煮沸；（C）石蜡切片浸泡于蒸馏水中经微波炉加热煮沸；（D）未经加热处理过的石蜡切片；（E）阴性对照：浸泡于硫氰化铅水溶液中的石蜡切片经微波炉加热煮沸，应用未经免疫处理的动物腹水取代第一抗体；（F）经胰蛋白酶消化处理的石蜡切片。注意图中显示：凡经过微波炉加热煮沸浸泡于蒸馏水或某些金属溶液中的人扁桃体组织石蜡切片均显示较强的上皮免疫组织化学染色结果。放大条纹＝50μm。原图发表于 Shi, et al. J Histochem Cytochem, 1991, 39:741-748.本图复制获得原出版者的同意和授权

外的加热方法进行抗原修复的报告，如高压蒸锅、热水浴锅和压力锅等。我们对各种加热方法做了比较研究，发现，不管用何种方法加热切片，只要加热的温度和时间相同，均可获得非常接近的抗原修复效果。1998年，我们设计并仔细进行了一项旨在探讨加热时间长短与加热温度之间的关系的研究。应用单克隆抗体 MIB-1 进行常规石蜡包埋扁桃体组织切片的免疫组织化学染色，同时应用微波炉、水浴锅、高压蒸锅和压力锅加热以兹比较，所有实验均重复 2 次以核实结果，免疫组织化学染色结果由三位病理医师独立观察分析后统一作出阳性强度的结论。研究比较了 5 个不同的加热温度（60℃、70℃、80℃、90℃、100℃）在不同的加热时间（从 5 分钟到 10 小时）的不同组合情况下，根据加热温度（T）和加热时间（t）乘积——可以命名为"加热条件"（heating condition）——并用以下公式表示：T×t＝AR（加热条件下所产生的免疫组织化学染色效果）。详细的实验结果如表 2-1 所示。从表 2-1 可清楚地知道：最强的阳性强度"＋＋＋＋"可以在以下的"加热

**表 2-1 高温加热抗原修复过程中，加热温度与加热时间的关系**

| 加热时间 | 加热温度（℃） | | | | |
| --- | --- | --- | --- | --- | --- |
| | 100 | 90 | 80 | 70 | 60 |
| 5 | ++ | + | − | − | − |
| 5×2 | +++ | ++ | − | − | − |
| 5×3 | +++ | ++ | − | − | − |
| 5×4 | ++++ | +++ | ± | | |
| 5×6 | ++++ | ++++ | ++ | + | |
| 5×8 | 未试 | 未试 | +++ | + | ± |
| 5×10 | 未试 | 未试 | ++++ | + | ± |
| 5×12 | 未试 | 未试 | 未试 | ++ | + |
| 5×14 | 未试 | 未试 | 未试 | ++ | + |
| 5 小时 | 未试 | 未试 | 未试 | +++ | + |
| 10 小时 | 未试 | 未试 | 未试 | ++++ | ++ |

注：表内所列免疫组织化学实验结果系应用常规甲醛固定石蜡包埋的人体扁桃组织切片，经微波炉或水浴锅加热抗原修复处理后，进行单克隆抗体 MIB-1 免疫组织化学染色所得。＋～＋＋＋＋表示阳性强度从最弱到最强，"−"表示阴性，"±"表示可疑阳性。本表译自 Shi, et al. Appl. Immunohistochem, 1998, 6: 89-96. 获得原出版社的授权

条件"下获得：100℃×20分钟、90℃×30分钟、80℃×50分钟、70℃×10小时。

　　高温加热是影响抗原修复技术效果的最重要因素这一点也已经过国内外多数专家的观察证实。如 Lucassen 等[16]用一种单克隆抗体 MG-160 进行免疫组织化学染色，应用不同的温度进行抗原修复处理，他们在总结时特别强调了高温加热的重要性。Kawai 等[17]发现"加热条件"为 90℃×10分钟时所得到的染色强度远大于 60℃×120 分钟时所得到的染色强度。Shibuya 等[18]也认为，免疫组织化学的阳性染色结果同时取决于加热温度和加热时间长短。Igarashi 等[19]应用了 4 种不同的加热修复方法：高压消毒蒸锅 121℃×20 分钟；微波炉 100℃×10 分钟；切片浸入蒸馏水经普通加热 60℃过夜；切片浸入 20% 硫酸锌溶液经普通加热 90℃×10 分钟。他们对 56 种抗体的石蜡切片免疫组织化学染色结果进行了比较后发现，高温加热的染色阳性强度远大于低温加热的阳性强度，虽然极少数抗体（如 HHF35、CGA7）经加热 60℃过夜可得到较好的结果[19]。Munakata 和 Hendricks[20]也应用单克隆抗体 MIB-1 对不同固定时间的石蜡包埋扁桃体组织切片进行了免疫组织化学染色，他们证实，对于甲醛固定时间过长的组织切片来说，必须延长加热修复时间以达到满意的效果。我们曾经用 4 种单克隆抗体［角蛋白 AE1、CAM5.2、PCNA（PC10）和波形蛋白］对不同甲醛固定时间（从 24 小时至 30 天）的石蜡包埋组织切片进行了免疫组织化学染色，应用微波炉加热不同的时间（从 5 分钟到 120 分钟），并用了 5 种不同的修复液（蒸馏水，5% 尿素溶液，柠檬酸缓冲液，硫氰化铅溶液，pH3.5 的氨基乙酸 - 盐酸溶液）。我们通过比较其免疫组织化学染色结果后发现，加热时间较长的效果比较好．对于大多数对甲醛敏感的抗原以及不同固定时间的组织来说，煮沸加热修复的合适时间为 10~20 分钟。就我们的经验而言，虽然有的抗原在应用煮沸加热修复 20 分钟后可获得满意的效果，但对于大多数抗原来说，煮沸加热修复 10 分钟即可获得满意的效果。当然，应该应用配伍筛选实验来建立个别抗原的最佳修复程序。在大多数情况下，加热时间长达 120 分钟的石蜡包埋组织切片仍然可以获得满意的免疫组织化学染色结果和良好的组织形态，因过度加热修复而导致的副作用并不常见。从提高工作效率的角度来讲，当然应该避免不必要的加热修复时间延长。上述 10～20 分钟的加热修复时间就是基于达到最佳效果时所需的最起码的加热时间。有人比较了重复加热修复——即将加热时间分割成若干较小的时间片段（如 5 分钟 ×2、×3、×4 等）与持续延长一个时间的效果，发现以前者为佳[21]。换言之，微波炉加热修复 15 分钟的效果不如加热 3 个 5 分钟所得到的效果。丰平等[22] 利用丙三醇水溶液沸点高、性状稳定等特点将其作为热抗原修复液，以求提高加热抗原修复温度，使抗原修复更充分，取得了免疫组织化学显色的更佳效果。Ding 等[23] 仔细比较了应用不同的电磁炉能量（400～2100 瓦）对 8 种抗体在常规制备的乳腺癌和淋巴瘤石蜡切片进行抗原修复的免疫组织化学染色结果发现，一些抗体如 Ki-67 和 p53 的染色强度和阳性细胞比例均随电磁炉能量的增加而减弱。饶有兴味的问题点是：尽管所有的抗原修复加热条件均一致（120℃和 17psi，1psi＝6.895kPa），人们对其中的机制尚不清楚。Ding 等建议在应用电磁炉进行抗原修复加热时，应首先测试不同抗体的最佳修复条件。他们认为，应用较低能量的电磁炉进行抗原修复加热的方法可以获得较好的免疫组织化学染色效果。

对于有些组织来说，高温煮沸加热的唯一缺点是：可能导致部分组织切片脱离玻片。因而，建议用低于沸点的温度（如 90℃）并延长加热时间达到 30 分钟或更长，以期获得同样的修复效果。如上所述，有个别抗体要求以低温修复达到最好的效果。2002 年，正值国外癌症研究领域掀起一股环氧化酶 -2（COX-2）研究风潮，我们接受了对一组膀胱癌石蜡组织切片进行 COX-2 免疫组织化学的研究工作，要求用一种多克隆抗 COX-2 抗体（PG-27），购自美国 Oxford 生物医学研究公司，厂家规定必须用酪胺信号放大试剂（TSA），因为一般的加热修复将导致免疫组织化学染色失败。鉴于 TSA 既费时又花钱，我们决定应用配伍筛选实验对这个多克隆抗 COX-2 抗体（PG-27）进行测试，结果发现，如按一般常规煮沸修复，COX-2 免疫组织化学染色为阴性或很弱的阳性；必须应用水浴锅 90℃ 并将切片浸入柠檬酸缓冲液内加热 30 分钟，方可收到满意的免疫组织化学染色效果。我们通过对一组膀胱癌石蜡组织微阵列切片进行的 TSA 与低温修复的染色结果比较证明，低温修复的阳性染色强度远大于 TSA[24]。这可以作为推荐应用配伍筛选实验来建立最合适的抗原修复程序的一个佳例：变事倍功半为事半功倍。

由于人们对甲醛固定生物组织的机制至今尚无定论。近年来，虽然有人开始对抗原修复分子机制进行了研究 [25-27]，但目前只是认识到高温加热的确可以打开甲醛固定所引起的交联产物，从而有利于抗体识别和结合抗原决定簇使免疫组织化学染色由阴转阳。至于更细致和深入的一些问题，如上述不同蛋白质为何要求不同的加热修复条件等，现在尚无定论。这里面蕴藏着大量的研究项目，急待开发。

抗原修复过程本身反过来可以帮助人们理解一些潜藏在甲醛固定组织机制中的玄机。Mason 和 O'Leary[28] 恰巧就在抗原修复技术发表前 5 个月报告了：他们应用红外线频谱扫描等当代研究设备比较了新鲜蛋白质标本与同一蛋白质标本经甲醛固定后在加热过程中蛋白质结构的变化。他们发现，未经甲醛固定的蛋白质不能经受高温，加热至 70~90℃时即发生明显变性。但是，经甲醛固定的蛋白质则不受同样高温加热的影响。从他们的研究发现中可以得出这样的重要推论：组织中的蛋白质（抗原）经甲醛固定后产生的交联变化正好起到了保护抗原免受高温加热导致蛋白质变性的影响。抗原修复技术恰好利用了这一特点：甲醛固定保存了组织中的蛋白质，使之变得稳定而不受高温加热的变性作用影响。但甲醛固定封闭了抗原决定簇，导致大多数组织中的蛋白质的免疫组织化学染色呈阴性。高温加热抗原修复技术正好一针见血地在这一点上发挥出画龙点睛的关键作用。近代有关加热抗原修复机制的研究的详情参见第 12 章。

## 第二节　抗原修复液的酸碱度

为了证实修复液的酸碱度可能也是影响抗原修复技术效果的另一

个重要因素，我们于 1995 年进行了一项严格的科学研究 [29]。研究应用了新鲜配制的 7 种抗原修复用缓冲液，包括醋酸、柠檬酸、磷酸、Tris- 盐酸、巴比妥钠 - 盐酸、磷酸钠 - 柠檬酸以及 dimethylgtaric 酸 - 氢氧化钠等缓冲液。每一种缓冲液均配制成一系列的 pH 值液，从 1.0 ~ 10.0。pH 值的检测必须按序进行 3 次以确保其准确性：抗原修复之前，紧接修复之后，修复后 15 分钟。随机选择病理诊断常用的 9 种抗体作为第一抗体：细胞质阳性组 3 个（AE1、HMB45、NSE），细胞核阳性组 3 个（MIB-1、PCNA、ER），细胞膜阳性组 3 个（MT-1、L26、EMA），配合 ABC 常规试剂进行免疫组织化学染色强度的比较研究。染色结果的准确判断是根据 3 位观测者的独立分析的结论综合得出，以尽可能符合客观实际。根据免疫组织化学染色的结果分析，我们得到以下结论：

## 一、三种曲线类型

在一系列酸碱度的影响下，被测试的 9 种抗体的免疫组织化学染色强度变化显示出三种有规律的曲线类型。A 型（平稳型）：染色强度在 pH 为 1 ~ 10 无明显变化，L26、PCNA、AE1 EMA 和 NSE 属于此型；B 型（V 字型）：低和高 pH 值的免疫组织化学染色强度均好，但接近中部偏酸区（pH 3 ~ 6）染色强度明显减弱，接近阴性，MIB-1、ER 属于此型；C 型（渐升型）：低 pH 值为阴性，染色强度随着 pH 值逐渐增加而增加，MT1 和 HMB45 属于此型（图 2-2）。

## 二、首要的因素是修复液的酸碱度

在所测试的 7 种缓冲液中，只要在 pH 值相同的条件下进行抗原修复，其免疫组织化学染色结果均相同。换言之，在分析影响抗原修复技术效果的因素时，首要的因素应该是修复液的酸碱度，即 pH 值，而不是缓冲液的成分等因素。

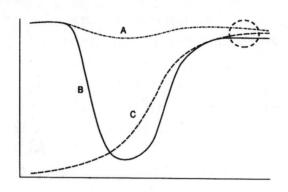

**图 2-2  在抗原修复液酸碱度的影响下可能出现的三种免疫组织化学染色类型。**
图的下方 X 轴从左到右代表酸碱度从低到高；左边的 Y 轴从下到上代表免疫组织
化学染色结果从弱到强。A 型（细虚线 A）：除了在 pH 为 3.0 ~ 6.0 略有下降外，
基本上平稳。B 型（实线 B）：此型呈 "V" 字。免疫组织化学染色在 pH 3.0 ~ 6.0
明显降低。C 型（虚线 C）：为上升型曲线，免疫组织化学染色强度随着酸碱度的
增加而由弱到强。值得注意的现象是，图中右上方的虚线圆圈表示：尽管三种类
型存在差异，但是，三者均能够在较高的 pH 值（9.0）得到较强的免疫组织化学
染色结果，正好像是殊途同归。此点已被国内外数以千计的研究所证实。原图发
表于 Shi, et al. J Histochem Cytochem, 1995, 43(2):193-201. 复制本图获得了原出版
者的同意和授权

### 三、据图 2-2 的 3 条曲线的交叉点（虚线圆圈处）可以认为，偏碱性的修复液应该适合 3 种不同的抗原修复类型。

近年来的研究报告有力地支持使用 pH 为 8 ~ 9 的偏碱性修复液；
如 Pileri 等 [30] 对多数常用抗体的免疫组织化学的研究证明，应用 pH
为 8 的 EDTA- 氢氧化钠溶液作为修复液比目前通用的柠檬酸缓冲液可
获得更强的阳性染色结果。Evers 和 Uylins[31] 用 Tris- 盐酸缓冲液对甲
醛长时间固定的脑组织切片进行了抗原修复并获得最好的免疫组织化
学染色结果。

### 四、偏酸性修复液的缺点

偏酸性的修复液虽然有助于修复细胞核抗原，但可以产生局部假弱

阳性背景染色，而且，苏木素对比染色很差，导使形态学分析受到影响。

## 五、国内外学者的观点

Evers 和 Uylins 也同时报道了抗原修复的效果与酸碱度密切相关 [32]。他们根据对 2 种抗体——MAP-2 和 SMI-32——对脑组织的免疫组织化学研究发现，最合适的 pH 值分别为 pH 4.5（MAP-2）和 pH 2.5（SMI-32）。他们也强调：起作用的关键因素是修复液的酸碱度，而不是溶液本身的成分。国内外不少学者先后对修复液的酸碱度在抗原修复效果方面的影响等相关问题进行了一系列研究，并得到了与我们上述的总结意见相当一致的结论。如在英国著名的病理学和免疫组织化学专家 Jasani 实验室进行研究工作的 Morgan 等重复了我们的上述实验后得到完全相同的结论 [33]。不过，他们还增加了钙离子以探讨抗原修复机制。我们曾经对他们的推论发表了不同意见 [34]。国内学者对于抗原修复效果与酸碱度的关系也进行了不少很有价值的研究，如杜娟、骆新兰、项一宁、李新军等 [35-39] 相继发表过极具参考价值的文章。Yamashita 等 [4] 对抗原修复技术进行了一系列研究，包括技术应用与改进以及机制等。他们肯定了大部分抗体均适用于碱性修复液：9/10 的抗体经 pH 为 9 的 Tris- 盐酸缓冲液加热修复均可获得比经 pH 为 6 的缓冲液要强得多的染色效果 [27]。紧接着，他们应用 pH 为 3 ～ 10.5 的 Tris 缓冲液、在合并 25 ～ 50mmol 的氯化钠溶液与不合并氯化钠溶液两种情况下抗原修复的效果。他们发现，大部分抗体在 pH 为 3 以及 pH 为 9 或 10.5 时均获得了良好的修复效果；另有一些抗体只对 pH 为 9 ～ 10 的碱性修复液有好的反应。在 pH 为 9 的条件下高温加热修复时，8 种抗体的染色强度均随氯化钠溶液浓度的增加而降低；但在 pH 为 10.5 条件下高温加热修复时，所有抗体的染色强度均因合并使用氯化钠溶液而比不使用氯化钠溶液者要强些。对此结论尚需进一步观察。王少霞等 [40] 定量研究抗原修复时，对抗原修复液的 pH 值、修复温度和修复时间对免疫组织化学检测结果的影响进行了研究。他们的结论是：进行免疫组织化学检测时应用高 pH 值的 EDTA 进行抗原修复效果较理想。齐文娟等 [41] 通过比较 4 种不同修复液对存放了 5 年以上

的石蜡标本进行抗原修复后得到的免疫组织化学染色结果证实，用
EDTA（pH 为 9.0）高压修复肺癌石蜡切片 20 分钟或 20 分钟以上可
显著提高存放时间大于 5 年的陈旧性肺癌石蜡切片 Ki-67 抗原的检出
率。Yano 等 [42] 应用免疫电镜定量分析方法证实，碱性的修复液远优
于 pH 为 6 的柠檬酸液。Gill 等 [43] 用配伍筛选实验，即 3 种修复液
与 3 种温度加热（参见第 3 章表 3-1），对一种神经核蛋白质 Neu/N
的抗体进行了免疫组织化学染色结果的比较，结论为：高温加热碱
性修复液可以获得最佳效果。

## 第三节  抗原修复液的化学成分

20 世纪 90 年代初，开始探讨抗原修复技术方法时首先接受的题
目是：重复他人发表在美国病理学会年会上的、用硫酸锌溶液滴加在
石蜡切片上以期增加免疫组织化学染色结果的方法。抗原修复技术的
成功开发过程已述，高温加热乃是最关键的因素。我在当时已经证实：
将石蜡组织切片浸入蒸馏水中煮沸加热也可以获得满意的免疫组织化
学染色结果，但是，作为一家生物制品公司的产品，厂方要求在水中
应该加点化学成分。在上述硫酸锌溶液的引导下，这家公司组织安排
技术人员专门比较了几种含有金属化合物的溶液，最后选定一种含硫
氰化铅的溶液作为该公司的商品修复液出售。与此同时，一些公司也
相继出售了各种秘而不宣的抗原修复液以牟取暴利。1992 年，我应聘
到南加州大学后，专门从事有关抗原修复的科学学术研究，将注意力
集中到主要因素，即高温加热和酸碱度两个方面。对于化学成分存在
多大的影响等问题未能继续研究。当然，主观意识方面存在的保守观
念应负主要责任。

近年来，不断有人发现：存在于修复液中的某些化学物质对
抗原修复后的免疫组织化学染色结果可能会产生影响。2005 年，
Namimatsu 等 [44] 报道了一种新的抗原修复液：0.05% 柠康酸酐溶液，
经加入适量碱液将其酸碱度调至 pH 7.4，将石蜡切片浸入此修复液内
加热至 98℃、45 分钟。他们比较了通常使用的 2 种修复液：0.01M 柠

檬酸缓冲液，pH 6，用压力锅加热；含有 5% 尿素的 0.1M Tris- 盐酸缓冲液，pH 9，用微波炉加热。他们对 62 种常用抗体进行了免疫组织化学染色后发现：大多数抗体的染色结果均以新修复液为佳，尤其是一些用普通修复液很难获得满意染色的抗原，如 CD4、细胞周期蛋白（cyclin）D1、颗粒酶（granzyme）β、BCL 6、CD25，在用了新法后获得肯定的染色结果。

2007 年，我们仔细重复并验证了柠康酸酐溶液的修复效果[12]并与柠檬酸缓冲液进行了比较。在 30 种测试的抗体中，53% 可获得更强的染色结果，43% 染色结果相当，仅 1 种抗体（OC-125）柠檬酸缓冲液得到较好的染色结果。我们也证实了柠康酸酐溶液的修复效果应以低于 100℃ 为佳。此外，我们应用这一新修复液对一种抗视网膜母细胞瘤的抗体（pRB）进行的免疫组织化学染色获得了很好的细胞核染色结果，可以克服以前所用的酸性修复液带来的形态不佳等缺点。

在鉴定一种新方法时，应尽可能应用定量或半定量方法比较几种不同的情况，以核实新方法的可靠性。针对 pRB 进行的进一步比较研究对 5 组标本（膀胱癌细胞株 T24、J82 和 3 例膀胱癌患者）应用了 4 种抗原修复方法：柠康酸酐溶液，加热 100℃；柠康酸酐溶液加热 98℃；柠檬酸缓冲液，pH 为 6，加热 100℃；醋酸缓冲液，pH 为 1～2，加热 100℃。研究备有来自同一标本的冷冻和甲醛固定石蜡包埋的组织切片。半定量免疫组织化学染色结果如表 2-2 所示。从表 2-2 可见，应用新方法所得结果与冷冻切片所得结果相似，与老方法醋酸缓冲液之结果也接近，比较惯用的柠檬酸缓冲液更可靠[12]。除 T24 细胞株外，柠檬酸缓冲液均显示较弱而不稳定的染色结果。这一结果又经过 31 例膀胱癌患者的石蜡组织切片得到证实。表 2-2 所显示的两个细胞株的 pRB 免疫组织化学阳性染色结果：T24 明显大于 JB2。是否有由于任何人为因素(包括抗原修复处理在内)所引起的假阳性？对此，应用蛋白质免疫印迹法( western blot )进行了证实（图 2-3）。大胆假设、小心求证，以排除任何可能的人为误差是科研工作的首要原则。

Leong 等[45]也证实了柠康酸酐溶液可以提供较好的免疫组织化学染色效果。在近年来发表的一些有关探讨抗原修复技术方法的文献中，涉及修复液所含化学成分对免疫组织化学染色效果的问题有增加

表 2-2　在冷冻和常规石蜡组织切片应用 4 种抗原修复方法对 pRB 进行的免疫组织化学染色比较

| 标本 | 冷冻切片 | 应用下列抗原修复方法之一的常规石蜡切片 | | | |
| --- | --- | --- | --- | --- | --- |
| | | 醋酸缓冲液，pH 1~2 | 柠康酸酐溶液，100℃ | 柠康酸酐溶液，98℃ | 柠檬酸缓冲液，pH 6.0，100℃ |
| T24 | +++ | +++，>50% | +++，>50% | +++，>50% | +++，>50% |
| J82 | + | +，>10% | +，>10% | +，>10% | ±，<10% |
| 例 1 | − | − | − | − | − |
| 例 2 | 细胞核 +++，>50% | +++，>50% | +++，>50% | +++，>50% | ++，<50% |
| 例 3 | 核旁染色 ++，>50% | +，>50% | ++，>50% | ++，>50% | +，<50%* |
| 例 4 | 细胞核 +++，>50% | ++，>50% | +++，>50% | +++，>50% | ++，<50% |

注：T24 和 J82 为细胞株；例 1~4 为膀胱癌组织标本。*这张切片的边缘部分可见 50% 阳性染色，但中心大部分均为极弱阳性染色结果。本表译自 Shi, et al. Biotech Histochem, 2007, 82(6): 301-309. 获得原出版社的授权

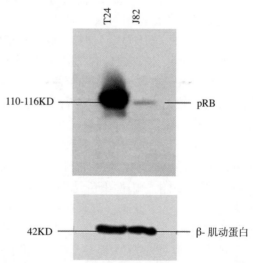

图 2-3　蛋白质免疫印迹法。显示 pRB 这一蛋白质的总量在两个细胞株 T24 和 J82 之间确实存在着明显差异，强有力地证实了表 2-2 列出的免疫组织化学染色结果：T24 所示染色 +++ 与 J82 的染色 + 恰如免疫印迹法显示 pRB 的结果。本图转自 Shi, et al. Biotech Histochem, 2007, 82: 301-309. 获得原出版社的授权

的趋势。如骆新兰等[38]应用同为 pH 为 9 的三种修复液探讨不同成分抗原修复液对免疫组织化学染色结果的影响：① 10mmol/L Tris- 盐酸；② 1mmol/L EDTA；③ 10mmol/L Tris- 盐酸＋1mmol/L EDTA。微波预热修复液 500ml，5 分钟，切片置入后，先高档煮沸，再调至中低档（功率为 650W）维持 20 分钟（中途适当添加修复液），室温冷却 20 分钟。共计应用 41 种抗体。结果是：如不修复，仅 CD43、CD44S 有极个别的细胞呈弱阳性表达，CK10/13 有极个别的小淋巴细胞呈弱阳性表达，其余均呈阴性。18/41 的抗体的 3 种修复液的效果接近。Ki67、CDX2：Tris-EDTA 的修复效果理想。如分别用 Tris 或 EDTA 则几乎不表达。13/41 的抗体用 Tris-EDTA 效果理想。如分开用，则效果明显减弱。因此，他们在肯定加热和 pH 是影响抗原修复的重要因素的同时，还提出化学成分可能是影响效果的另一因素的观点。他们认为，EDTA 是一种螯合剂，单用 Tris 或 EDTA 对恢复蛋白质空间构象的能力有一定限制，而两者合用其能力会明显增强。他们的观点值得今后进一步探讨。

# 第四节　结　　语

国内外学者经过研究后已经确认，高温加热是抗原修复技术的最重要因素。加热条件＝加热温度 × 加热时间。无论应用何种加热方法，只要加热的条件相同，在一般情况下，免疫组织化学染色结果应该一致。但是，最近有人报道，应用电磁炉加热修复抗原时，尽管加热条件相同，个别抗原的免疫组织化学染色强度却随着电磁炉能量的增加而减少，值得进一步观察。从科学研究与开发生物技术的需要来看，不断探讨各种可能影响抗原修复效果的潜在因素十分必要，这也是实现免疫组织化学标准化所必需的基本条件。目前，人们已经比较集中地探讨了加热条件和修复液的酸碱度，尽管有些问题还需要进一步研究，但是，其他方面的潜在因素，如修复液的化学成分等，还有待大量的研究资料，以期开发更先进的修复技术。

石善溶

# 参 考 文 献

[1] D' Amico F, Skarmoutsou E, Stivala F. State of the art in antigen retrieval for immunohistochemistry. J Immunol Methods, 2009, 341(1): 1-18.

[2] Shi SR, Cote RJ, Taylor CR. Antigen retrieval immunohistochemistry: past, present, and future. J Histochem Cytochem, 1997, 45(3): 327-343.

[3] Shi S-R, Gu J, Kalra KL, et al. Antigen retrieval technique: a novel approach to immunohistochemistry on routinely processed tissue sections. Cell Vision, 1995, 2(1): 6-22.

[4] Yamashita S. Heat-induced antigen retrieval: Mechanisms and application to histochemistry. Prog Histochem Cytochem, 2007, 41: 141-200.

[5] 熊正文 . 免疫组织化学抗原修复的研究进展 . 中华病理学杂志，1997，26(3)：124.

[6] 石善溶，石砚，Taylor CR. 抗原修复技术研究进展 . 中华病理学杂志，2007，36(1)：7-10.

[7] 石砚 . 加热法修复抗原的方法和应用进展 . 临床与实验病理学杂志，1997，13(3)：265-267.

[8] Gown AM, de Wever N, Battifora H. Microwave-based antigenic unmasking A revolutionary new technique for routine immunohistochemistry. Appl Immunohistochem, 1993, 1(3): 256-266.

[9] Cattoretti G, Pileri S, Parravicini C, et al. Antigen unmasking on formalin-fixed, paraffin-embedded tissue sections. J Pathol 1993, 171(2): 83-98.

[10] Taylor CR, Shi S-R, Gu J. Overview: the antigen retrieval technique for immunohistochemistry: "think simple" // Shi S-R, Gu J, Taylor CR, eds. Antigen retrieval techniques: immunohistochemistry and molecular morphology. Natick, Massachusetts: Eaton Publishing, 2000, 1-5.

[11] Shi S-R, Cote RJ, Young LL, et al. Antigen retrieval immunohistochemistry: practice and development. J Histotechnol, 1997, 20(2): 145-154.

[12] Shi S-R, Liu C, Young L, et al. Development of an optimal antigen retrieval protocol for immunohistochemistry of retinoblastoma protein (pRB) in formalin fixed, paraffin sections based on comparison of different methods. Biotech Histochem, 2007, 82(6): 301-309.

[13] Shi S-R, Cote RJ, Chaiwun B, et al. Standardization of immunohistochemistry based on antigen retrieval technique for routine formalin-fixed tissue sections. Appl Immunohistochem, 1998, 6(2): 89-96.

[14] Shi S-R, Gu J, Taylor CR, et al. Antigen retrieval techniques: immunohistochemistry and molecular morphology. Natick, MA: Eaton Publishing, 2000.

[15] Beebe K. Glycerin antigen retrieval. Microscopy Today, 1999, (9): 30.

[16] Lucassen PJ, Ravid R, Gonatas NK, et al. Activation of the human supraoptic and paraventricular nucleus neurons with aging and in Alzheimer's disease as judged from increasing size of the Golgi apparatus. Brain Res, 1993, 632: 105-113.

[17] Kawai K, Serizawa A, Hamana T, et al. Heat-induced antigen retrieval of proliferating cell nuclear antigen and p53 protein in formalin-fixed, paraffin-embedded sections. Pathol Int, 1994, 44(10-11): 759-764.

[18] Shibuya M, Utsunomiya H, Osamura RY. Immunohistochemical determination of the proliferating cells with monoclonal antibody MIB-1 on paraffin-embedded section–using antigen retrieval method. Byori-to-Rinsho (Japanese, Pathology and Clinical Medicine), 1993, 11: 373-377.

[19] Igarashi H, Sugimura H, Maruyama K, et al. Alteration of immunoreactivity by hydrated autoclaving, microwave treatment, and simple heating of paraffin-embedded tissue sections. APMIS, 1994, 102(1-6): 295-307.

[20] Munakata S, Hendricks JB. Effect of fixation time and microwave oven heating time on retrieval of the Ki-67 antigen from paraffin-embedded tissue. J Histochem Cytochem, 1993, 41(8): 1241-1246.

[21] Suurmeijer AJ, Boon ME. Notes on the application of microwaves for antigen retrieval in paraffin and plastic tissue sections. Eur J Morphol, 1993, 31(1-2): 144-150.

[22] 丰平, 李根茂, 葛东宇. 热丙三醇水溶液抗原修复方法. 实验技术与管理, 2010, 27(10) : 42-48.

[23] Ding W, Zheng X-Y. Instability of induction cooker (electromagnetic stove) antigen retrieval in immunohistochemistry. Appl. Immunohistochem. Mol Morphol, 2012, 20(2): 184-188.

[24] Shi S-R, Cote RJ, Liu C, et al. A modified reduced temperature antigen retrieval protocol effective for use with a polyclonal antibody to cyclooxygenase-2 (PG 27). Appl Immunohistochem Mol Morphol, 2002, 10(4): 368-373.

[25] Mason JT, Fowler CB, O'Leary TJ. Study of formalin-fixation and heat-induced antigen retrieval // Shi S-R, Taylor CR, eds. Antigen retrieval immunohistochemistry based research and diagnostics. Hoboken, New Jersey, USA: John Wiley & Sons, 2010, 253-285.

[26] Bogen SA, Sompuram SR. A linear epitopes model of antigen retrieval // Shi S-R, Taylor CR, eds. Antigen retrieval immunohistochemistry based research and

diagnostics. Hoboken, New Jersey, USA: John Wiley & Sons, 2010: 287-302.

[27] Yamashita S. pH or ionic strength of the antigen retrieval solution: a potential role for refolding during heating treatment // Shi SR, Taylor CR, eds. Antigen retrieval immunohistochemistry based research and diagnostics. Hoboken, New Jersey, USA: John Wiley & Sons, 2010, 303-321.

[28] Mason JT, O'Leary TJ. Effects of formaldehyde fixation on protein secondary structure: a calorimetric and infrared spectroscopic investigation. J Histochem Cytochem, 1991, 39(2): 225-29.

[29] Shi SR, Imam SA, Young L, et al. Antigen retrieval immunohistochemistry under the influence of pH using monoclonal antibodies. J Histochem Cytochem, 1995, 43(2): 193-201.

[30] Pileri SA, Roncador G, Ceccarelli C, Piccioli M, Briskomatis A, Sabattini E, et al. Antigen retrieval techniques in immunohistochemistry: comparison of different methods. J Pathol, 1997, 183(1): 116-23.

[31] Evers P, Uylings HB. An optimal antigen retrieval method suitable for different antibodies on human brain tissue stored for several years in formaldehyde fixative. J Neurosci Methods, 1997, 72(2): 197-207.

[32] Evers P, Uylings HB. Microwave-stimulated antigen retrieval is pH and temperature dependent. J Histochem Cytochem, 1994, 42(12): 1555-1563.

[33] Morgan JM, Navabi H, Jasani B. Role of calcium chelation in high-temperature antigen retrieval at different pH values. J Pathol, 1997, 182(2): 233-237.

[34] Shi SR, Cote RJ, Hawes D, et al. Calcium-induced modification of protein conformation demonstrated by immunohistochemistry: What is the signal? J Histochem Cytochem, 1999, 47(4):463-70.

[35] 李新军，魏兵，陈卉娇等. 抗原微波热修复对乳腺癌雌激素受体和孕激素受体免疫组织化学检测结果的影响. 中华病理学杂志，2011，40(6)：406-408.

[36] 项一宁，高冬霞，王玉萍等. 胃肠道间质瘤诊断中 CD117 表达检测的标准化其免疫组织化学技术. 中华病理学杂志，2005，34(1)：50-52.

[37] 骆新兰，蔡秀玲，刘艳辉等. 不同的抗原修复条件对免疫织化学染色效果的影响. 中华病理学杂志，2005，34(1)：52-54.

[38] 骆新兰，林新滔，罗东兰等. pH9.0 不同成分抗原修复液对免疫组织化学染色结果的影响. 中华病理学杂志，2012，41(3)：192-194.

[39] 杜娟，石雪迎，郑杰等. 抗原修复液 pH 值和修复时间对免疫组织化学染色效果的影响. 北京大学学报医学版，2005，37(2)：195-197.

[40] 王少霞，尹纪业，宋良文等. 定量比较不同抗原修复条件对免疫组织化学阳性表达的影响. 中国体视学与图像分析，2009，14(1)：12-15.

[41] 齐文娟，申洪 . 提高陈旧性石蜡标本抗原检出率的抗原修复方法 . 实用医学杂志，2010，26(10)：1761-1763.

[42] Yano S, Kashima K, Daa T, Nakayama I, et al. An antigen retrieval method using an alkaline solution allows immunoelectron microscopic identification of secretory granules in conventional epoxy-embedded tissue sections. J Histochem Cytochem., 2003, 51(2): 199-204.

[43] Gill SK, Ishak M, Rylett RJ. Exposure of nuclear antigens in formalin-fixed, paraffin-embedded necropsy human spinal cord tissue: Detection of NeuN. J Neurosci Meth, 2005, 148(1): 26-35.

[44] Namimatsu S, Ghazizadeh M, Sugisaki Y. Reversing the effects of formalin fixation with citraconic anhydride and heat: a universal antigen retrieval method. J Histochem Cytochem, 2005, 53(1): 3-11.

[45] Leong AS-Y, Haffajee Z. Citraconic anhydride: a new antigen retrieval solution. Pathology, 2010, 42(1): 77-81.

# 第三章　配伍筛选实验：
# 建立最优的抗原修复技术程序

　　抗原修复技术的广泛使用，既是免疫组织化学领域里的一场革命，也带来了一系列的新问题有待研究解决。其中，首要的重要课题就是免疫组织化学染色的标准化。近年来，个体化医学发展极需开发定量免疫组织化学，以达到准确建立分子水平的病理诊断标准。2007年，美国临床肿瘤学会（American Society of Clinical Oncology，ASCO）与病理学家学院（College of American Pathologists，CAP）共同发表的有关乳腺癌HER2检测的规范文本[1]充分体现了谋求解决免疫组织化学标准化从而达到定量免疫组织化学之目的。诚如郑杰教授等[2]所强调的：成功开展免疫组织化学的关键是标准化。免疫组织化学染色的标准化之首要关键在于：如何解决数以万计的石蜡切片因不同的甲醛固定条件所致的抗原的不同程度丢失的问题。根据我们的研究以及近20多年来发表的大量文献资料，抗原修复技术已经为解决免疫组织化学标准化从而达到定量免疫组织化学之目的提供了一条具体可行的道路[3]。

## 第一节　抗原修复技术的标准化

　　为此，首先要走的第一步就是抗原修复技术的标准化。基于影响抗原修复技术效果基本因素的研究，我们曾于1996年创建了配伍筛选实验（test battery）。如表3-1所示，比较测试了抗原在三个等级的加热温度（<100℃、100℃和>100℃）和三种不同修复液（酸性、中性和碱性）的抗原修复技术处理后免疫组织化学染色的结果，以优选该受检测抗原的最佳抗原修复技术程序[4-5]。杜娟等[6]在探讨4种抗原的最佳抗原修复条件时，应用了类似的配伍筛选实验，证明了不同的

表 3-1　配伍筛选实验的基本内容

| 抗原修复加热的条件 | Tris- 盐酸缓冲液 | | |
| --- | --- | --- | --- |
| | pH 1.0 ~ 2.0 | pH 7.0 ~ 8.0 | pH 10.0 ~ 11.0 |
| | 切片编号 | 切片编号 | 切片编号 |
| 超高温（120℃） | 1 | 4 | 7 |
| 高温（100℃） | 2 | 5 | 8 |
| 中高温（90℃） | 3 | 6 | 9 |

注：除上述 9 张切片外，应加一张未经抗原修复处理过的切片作为对照；另一张作为阴性对照（略去第一抗体）。表列内容仅代表配伍筛选实验的基本内容。读者可以根据具体情况，参照本章正文的一些变通方法，以多快好省地完成配伍筛选实验。至于加温方法，可以应用高压锅或微波炉延长加热时间等达到超高温（120℃）；也可以应用水浴锅或其他可以控制温度的加热设备。本表译自 Shi, et al. J Histochem Cytochem, 1997, 45(3): 327-343. 获得原出版社的授权

抗原有其各自的最佳抗原修复条件。这一配伍筛选实验已为大多数学者所应用，进一步证明其对于免疫组织化学染色的标准化的重要价值。2001 年，O' Leary[7] 发表的一篇论述免疫组织化学的标准化文章中高度强调了配伍筛选实验在标准化方面的重要性。

## 第二节　配伍筛选实验在广泛使用后的进一步发展

"众人拾柴火焰高"，配伍筛选实验在国内外的广泛使用不断得到修正与补充。以下就从配伍筛选实验应与不同的抗原 / 抗体组合，与不同的商品免疫组织化学染色试剂互相配套，将组织芯片用于配伍筛选实验，以及现代科技对配伍筛选实验的进一步验证等问题分别加以说明。

### 一、配伍筛选实验应该与不同的抗原 / 抗体组合，与不同的商品免疫组织化学染色试剂互相配套

近来，不断有人发现在应用配伍筛选实验时，应该特别注意最佳抗原修复条件必须与不同的抗原 / 抗体组合，与不同的商品免疫组织化学染色试剂互相配套。换言之，一种最佳抗原修复条件对于抗原 A

的克隆 1 应用免疫组织化学染色试剂 B 时可以获得满意染色效果；并不意味着这一抗原修复条件对于同一抗原 A 的克隆 2 应用免疫组织化学染色试剂 B 或其他试剂可保证获得同样的满意染色效果。在这种情况下，应该对抗原 A 的克隆 2 再做配伍筛选实验以获得最佳抗原修复条件。Pan 等 [8] 应用 2 种修复液对 77 例肝癌和 334 例非肝细胞肿瘤的石蜡包埋组织芯片进行了抗体 TTF-1 的免疫组织化学染色稳定性检测，发现：4 个不同的公司提供的抗体尽管均针对同一抗原，但每个抗体的染色结果都不一样。Kim 等 [9] 应用 7 种不同的修复液（pH 为 2 ~ 10）对 29 种常用的抗体进行配伍筛选实验后得出结论：适宜的抗原修复条件取决于特定的抗体，即由一定公司生产的同一编号的商品抗体。从这个意义上来说，不太可能找到一个放之四海而皆准的抗原修复程序。骆新兰等 [10] 应用配伍筛选实验研究了不同的抗原修复条件对免疫组织化学染色效果的影响。他们应用 30 个抗体比较了 9 种抗原修复方法。结果发现：不同的抗体其最佳的抗原修复方法和修复液不尽相同，可能与抗原修复的原理不尽相同和各种抗体对修复液的敏感不同有关，有待进一步研究。项一宁等 [11] 应用配伍筛选实验的原理探讨了胃肠道间质瘤诊断中 CD117 表达免疫组织化学技术检测的标准化。他们比较了 2 种抗原修复方法：① 柠檬酸缓冲液、pH 6、微波抗原修复；② EDTA、pH 8、微波抗原修复。同时比较了 SP 三步法和 Envision 两步法。结果表明：Envision> SP；CD117 以 1∶200 为最好（测试了 1∶50、1∶100、1∶200、1∶400、1∶600）。柠檬酸缓冲液、pH 6、微波抗原修复最佳。值得注意的是，他们提出了抗体浓度结合不同免疫组织化学染色方法以及抗原修复液等需综合起来追求 CD117 免疫组织化学标准化。Vassallo 等 [12] 也应用 3 种免疫组织化学染色试剂（Envision、Envision Plus、LSAB）结合柠檬酸缓冲液、pH 6 以及 Tris-EDTA、pH 8.9 对 2 个女性素受体的抗体（1D5、Dako 和 6F11，NewMarker, Fremont, CA）进行免疫组织化学染色及结果比较。他的结论为：6F11 抗体如用柠檬酸缓冲液结合 Envision，则所得染色结果弱于 Tris-EDTA 所得结果。Gutierrez 等 [13] 应用配伍筛选实验研究了 25 种抗体，并应用不同的白细胞抗原进行了免疫组织化学染色研究，其结论为：对所测 25 种抗体而言，只要适当配合一定的抗体，抗原修复方法，有时尚可结合

TSA，所有测试的抗体均可获得满意的染色结果。然而，绝无一个可以用于一切抗体的妙法。

## 二、甲醛固定石蜡包埋组织芯片用于配伍筛选实验

事实上，近年来广泛使用的石蜡包埋组织芯片（TMA）是多年前华人 Wan 和 Battifora 等在 20 世纪 80 年代所创之多数组织组合包埋（multiple tissue）切片的进一步发展产物。其主要的优点是：省时省钱，并可尽量减少组织切片之间可能存在的误差。最近，由于多数大型研究中心在使用 TMA，他们开始提出了应用 TMA 技术有可能达到免疫组织化学染色的标准化。Camp 等[14]应用 TMA 对 3 种抗体（ER、PR、HER2）在浸润性乳腺癌组织的免疫组织化学染色研究证实，使用合宜的抗原修复方法可以获得满意的染色结果，包括存放 60 年以上的石蜡组织均可获得良好的染色结果。近年来才开发的一种计算机新软件 AQUA（自动定量免疫组织化学染色分析仪）可专门为 TMA 的染色结果进行高效率自动定量免疫组织化学染色分析。

## 三、从科学上看，免疫组织化学染色的准确性必须建立在合宜的抗原修复方法基础上

如上所述，经过配伍筛选实验可以获得针对一定抗体在适当配套的免疫组织化学染色试剂时的最佳抗原修复程序。这一最佳抗原修复程序可以达到最大限度的修复效果：不仅指最强的免疫组织化学染色信号，有时还包括修复后的抗原在细胞、组织内的分布情况。例如，Mighell 等[15]在使用一种多克隆抗体研究纤维连结蛋白 P。在口腔化脓性肉芽肿和纤维上皮息肉的石蜡包埋组织切片上的免疫组织化学染色发现，这种蛋白质在组织内的染色定位与不同的抗原修复程序有关。他们比较了 4 种不同的抗原修复方法包括酶消化法，微波炉加柠檬酸或 Tris 盐酸，pH 为 6 或 7.8；并比较高压蒸锅法。结果发现：应用酶消化法的阳性染色仅见于血管内皮细胞，结缔组织为阴性或极弱的阳性。反之，应用微波炉修复法仅见结缔组织为阳

性染色。若应用高压蒸锅法，则上皮细胞核和结缔组织为阳性染色。他们比较的同一抗体在冷冻组织切片的染色结果显示：血管内皮细胞和结缔组织均为阳性染色；推测可能因为不同的抗原修复方法是针对不同的抗原决定簇，因而出现了不同的染色类型。基于此一情况，尤其是使用多克隆抗体时，必须特别注意未经核实检测证实过的抗原修复免疫组织化学染色结果应进一步研究分析，以避免错误的判断。虽然，有关加热抗原修复处理后有无假阳性的问题至今尚无肯定的报道，作者建议，在使用任何新的抗体而必须应用加热抗原修复处理时，应遵守以下原则以避免错误：

1. 根据基础研究信息，了解新抗体与其对应抗原的特异性及其在特定细胞内的定位分布

2. 该抗体在新鲜冷冻组织切片的免疫组织化学染色结果作为比较标准

3. 一定要有省略第一抗体而应用了同样的抗原修复处理的阴性对照切片，其染色结果应为阴性

4. 应用形态学分析方法证实获得的免疫组织化学染色阳性结果符合生化和临床观察资料。例如，p53 蛋白质的免疫组织化学染色结果在抗原修复处理后的石蜡切片上常显示出比冷冻切片更强的阳性。但是，形态学的观察分析足以证明其阳性的真实性。因为 p53 阳性染色只存在于肿瘤细胞核内，与染色为阴性的邻近良性组织之间有着非常清楚的分界线。

　　然而，科学研究是一条永远奔腾不息的长河。随着时间向前，过去的一些看法和结论有可能改变。如从上述 Mighell 等的实验结果来说，在其发表 10 年后，Yamashita 等 [16] 在研究抗原修复技术的机制时，恰巧选用了当年 Mighell 等所使用过的那种多克隆抗体，他们应用了 pH 9 的修复液进行抗原修复处理且获得满意的纤维连接蛋白在鼠肝组织的染色结果。很有意义的是：只有 pH 为 9 方可获得满意的染色结果，如用 pH 6 修复，则为阴性。更奇怪的是，在用 pH 9 修复已获得阳性染色结果后，再加用 pH 6 修复，则转变为阴性。如再用 pH 9 修复，又可以起死回生地再现阳性染色结果。可惜 Mighell 等当年未用碱性的修复液进行配伍筛选实验从而获得更准确的结论。由此可见，关键仍然在于修复液的酸碱度。本节通过正反两方面的讨论，希望强化科

技研究的基本点：反复核实实验结果，认真作出合理的结论。在免疫组织化学染色结果有疑问时，应该应用其他生化方法加以鉴定，如免疫电泳等。

## 四、进一步证实经抗原修复所得到的免疫组织化学染色结果的可靠性

近年来，随着科学定量方法的进步，应用免疫电镜等高科技技术针对常规醛类等固定处理、树脂包埋的库存电镜标本进行了系列研究。2001年，Ramandeep等[17]设计了一个检测不同标本固定和制备方法以达到定量免疫金标法之目的的研究项目。他们用大肠埃希菌DH5α细胞作为实验模型，比较了定量免疫金标电镜法所得结果与酶联免疫吸附试验的定量结果，以尽量获得准确的定量资料。其所得结果证实：抗原修复处理可以很满意地完全恢复经锇酸后固定之电镜标本的免疫染色效益，高达90%~100%。他们的这一重要的定量研究结论应该强调。作者认为，如果抗原修复处理醛固定加锇酸后固定之电镜标本可达完全恢复免疫组织化学染色效果（90%~100%），则基于抗原修复技术的定量免疫组织化学方法将指日可待（请见第13章）。Hann等[18]应用免疫电镜方法和免疫金标法对眼组织的常规电镜标本进行Ⅳ型胶原蛋白质和纤维连接蛋白标记的Schlemm管（巩膜静脉窦）细胞的基底膜，仔细进行了定量计数金颗粒，以比较分析所得结果。他们证实：抗原修复方法可以满意地用于修复常规库存的眼组织电镜标本，不受存放时间长短的影响。抗原修复方法不会改变细胞外的任何结构成分，绝无人工现象产生。因而，抗原修复方法适于用来标记和筛选细胞外基质抗原。否则，这些抗原将因固定或储存而丢失殆尽。近年来，配伍筛选实验不断被用于免疫电镜以筛选最佳的抗原修复技术程序以取得满意的效果[19-21]。Almqvist等[22]应用2种多克隆抗体对神经巢蛋白属中间丝（中间纤维）（在未分化的神经多能干细胞中表达，一度被认为是脑肿瘤干细胞的标志物）在儿童脑瘤组织中的准确分布进行了免疫组织化学研究，比较了其染色结果，科学地澄清了迄今为止文献上存在的分歧意见，令人信服地证明了：应用合适的抗原修复方法进行

的免疫组织化学染色可以保证人脑组织中神经元和胶质细胞计数的重现性。Lyck 等 [23] 应用 4 种修复用的缓冲液进行的配伍筛选实验对 29 种抗体选用合适的抗原修复方法后，比较了其免疫组织化学染色结果。他们认为，基于配伍筛选实验而建立的合适的抗原修复方法进行的免疫组织化学染色可以保证脑组织细胞计数的重现性。

### 五、变通、简化的配伍筛选实验

配伍筛选实验的基本目的在于建立合适的、最佳的抗原修复方法以达到最大限度的免疫组织化学染色效果。其工作原理是基于主要的影响抗原修复效果的因素：加热条件（温度 × 加热时间）与修复液的酸碱度。根据近年来的研究资料，修复液的化学成分也应该加入以进行综合分析。虽然，一个典型的配伍筛选实验要求有 9 张石蜡切片，以包括 3 种加热温度和 3 种修复液的酸碱度（表 3-1），但可以根据每个实验室的具体情况进行变通和简化处理。为方便起见，可以先测试实验室已有的几种不同酸碱度的修复液。如柠檬酸缓冲液，pH 6；Tris 盐酸加 EDTA，pH 8 ~ 9；低 pH 的修复液醋酸或硼酸，pH 2 ~ 3 等。然后，从中选出染色效果最佳者再进一步比较不同的加热温度。目前已比较肯定的柠康酸酐溶液也应加入筛选实验。在此基础上进行综合评估，即可建立受检抗体的最合适抗原修复方法程序。

## 第三节　结　　语

成功开展免疫组织化学的关键是标准化。多年来的临床观察和研究充分证明：抗原修复技术提供了免疫组织化学标准化的强有力的手段。然而，为了达到此目的，抗原修复技术首先必须标准化。无数的事实已经证明：五花八门的修复方法可以得到不同的免疫组织化学染色结果。此外，事实也证明：不可能找到一种放之四海而皆准的、能够用于修复所有抗原的统一方法。出路何在呢？就目前情况来看，应用配伍筛选实验原则、有针对性地对一定的抗原建立最合适的抗原修复程序以达到其最大限度的修复效果。如此一来，有理由相信：目前库存的常规石蜡标本完全有可能经过最合适的抗原修复程序而获得相同水平的免疫组织化学染色结果。

石善溶

## 参 考 文 献

[1] Wolff AC, Hammond MEH, Schwartz JN, et al. American Society of Clinical Oncology/College of American Pathologists Guideline Recommendations for Human Epidermal Growth Factor Receptor 2 Testing in Breast Cancer. Arch Pathol Lab Med, 2007, 131(1): 18-43.

[2] 郑杰，邹万忠，吴秉铨. 成功开展免疫组织化学的关键是标准化. 中华病理学杂志，1996，25(6)：323-325.

[3] Shi S-R, Liu C, Taylor CR. Standardization of immunohistochemistry for formalin-fixed, paraffin-embedded tissue sections based on the antigen retrieval technique: from experiments to hypothesis. J Histochem Cytochem, 2007, 55(2): 105-109.

[4] Shi SR, Cote RJ, Yang C, et al. Development of an optimal protocol for antigen retrieval: a 'test battery' approach exemplified with reference to the staining of retinoblastoma protein (pRB) in formalin-fixed paraffin sections. J Pathol, 1996, 179(3): 347-352.

[5] Shi S-R, Taylor CR. Standardization of antigen retrieval techniques based on the test battery approach // Shi S-R, Taylor CR, eds. Antigen Retrieval Immunohistochemistry Based Research and Diagnostics. Hoboken, New Jersey, USA: John Wiley & Sons, 2010: 3-24.

[6] 杜娟，石雪迎，郑杰等. 抗原修复液 pH 值和修复时间对免疫组织化学染色效果的影响. 北京大学学报医学版，2005，37(2)：195-197.

[7] O'Leary TJ. Standardization in immunohistochemistry Appl Immunohistochem Mol Morphol, 2001, 9(1): 3-8.

[8] Pan CC, Chen PC, Tsay SH, et al. Cytoplasmic immunoreactivity for thyroid transcription factor-1 in hepatocellular carcinoma: a comparative immunohistochemical analysis of four commercial antibodies using a tissue array technique. Am J Clin Pathol, 2004, 121(3): 343-349.

[9] Kim SH. Evaluatin of antigen retrieval buffer systems. J Mol Histol, 2004, 35(4): 409-416.

[10] 骆新兰，蔡秀玲，刘艳辉等. 不同的抗原修复条件对免疫织化学染色效果的

影响 . 中华病理学杂志，2005，34(1) : 52-54.

[11] 项一宁，高冬霞，王玉萍等 . 胃肠道间质瘤诊断中 CD117 表达检测的标准化及其免疫组织化学技术 . 中华病理学杂志，2005，34(1) : 50-52.

[12] Vassallo J, Pinto GA, Alvarenga JM, et al. Comparison of immunoexpression of 2 antibodies for estrogen receptors (1D5 and 6F11) in breast carcinomas using different antigen retrieval and detection methods. Appl Immunohistochem Mol Morphol, 2004, 12(2): 177-182.

[13] Gutierrez M, Forster FI, McConnell SA, et al. The detection of CD2＋, CD4＋, CD8＋, and WC1＋ T lymphocytes, B cells and macrophages in fixed and paraffin embedded bovine tissue using a range of antigen recovery and signal amplification techniques. Vet Immunol Immunopathol, 1999, 71(3-4): 321-334.

[14] Camp RL, Charette LA, Rimm DL. Validation of tissue microarray technology in breast carcinoma. Lab Invest, 2000, 80(12): 1943-1949.

[15] Mighell AJ, Robinson PA, Hume WJ. Patterns of immunoreactivity to an anti-fibronectin polyclonal antibody in formalin-fixed, paraffin-embedded oral tissues are dependent on methods of antigen retrieval. J Histochem Cytochem, 1995, 43(11): 1107-1114.

[16] Yamashita S, Okada Y. Mechanisms of heat-induced antigen retrieval: analyses in vitro employing SDS-PAGE and immunohistochemistry. J Histochem Cytochem, 2005, 53(1): 13-21.

[17] Ramandeep, Dikshit KL, Raje M. Optimization of immunogold labeling TEM: An ELISA-based method for rapid and convenient simulation of processing conditions for quantitative detection of antigen. J Histochem Cytochem, 2001, 49(3): 355-368.

[18] Hann CR, Springett MJ, Johnson DH. Antigen retrieval of basement membrane proteins from archival eye tissues. J Histochem Cytochem, 2001, 49(4): 475-82.

[19] Rocken C, Roessner A. An evaluation of antigen retrieval procedures for immunoelectron microscopic classification of amyloid deposits. J Histochem Cytochem, 1999, 47(11): 1385-1394.

[20] Saito N, Konishi K, Takeda H, et al. Antigen retrieval trial for post-embedding immunoelectron microscopy by heating with several unmasking solutions. J Histochem Cytochem, 2003, 51(8): 989-994.

[21] Yano S, Kashima K, Daa T, et al. An antigen retrieval method using an alkaline solution allows immunoelectron microscopic identification of secretory granules in conventional epoxy-embedded tissue sections. J Histochem Cytochem, 2003, 51(2): 199-204.

[22] Almqvist PM, Mah R, Lendahl U, et al. Immunohistochemical detection of nestin

in pediatric brain tumors. J Histochem Cytochem, 2002, 50(2): 147-158.

[23] Lyck L, Dalmau I, Chemnitz J, et al. Immunohistochemical markers for quantitative studies of neurons and glia in human neocortex. J Histochem Cytochem, 2008, 56(3): 201-221.

# 第二篇　抗原修复技术之应用

# 第四章 诊断组织病理学：革命性突破

## 引　言

自 1940 年 Coons 建立免疫荧光技术检测冰冻切片中相应组织抗原以来，直至 20 世纪 90 年代初，免疫组织化学技术才广泛应用于病理诊断中[1-2]。免疫组织化学技术应用于常规甲醛固定石蜡包埋组织切片的诊断引发了一场"棕色革命"[3]。该技术在广泛应用于外科病理学的同时，也面临着众多问题[4]。科学家们从免疫组织化学操作前后处理的各个环节进行了不断探索，寻找解决这些瓶颈的方法。其中抗原遮蔽问题的解决，特别是加热抗原修复技术的发明，为免疫组织化学技术在诊断和科研中的应用开辟了广阔天地。此外，多组织对照蜡块和细胞株、多肽等标准参照材料的应用，在免疫组织化学的质量控制方面起着重要作用，尤其是在标准化、精确性和可重复性方面。免疫组织化学染色图像分析系统的引入，将有效地减少或消除主观评价带来的错误，同时也为免疫组织化学染色量化分析提供了可能。熟知免疫组织化学技术操作和结果判读的原则和各种陷阱，重视标准化技术操作和质量控制，确保免疫组织化学技术结果的准确可靠，从而使其作为必不可缺的辅助诊断手段，在外科病理诊断中发挥着越来越重要的作用。

## 第一节　免疫组织化学对组织病理学的影响

### 一、免疫组织化学对组织病理学的贡献

#### （一）免疫组织化学技术在临床病理诊断中的应用

病理诊断作为诊断的"金标准"，可为临床医生的诊疗提供必不

可或缺的依据。临床医生希望病理诊断能够做到 100% 的准确，国内外对病理诊断报告的质量控制标准也作出规定，石蜡切片要 100% 正确，术中快速诊断要 98% 正确 [5]。作为病理工作者，也希望尽可能在第一时间作出明确的诊断，然而，实际工作往往受到技术水平、诊断水平以及鉴别手段不够等影响而很难作出准确诊断。低分化和未分化癌、小细胞类肿瘤、梭形细胞类肿瘤的诊断以及淋巴细胞疾病的分类非常困难，即使经验丰富的病理学家也会感觉非常棘手。对于这些病例，应用免疫组织化学检测，依据特异性抗体，能够与其他相关的肿瘤鉴别，最终获得正确的诊断。如前列腺特异性抗原（PSA）表达于前列腺源性肿瘤，甲状腺球蛋白（TG）表达于甲状腺源性肿瘤 [6-7]。但是，多数肿瘤没有特异性标志物，需要选用合适的抗体组合，如常选用 a 甲基辅酶 A 消旋酶（P504S，AMACR）、p63、高分子量细胞角蛋白（CK）三种抗原的复合"鸡尾酒"抗体可以提高前列腺癌诊断的特异性 [8-9]。对于原发灶不明的肿瘤，有时仅通过组织学无法判断其来源，而免疫组织化学技术可以有效地确定原发部位。Tan[10]、Kennedy[11]、柳玮华 [12] 等报道，应用 CK7、CK20 和 villin 组合抗体检测，若三者均为阳性，首先会考虑胃腺癌、直肠癌、乳头状肾细胞癌、卵巢黏液癌等，排除肺鳞癌、肺腺癌、肺小细胞癌、肾透明细胞癌、肾嫌色细胞癌、乳腺癌、卵巢浆液性癌；然后，再结合其他相对应的特异性抗体为最终确定肿瘤的器官来源提供帮助，如胃肠道用 CDX2，肺癌和甲状腺癌用 TTF-1，前列腺癌用 PSA 等。免疫组织化学技术还可以识别组织切片中的病原体，这比培养法更有优势，可大大缩短检测时间，不需要特定的培养条件，检测结果也比传统的生物学染色易于判读。有学者通过对应用免疫组织化学技术和抗酸染色检测结核分枝杆菌的研究认为，免疫组织化学技术方法要优于抗酸染色，因为抗体可以识别抗酸菌残片，而抗酸染色要求菌体必须完整 [13]。通过免疫组织化学技术方法能对大部分疑难病例作出诊断，这为病理医生和临床医生的诊治作出了巨大贡献。

## （二）预后相关生物标志物的应用和意义

免疫组织化学染色在疾病的预后判断中可起作用，是因为一些蛋白质（野生或突变）的生物学行为与其预后具有相关性。众所周知，激素受体和各种生长因子对正常组织的功能调节是必不可少的，同时也影响肿瘤的生物学行为。应用免疫组织化学方法，可以对肿瘤内各种激素受体的表达水平进行定量分析，为肿瘤的临床预后评估提供帮助。现在，ER 表达水平的检测已成为乳腺癌的常规检测指标[14]，ER 受体阳性的乳腺癌患者的预后优于阴性者，而且阳性者对内分泌治疗效果好、无瘤生存期延长。相似的结果也见于子宫内膜癌、卵巢癌等与 ER 相关的其他肿瘤中[15-17]。对人表皮生长因子受体 2（HER2）阳性乳腺癌的生物学特点的研究发现，该类肿瘤具有恶性程度高、易复发、易转移等特点[18-20]。HER2 基因扩增是乳腺癌患者总体生存率和复发的负性预测因子，其预测价值高于大多数其他预后因子。因此，乳腺癌患者的 HER2 的状态，包括蛋白质表达和基因扩增情况，是评估患者预后的重要因素[21]。对乳腺癌样本一般可先进行免疫组织化学检测，HER2 蛋白质着色 3＋者可作为临床医师建议患者接受曲妥珠单抗等药物治疗的依据；2＋者须进一步应用荧光原位杂交( fluorescence in Situ hybridization, FISH ）和显色原位杂交（chromogenic in Situ Hybridization, CISH ）等方法进行 HER2 基因扩增状态的检测[19]。又如，Ki-67 是应用较多的肿瘤预后指标，通常应用 MIB 抗体来评估 Ki-67 的标记指数[22-23]。Ki-67 阳性细胞多者其恶性度增高，预后不良，其中以恶性淋巴瘤、乳腺癌较为明显，而且在乳腺癌的研究中发现，Ki-67 阳性者其淋巴结转移率高，并与激素受体的表达呈负相关[24-25]。

## （三）免疫标志物检测指标对个体化治疗的指导意义

许多医疗机构都在进行常见的 EGFR、KRAS、ALK 突变检测，以直接指导临床进行个体化治疗[26-27]。检测方法有多种，如 Real-Time PCR 检测、直接 DNA 测序、荧光原位杂交等，不同检测方法的特异性和敏感性也不同。目前，DNA 测序是基因突变检测的金标准并被广泛应用，但其高敏感性是建立在待测标本有较高的癌细胞比例基础上的，对 DNA 质量也有较高要求[27-28]。而且，该方法技术设备昂贵，在操作上有一定技术难度，导致该方法只能在国内较大的医疗中心开展，目前难以在基层医疗机构中普及。随着特异性抗体的不断出现，应用免疫组织化学方法检测基因突变或扩增成为可能[29-30]。樊祥山等[28]应用针对 19 外显子 E746-A750 缺失和 21 外显子 L858R 点突变的 2 种抗 EGFR 突变特异性单克隆抗体，对 175 例石蜡包埋的肺腺癌组织进行了免疫组织化学检测，结果显示，delE746-A750 抗体的免疫组织化学检测的敏感性和特异性分别为 72.0% 和 99.3%，L858R 的敏感性和特异性分别为 88.6% 和 97.1%。研究认为，EGFR 突变特异性抗体的免疫组织化学检测能够快速、特异和较敏感地检测到肺腺癌标本中的 EGFR 突变状态。如前所述，HER2 蛋白质表达和基因扩增除了与乳腺癌的预后相关外，对于分子靶向治疗、化疗和内分泌治疗方案的制订也具有指导意义[19-20]。2010 年，美国国家癌症综合治疗联盟（NCCN）的乳腺癌临床实践指南强调，HER2 阳性患者应用曲妥珠单抗靶向治疗和 HER2 状态在辅助治疗选择中的重要作用，即对于 HER2 阳性的乳腺癌患者，术后辅助治疗应考虑选择含曲妥珠单抗的联合方案[31]。尽管荧光原位杂交技术是检测 HER2 基因扩增的金标准，但是由于检测成本高，在中小型医院病理科难以普及；因此，可以通过 HER2 抗体进行免疫组织化学检测。总之，在保证检测技术标准化和做好质量控制的前提下，应用免疫组织化学方法检测与个体化治疗相关敏感的特异性抗体，是一种经济、快捷的检测方法。

## 二、免疫组织化学技术需要规范化

免疫组织化学技术在用于外科病理诊断初期，出现了一些操作规范化不够、结果判读欠标准化等现象。作为诊断的辅助手段，一部分病理学家重视组织形态学特征，往往只相信那些与形态学符合的免疫组织化学结果，对于与其不符的，也不进一步做工作。随着免疫组织化学技术的深入和普及，对其标准化和质量控制采取的措施和制度也在不断完善。在英联邦免疫细胞化学质控组织（UK NEQAS-ICC）、北欧质控中心（NordiQC）以及美国 CAP 领导下的免疫组织化学小组的影响下，中国病理工作者委员会免疫组织化学质控中心（CCP IHC-QC）也在标准化和质量控制等方面做了大量工作[32]。从组织固定直至免疫组织化学结果判读各个环节均应重视规范化操作。目前，对固定剂、固定时间、使用的抗原修复方法等方面均已制定出较统一的标准；而且全自动免疫组织化学仪的使用也避免了操作过程中的很多人为因素，使免疫组织化学技术的标准化成为可能。作为病理工作者，在看到免疫组织化学带给病理诊断丰厚效益的同时，也要清醒地认识到，免疫组织化学可以作为重要的辅助诊断手段，但需要不断完善它。我们要想自如地应用免疫组织化学这把利剑，就得下功夫去钻研，不是仅仅拿来用，而是要在应用的过程中完善技术工作流程，不断丰富知识，真正把握好准确的判读原则。

## 第二节　抗原修复为免疫组织化学诊断带来的变化

Taylor 等首次将免疫组织化学染色应用于常规石蜡切片中，扩大了此项技术的应用范围 [1]。但抗原暴露问题仍是个难题；一些学者发明了酶消化等技术，为免疫组织化学染色提供了有限的帮助 [33]。直至 20 世纪 90 年代初，Shi 等创建了抗原修复技术，才使免疫组织化学技术广泛应用于病理诊断中 [2]。

### 一、抗原修复使用前免疫组织化学的临床应用

早期的免疫组织化学临床应用是以荧光为基础的方法。直接免疫荧光方法应用荧光素标记的抗体去检测感兴趣的蛋白质。尽管这种染色简单，易于执行，但它提供的抗原信号比较弱（仅为 1 : 1），同时受到很多因素的制约。如检测样本只能为新鲜的冰冻组织；而且，冰冻切片的形态学与甲醛固定石蜡包埋组织切片相比是不理想的，加上荧光切片不能常规进行长时间保存以及荧光的衰减等原因，常常需要通过采集图像对其存档保存。此外，观察结果需要荧光显微镜，而采集图像时荧光强度的把握是很难规范的。自发荧光仍是观察者棘手的问题，常常对结果判读造成干扰。免疫荧光的这些特性和诊断病理学中传统的明场显微镜不同，限制了免疫荧光的应用 [34]。

组织固定、脱水以及石蜡包埋等免疫组织化学检测前处理不恰当，

会对抗原的反应性带来不利影响，导致一些检测失败[35]。标本固定不及时会造成组织自溶，使大部分抗原性损失。固定时间过长会形成更多的抗原交联，影响抗原和抗体的结合。在脱水、浸蜡、包埋、烤片时温度过高会引起蛋白质变性而其抗原性损失。经过大量的研究，人们已经意识到，甲醛固定是导致检测失败的主要因素[35-36]。为克服这些不利影响，很多研究者做了大量工作，也取得了一些成绩[2, 36-37]。已有的文献中提及的方法多种多样[38]，主要有：① 物理法：进行热处理，使用微波、高压锅、灭菌锅、蒸锅、水浴锅等设备，需要 EDTA、EGTA、TBS、枸橼酸钠等缓冲液；或者应用超声波处理；② 化学法：包括酶消化（胰酶、蛋白酶 K、胃蛋白酶等）、变性剂或促溶剂处理（硫氰酸胍、尿素、硼酸、十二烷基磺酸钠、柠檬酸等）、漂白氧化处理（过氧化氢）等；③ 物理化学混合法。目前，Shi 等创建的热诱导抗原修复技术是绝大多数组织抗原最有效的修复方法，但仍有少数抗原应用酶消化等效果较好。

## 二、抗原修复免疫组织化学技术在甲醛固定石蜡包埋组织中的广泛应用

甲醛固定石蜡包埋（formalin-fixed and paraffin embedded, FFPE）作为外科病理学中标准的组织制备方法已逾百年，病理学家已经习惯了甲醛固定的 HE 组织切片中所显示的形态结构，并把所看到的组织学形态作为基本的诊断标准。存档 FFPE 组织块的重要特点是：具有延续性，与以往的临床数据和长期有效的随访资料相结合进行回顾性研究其应用价值大大加强，可为那些不能被轻易复制的转化医学的临床和基础研究提供了宝贵的资源。

4% 中性甲醛是最常用的组织固定剂，因为甲醛能够使组织中蛋白质氨基酸残基通过亚甲基作用相互交联。蛋白质交联的程度取决于固定时间和温度以及固定剂的 pH 和浓度[36-38]。甲醛与肽链之间的初次反应可以引起诸如精氨酸、半胱氨酸、组氨酸、赖氨酸、色氨酸、酪氨酸、丝氨酸、天冬氨酸、谷氨酰胺等氨基酸残基的甲基化基团形成，随后，在赖氨酸残基上的羟甲基化基团聚合形成了 Schiff 碱基（亚氨

基）。这些不稳定的 Schiff 碱基与精氨酸、谷氨酰胺、天冬酰胺、组氨酸、半胱氨酸、酪氨酸、色氨酸上的酚类、吲哚、咪唑基团结合，形成亚甲基桥 [38]。

抗原修复技术主要能使甲醛固定过程中蛋白质交联的蛋白质解离，进而暴露与抗体结合的抗原位点。自从抗原修复技术解决了抗原暴露的难题，能够对 FFPE 组织进行免疫组织化学，为病理诊断带来了革命性突破。1994 年，Taylor 等发现，有些抗原可以通过免疫组织化学染色在常规处理的组织中被检测到，并阐述了免疫组织化学染色应用于常规石蜡切片的重要意义 [39]。随后，众多病理学家基于这些研究对在 FFPE 组织切片上进行免疫组织化学染色的方法进行了广泛而深入的研究 [40-42]。目前对抗原修复的作用机制仍未定论，但大多学者的研究认为，抗原反应性的复原主要是通过分子内和分子间交联的解离获得的 [38]。Shi 等提出加热水解蛋白质交联产物的学说：抗原修复加热水解蛋白质交联产物可以恢复其反应性，从而取得良好的免疫组织化学染色效果 [41]。对于蛋白水解酶去遮蔽抗原的机制普遍接受的观点是：消化作用破坏了甲醛交联，使大量抗体的抗原性位点被暴露 [43]。

抗原修复技术在 FFPE 组织中的应用具有的优势体现在以下几方面：① 对于 FFPE 组织进行抗原修复免疫组织化学染色，能够保留原有组织结构和细胞形态特征，便于阅片和判读。与冰冻组织切片相比，即使经过热诱导抗原修复或酶修复处理，FFPE 组织切片一般都能很好地保持其形态。对特定区域检测时，通过相对应的 HE 切片，能够快速准确地进行定位，进而对该区域组织进行抗原检测，与 HE 组织学形态结合，对免疫组织化学结果做出准确的解读，为鉴别诊断提供帮助。② 抗原修复降低了抗原检测的阈值，不仅解决了检测中的假阴性问题，还可使所用抗体有更大的稀释度。FFPE 组织因甲醛固定过程中蛋白质交联而封闭的部分抗原决定簇，对大部分抗体的直接作用的敏感性极差，很多抗原难以检测出；即使可以检测出的，也要用浓度较高的抗体。抗原修复技术可使抗原更大程度地暴露，使抗原抗体结合的概率大幅度提升，显著降低了抗原检测的阈值。检测所需抗体的稀释度一般在 1∶200～1∶500，甚至可以数千倍稀释；这不仅可以提高检测的敏感性，还可大大降低成本。抗原修复在增加染色敏感度的同时，还可显著降低背景着色，使染色对比鲜明。③ 抗原修复技术的广泛应用解决了多数抗体用于 FFPE 组织切片免疫组织化学染色的问题。如 MIB-1、Ki-67、Bcl-2、ER 以及多数 CD 系列标记抗体，必须经过抗原修复加热处理后才能得到满意的阳性效果。目前，尚无其他方法替代热诱导抗原修复法而取得 MIB-1 的染色效果[44]。④ 抗原修复技术可以克服不同固定时间所致的免疫组织化学染色差异，因而为定量免疫组织化学开辟了途径。Shi 等[45] 研究发现，甲醛固定一周内的多数抗原均可经由筛选实验优选的抗原修复技术程序而达到最佳修复效果，并认为最优化的抗原修复方法可使石蜡组织切片中的特定蛋白质（抗原）恢复到固定时所保持的程度。这个程度是以原来新鲜组织中蛋白质的含量为基准的。应用最佳的抗原修复技术可以使 FFPE 组织中的蛋白质尤其是抗原部位全部暴露的理论，可以由数学公式体现出来：R% ＝ ∫(Pffpe)/∫Pf×100%，R% 为抗原修复处理后的恢复程度，∫(Pffpe) 代表恒定的免疫组织化学染色方法与抗原修复同时处理 FFPE 组织切片时所产生的免疫组织化学信号，∫Pf 代表新鲜组织中产生的免疫组织化学信号。通过测定抗原修复技术的修复率，可以计算组织切片的蛋白质含量，从而达到定量免疫组织化学。

## 三、抗原修复面临的问题和需要完善之处

在应用热诱导抗原修复时，要注意掌握合适的温度及时间，否则，会发生非特异性抗原暴露，增加背景染色。而且所用缓冲液的 pH 以及所检测的不同组织对热抗原修复的反应，也会影响免疫组织化学检测结果[46]。在通过 pH 3.0～6.0 缓冲液作为介质进行热诱导抗原修复时，Ki67 和 ER 染色几乎不着色；而在硫酸锌、柠檬酸盐（pH 6.0）和 Tris（pH9.0）缓冲液存在时，核蛋白常常出现非特异性着色。此外，不同组织对热诱导抗原修复的反应不同，尤其是对富含生物素的肝、肾、乳腺和脂肪等组织进行抗原修复时，要考虑到热诱导抗原修复可以使被 FFPE 所遮盖的生物素重新暴露，应进行生物素常规封闭，或者应用非生物素检测系统[46-47]。

在蛋白酶消化抗原修复中，常常选用胰蛋白酶和胃酶。在酶消化

过程中，细胞抗原常因消化不足或过度导致错误的结果 [43, 48]。消化不足会导致抗原暴露不充分，产生假阴性。消化过度则会产生假阳性、背景高的现象，甚至造成组织破坏。虽然临床工作中大部分抗体应用热诱导的抗原修复，但是对于肾活检标本的免疫球蛋白和补体检测以及 Ber EP4、FSH、PGP9.5 等许多其他抗原，蛋白质水解消化仍受到青睐 [43]。我们在使用酶消化处理时，应该根据需要选择合适的酶；如进行细胞间质抗原消化，一般选择胃蛋白酶和菠萝蛋白酶；轻度消化用无花果蛋白酶，中度消化选择胰蛋白酶，强消化时则用胃蛋白酶。此外，要对酶的浓度、温度、pH 值以及适合的消化时间等进行优化，才能使免疫组织化学结果可靠稳定。

关于抗原修复技术加热处理后有无假阳性的问题，至今尚无肯定的报道。尽管如此，在使用任何新的抗体而必须应用抗原修复技术时，为避免发生假阳性的可能，应做好以下工作：① 根据已有的基础研究，了解该抗体与对应的抗原的特异性、敏感性及其在特定细胞内的定位分布，以及该抗体在新鲜组织切片的免疫组织化学染色结果；② 设立对照组，包括已知阳性、阴性对照，并应以非免疫血清或磷酸缓冲液代替该测试抗体作为空白对照；③ 与组织形态学、分子生物学结合分析该抗体的阳性染色在特定细胞内的分布是否准确；④ 在结果不确定的情况下，要用如蛋白质印迹等更多的方法进行验证 [49]。

# 第三节　免疫组织化学染色操作中出现的问题

FFPE 组织的免疫组织化学染色标准化问题，涉及从标本固定和脱水包埋、抗原修复、抗体和检测系统的选择、显色控制直至最后对结果进行准确判读等诸多环节。由于影响因素众多，对其进行标准化是一个巨大的挑战 [50]。美国南加州大学的 Taylor 领导的实验室推行的"总体实验"方法，给了我们很好的启发 [51]。做好标准化工作，首先要了解在整个实验过程中可能会出现的假象，并针对这些不足进行改进和完善。

## 一、组织固定

医院常用的固定剂主要有两种：一类为交联固定剂，如甲醛，要求为 4% 的中性甲醛；另一类为凝固性固定剂，如乙醇，95% 乙醇较为常用。两者在免疫组织化学染色过程中均可导致假象的产生。甲醛固定的时间长短会影响染色结果，固定时间过短常常造成组织中央区免疫着色较切片边缘区域差，而固定时间过长产生相反的效果，即中央区着色优于边缘 [52]。研究发现，乳腺癌组织在甲醛固定时间过短时，ER 检测效果极差。因此，要想获得可靠的结果，建议组织固定时间最好超过 6 小时 [53]。甲醛的长期固定可以在组织中产生游离的醛基，与抗体进行非特异性结合，导致假阳性。而且，甲醛固定改变了大分子的构象，影响了蛋白质的三级和四级结构。这些构象的改变可能阻止了与抗体的结合，但是，经过抗原修复处理可以使抗原的免疫反应性得到逆转 [35]。乙醇能够改变抗原的三级结构的构象，导致蛋白质变性，会导致大部分 CD 系列抗原和富含糖类的其他抗原失去抗原性。此外，以汞为基础的固定剂能阻滞 CD4、CD5、CD10、CD30 等一系列抗原的反应性 [54]。明确了一些固定液对抗原反应性的影响后，可针对性地选择合适的固定液，在组织离体后较短时间内尽快进行固定。为了保存用于免疫组织化学实验的组织的抗原性，需要高度重视的是：离体组织必须马上固定，从组织离体到固定的时间应尽量控制在 15 分钟以内。各种固定液各有优劣势，但就其保证组织细胞结构的完整性、抗原的可检测性、渗透性以及价格方面，病理科首选 4% 中性甲醛，标准的固定时间控制在 6～24 小时。

## 二、石蜡包埋

组织包埋对抗原反应性的影响比组织固定要小。然而，脱水已被证明影响一些抗原的保存，所以在包埋过程中应特别注意。应控制好石蜡的温度，超过 68℃会引起诸如 PCNA 在内的一些抗原反应性受损 [55]。尤其是对于固定条件不佳的组织，应选用低熔点的石蜡（熔点＜60℃）。在存档时间较长的组织蜡块中，Ki67、ER 和 ER 常常出现抗原反应性损失的现象。在这些情况下，结果仍然可以通过抗原修复得到增强。

## 三、脱钙处理

在处理骨和骨髓组织样本时常常应用强酸脱钙，这在大多数抗原检测中均有负面影响，尤其是 CD 标志物[35]。研究发现，氯化汞 - 甲醛固定液和 10% 乙酸脱钙剂对抗原的保存优于 10% 乙酸或 5% 硝酸。近年来，在脱钙剂的研究中发现，EDTA 对抗原和核酸的影响不大[56]。因此，建议在有可能进行蛋白质和核酸检测的组织进行脱钙时，尽量选择 EDTA 作为脱钙剂。

## 四、抗原修复

在免疫组织化学实验中，抗原修复是影响染色结果的关键因素，如何真实地、最大限度地重现组织细胞中抗原的原有面貌，是许多免疫组织化学研究人员追寻的目标。目前，加热抗原修复是绝大多数组织抗原的最有效的修复方法，但少数抗原需应用酶消化法。

Huang[33] 最初建立了酶或蛋白酶诱导的抗原修复（protease induced epitope retrieval, PIER），通过消化、蚀刻组织暴露出隐藏的抗原表位，以恢复组织的免疫反应性。蛋白水解酶有多种，如胰酶、无花果蛋白酶、蛋白酶 K、胃酶等，经常用于抗原修复的酶有胰酶和胃酶。酶反应的最适合温度为 37℃，故酶消化过程建议在 37℃ 环境下进行，消化时间一般为 15～30min。不同的酶在应用中的操作流程存在差异[57]，而且酶或蛋白酶诱导的抗原修复易产生很多假象，尤其是消化过度会造成抗原丢失。所以，在应用酶消化抗原修复时，一定要把握好所用酶的滴度和孵育过程（如孵育时间、温度和 pH）。

最初由 Fraenkel-Conrat 等发现的高温或强碱性水解可以部分地解离蛋白质和甲醛之间的亚甲基交联，促使 1991 年石善溶教授建立的热诱导抗原修复技术在全世界范围内得到广泛应用[58]。热诱导抗原修复能够使抗原得以暴露，但具体机制仍不十分清楚。研究发现，大多数交联在经热诱导抗原修复处理后可以完全可逆[48]。此外，固定时间和固定剂类型可以通过热诱导抗原修复改变抗原反应性，尽管已经发现甲醛似乎可以保护抗原免受温度所致的变性，而大多数未经固定的蛋白质在 70～90℃ 均已变性[59]。为避免出现错误结果，抗原修复缓冲液及其 pH 值的选择也是至关重要的[60]。一些抗原可以从低 pH 值的缓冲液中受益，而有些抗原只能使用高 pH 值缓冲液。一些抗原，如 CD20、细胞角蛋白、EMA、NSE、PCNA 等，在 pH 值从 1～10 范围内的变化均未显示不同，而像 MIB1 和 ER 等抗原在 pH 值从 3～6 范围内的变化显示出染色强度显著减弱的现象，而 CD43、HMB45 等抗原在低 pH 值 1.0～2.0 时着色微弱，但随着 pH 值升高，着色明显增强[61]。

缓冲液的质量和浓度对免疫着色有显著的影响。一些抗原在抗原修复时应用 EDTA 缓冲液要比应用柠檬酸缓冲液更有效[62]；但是，对于一些抗体来说，钙离子缓冲液所暴露的抗原不能被识别[63]。当热诱导的抗原修复时间和温度不恰当（或微波功率）时可以产生不同的陷阱：暴露抗原，出现新的抗原性结合位点，或在 FFPE 组织中暴露内源性生物素[43, 45]。而且，并不是所有的抗原进行热诱导抗原修复方法都有效，尤其是经过甲醛长期固定的效果就不理想[43, 64]。不同的实验室有不同的抗原修复操作程序，应按照本实验室已经积累的经验，根据不同抗原选择不同的处理方法。

## 五、内源性过氧化物酶的处理

诸如红细胞、粒细胞、肝细胞、肾细胞和神经元等很多细胞在正常生理状态下存在内源性过氧化物酶活性，可以与显色剂反应，进而产生与特异性免疫过氧化物酶相同的着色[5, 47]。组织固定和包埋减弱了内源性过氧化物酶活性，但是，残留的组织活性必须被彻底阻断以杜绝假阳性产生。对于富含血液（如出血较严重）、富含血红素的组织或有较多的粒细胞浸润时，为抑制内源性过氧化物酶活性，需要应用较强的缓冲液进行封闭；但是，对于像 CD4 等细胞表面抗原是不推荐使用的。消除内源性过氧化物酶干扰的办法是：将组织切片浸泡在 3% 过氧化氢中 10 分钟，使内源性过氧化物酶消耗尽。对于嗜酸性粒细胞来说，由于其不易灭活，使用3%过氧化氢封闭效果比较显著，但对部分抗原表位可能会造成损坏[47]。此外，进行免疫组织化学检测时，尽量避免选取红细胞、粒细胞较多的组织切片。

## 六、生物素的影响

检测系统中存在亲和素与内源性生物素结合，可以产生较强的背景着色和假阳性结果。众所周知，内源性生物素在人体组织中广泛分布，在肝、肺、脾、脂肪组织、乳腺导管、肾和脑组织中尤其多见[47]。甲醛固定部分阻止了内源性生物素的反应性，但是，热诱导抗原修复过程恢复了其反应性，因此，导致了潜在的陷阱，后者是可以通过选择适合的阻断剂进行阻断的[65]。对妊娠期和产后子宫内膜细胞进行病毒抗原的免疫组织化学检测时常出现假象，就是由于存在内源性核内生物素包涵体——可能被作为阳性的病毒包涵体——导致的错误判读[35]。在经过热诱导抗原修复处理后，类似的陷阱可以发生在一些肿瘤细胞中，未能认识这种假象可能导致不正确的免疫组织化学诊断。周小鸽等发现，内源性生物素暴露的强弱与修复液有关，EGTA（pH 9.0）的暴露程度较柠檬酸（pH 6.0）和EDTA（pH 8.0）更强；并提出建议：应用加热抗原修复和生物素相关检测系统时，应进行生物素常规封闭；可应用蛋清液或抗生物素蛋白在常温下孵育20～30分钟，或应用非生物素检测系统（如EnVision法），检测时一定要应用阴性对照[66]。

## 七、第一抗体使用时的注意事项

抗体在免疫组织化学检测中常常出现非特异性背景着色，通常是由于组织对抗体的吸附增强以及抗体与抗原或补体之间交叉反应造成的。抗原抗体反应中疏水作用力和离子作用起着重要作用，但也产生了不可接受的背景[36]。抗体具有疏水性，抗体蛋白质与组织中的蛋白质可以出现不同程度的交联，产生染色背景。背景较重的组织常见于含有胶原蛋白和弹力蛋白的结缔组织、含有角蛋白的鳞状上皮和含有类脂的脂肪组织。抗体稀释液可以影响到抗体与组织蛋白质的疏水性；

抗体稀释液 pH 越接近抗体的等电点，抗体的疏水性越强。为了减少疏水性产生的背景，可以应用中性甲醛固定组织；也可以在抗体稀释液、冲洗液中加入一些蛋白质（如小牛血清、酪蛋白）、洁净剂（Tween 20）等改变 pH；还可以在第一抗体加入前使用小牛血清进行封闭[47]。离子之间的相互作用是正常的免疫反应中抗原和抗体的结合力之一，但同时也是引起非特异染色的原因之一。一旦组织中所带电荷与抗体相反，就会发生正负电荷相互吸引发生反应，如带正电荷的兔抗 Fab 片断（二抗）和Ⅵ型辣根过氧化物酶能够与带负电荷的内皮细胞和胶原纤维发生反应，造成非特异性背景。经过柠檬酸（pH 6.0）、Tris（pH9.0）缓冲液的抗原修复后，可以出现核蛋白的非特异性反应。这种非特异性核着色的原因可能是由于静电和极性相互作用的结果，充分冲洗可以阻止这些假象[46]。

抗体滴度、免疫组织化学孵育时间和温度之间也存在微妙的联系[46]。不恰当的抗体滴度可以引起假象发生。抗体在浓度非常低的（超过稀释浓度范围的）情况下会降低检测系统的敏感性，常常导致假阴性结果。另一方面，抗体在高浓度时也会呈现出明显的背景着色[34, 36]。所以，在使用抗体时，应首先找出该抗体的最佳稀释度。抗体的最佳稀释度是指在无背景染色的情况下，获得最强阳性信号的抗体稀释度。例如，某一抗体建议稀释度为 1：50，实验要进行抗体浓度为 1：25、1：50、1：100、1：200、1：400 的稀释预实验，找到敏感性和特异性均比较满意的滴度。为了减少病理技术人员在寻找最佳稀释度方面的工作量，很多抗体供应商推出了即用型抗体，但需要了解其稳定性和长期有效保存条件的问题。此外，非特异性着色可能与试剂的不恰当保存有关，这是由于免疫球蛋白的聚合和聚集导致疏水性增强，从而使得背景着色增加。这种现象在抗体被生物素化时尤为明显。当抗体或其他缓冲液中出现细菌时，它们产生的细颗粒状的色原沉积会随机分布在组织切片表面，也可以导致背景着色出现[46]。

抗体的质量直接影响到免疫组织化学染色结果，在临床应用前一定要进行测试，把好质量关。在使用新的抗体或更换抗体批号时，应根据抗原修复液要求、推荐稀释浓度等进行必要的配伍实验，确保结果的可靠和稳定。

## 八、检测系统和显色剂的选择

检测系统是对第一抗体或第二抗进行标记，将其靶抗原 - 抗体结合的位点显示出来。人们已经用过很多标志物，包括与底物反应时能产生有色产物特性的荧光复合物和活性酶标记，然后在显微镜下观察。切记，使用任何检测系统的关键是：确保检测复合物是在合适的稳定的缓冲液中稀释，因为每种酶技术都有各自特定的 pH 缓冲液[46]。常用的检测系统包括 SP、ABC、SABC 等为代表的生物素 - 链霉菌抗生物素蛋白链接的辣根过氧化物酶检测系统，以及 EnVision、MaxVision 等为代表的聚合物链接的辣根过氧化物酶检测系统。目前，非生物素型酶聚合物检测系统敏感度较高，操作便捷，无内源性生物素干扰，已成为免疫组织化学的常规检测系统。诸如聚合标记两步法等去除生物素的技术其优势就是：无内源性生物素或卵白素相关的背景着色[43, 46, 50]。然而，使用这种方法也可以观察到由于聚合物的离子电荷所导致的一些人工假象，或与抗血清自发凝集相关的假阴性结果。

对辣根过氧化物酶系统，通常选择 DAB（棕色）或 AEC（红色）酶底物显色；若应用碱性磷酸酶检测系统，则选择 BCIP/NBT（蓝紫色）作为酶底物显色。DAB 显色后的免疫组织化学切片定位清晰且易于长期保存，推荐使用。如果显色剂未完全溶解或在使用前没有过滤，则会在切片表面观察到小的沉淀颗粒，影响结果的判读。此外，显色剂孵育时间的轻微变化可以使染色强度产生很大不同，这会严重影响微观评价。每种抗体的显色时间是不尽相同的，应在各自实验室经验的基础上尽量做到镜下控制显色[32, 50]。

## 九、对实验结果进行准确判读

正确地揭示细胞内抗原的亚细胞分布（核、胞质或胞膜）是结果解释的关键[46]。异常部位着色是病理诊断中的关注点，应与假象着色进行鉴别。当对组织切片和细胞学涂片进行免疫组织化学检测时，我们必须认识到，在某些情况下，一些试剂会导致假象。所检测细胞（如肿瘤细胞）的非特异性抗原弥散和由其他不同谱系的细胞或间质所致的非特异性干扰也是常见的问题。尤其是在观察甲状腺球蛋白、肌红蛋白、胶质纤维酸性蛋白质（GFAP）和其他一些蛋白质时。另一个缺陷来自吞噬细胞的虚假染色。在固定前，当高浓度的血红免疫球蛋白渗透到组织中时，间质着色经常被观察到。就 HER2 结果判读而言，其在乳腺癌和胃腺癌组织中的表达形式有所不同。在乳腺癌细胞中，只有出现完整的细胞膜表达才是阳性；而胃癌细胞的不完全性膜着色比较常见。在乳腺癌和胃癌细胞的胞质、胞核出现表达，均应判为非特异性着色[19, 66]。在免疫组织化学鉴别诊断过程中，多数染色结果的判读为阳性（＋）/阴性（－）即可。在某些特殊情况下，如在判断肿瘤组织中激素受体含量、指导靶向药物应用、对细胞增殖指数进行判读时，对染色结果则需要应用半定量计数法。但是，由于阅片者的主观判读，结果往往出现较大差异，会对临床预后预测和指导治疗产生误导。计算机图像分析技术应用于定量和半定量判读免疫组织化学结果，对于阳性细胞面积、平均光密度值、积分光密度值等指标的综合分析，具有较为客观、快速、准确的优势，在推进定量免疫组织化学的发展中起着重要作用[67-68]。但也要注意，在计算机图像分析技术应用上也存在不能自动去除非特异性显色等问题，需要做到去伪存真。

免疫组织化学技术是一门看似简单、实际却较复杂的综合实验技术，尤其是作为临床病理诊断和鉴别诊断、预后和个体化治疗中不可缺少的手段，更要求我们对实验操作和结果判读做到规范化、标准化。一个正规的免疫组织化学实验室应该做好室内质控工作，积极参与室间质控活动。室内质控和室间质控不仅可以保证免疫组织化学染色结果的可靠性和准确性，而且可为实现免疫组织化学染色的标准化起到督促和指导作用。

# 第四节　自动化图像分析在免疫组织化学技术中的应用

虚拟病理学技术是对组织切片进行数字图像处理的一种手段，在当今实验室条件下得到了迅速发展[69]。数字图像采集系统变得越来越普及，与其相关的图像分析程序被视为自动化组织学分析中亟待解决的关键环节。近年来，图像分析系统应用于组织切片的能力有了很大改进，包括在硬件和软件方面，突出表现在数码相机/扫描仪和对合成大帧图像文件的处理上。数字切片扫描技术提供了尽可能多的应用，对进行高通量标本的处理有很大帮助[70]。伴随全自动影像分析的发展，复杂的计算机演算用于增强切片图像，使判读更直接，而且便于得到更多的客观解释。算法是计算机为执行工作任务或解决问题所设定的特殊指令。在对图像进行分析时，会对不同着色进行分割，对特殊着色进行量化或标识有病理特征的区域，如肥大组织。算法可以被整合到图像分析软件包中，以便终端用户安装[71]。

免疫组织化学技术是在冰冻或FFPE组织中进行蛋白质检测和定位常用的方法，已经成为癌症和其他研究领域中对生物标志物验证和评估的常规方法。目前，免疫组织化学技术已被诊断实验室广泛接受，主要归因于其操作简便，经济，以及检测方法能够做到整个过程可以自动化。然而，免疫组织化学手工操作是冗长费时的主观性过程，这是观察者之间和观察者本人的主观性所决定的。免疫组织化学着色的人工解读问题及其固有主观性，依旧很难保证定量分析结果的重现性。目前有一些图像分析软件是针对免疫组织化学染色定量的，本节主要谈及其在免疫组织化学中的应用。

## 一、人工评估组织切片的不足

病理学家评估固然是疾病诊断的金标准，但仍存在诸多的限制。疲劳是连续阅片中的一大难题，应用图像分析系统能够减轻病理学家的工作量，增加组织学评估的通量。但是，目前公认，全自动系统不可能满足病理诊断的要求，识别系统仍需继续完善和改进。另一难点涉及免疫组织化学染色的准确评估。样本固定和抗原修复等处理过程的差异会导致样本间免疫组织化学结果不一致。第一抗体的滴度、不同检测系统也会引起检测结果出现差异。这提示：在全自动图像分析应用前进行样本预处理和免疫组织化学染色的标准操作程序是必需

的 [72]。辅助临床治疗进行免疫组织化学检查（如针对乳腺癌治疗进行 HER2 等检测）时，这些规范是至关重要的。此外，对相同样本进行不同批次的评估也常常会出现差异。每位病理学家会基于他们所观察的切片上着色强度，应用他们自己的半定量评分系统。由于这些过程是纯粹主观的，势必导致不同评分标准，判读结果也不可能是一致性的。组织芯片（TMA）技术的发明，通过放置在相同切片上许多样本的组织点进行对比等一些方法，可以减少染色变化差异。在特定的研究中，应用标准化的评估系统对 TMA 芯或完整的组织切片进行记分，并通过自动图像分析系统进一步降低这种记分导致的差异性 [73]。数字病理学引入了新工具和技术，具有对更复杂的图像进行分析的能力，可以减少研究分析的工作量。自动图像分析软件可以完成重复性的分析任务，如定量测定和组织分类 / 着色模式识别等，具有更大的客观性。病理学家也可以从高通量筛查中受益，通过借助数字图像进行筛选，并对疑难病例进行标识，以便进行人工评估或请其他医生进行会诊。

## 二、自动图像获取的研究进展

图像分析技术需要数字图像采集设备 [ 电荷耦合组件（CCD）和互补金属氧化物半导体检测器（CMOS）] 和具备影像分析软件的计算机 [49]。图像采集设备是可买到的，而且处于迅速发展、不断更新的状态。同样，市场上现在也有很多图像分析软件包，而且其中包含很多可以运行一系列图像分析的程序。要得到数字切片图像有三种方法 [71]：① 应用光学显微镜获取玻璃切片的静态图像并把它们整合起来；② 远程操作能够动态地转换观察视野和根据用户要求的分辨率进行显微镜捕捉图像；③ 对整张玻璃切片进行高分辨率的扫描。目前，数字切片技术越来越接近理想状态，图像质量基本上与显微镜下是一致的。然而，此项技术仍旧存在问题 [74]。第一，当进行高分辨率扫描时，每张组织病理切片的数字扫描图片要占用高达 200Mb 的存储空间。这会导致图像传递和下载速度缓慢，而且还有大量数据需要长期储存。第二，高压缩软件的应用虽然能够缓解存储压力，但又会导致图像扭曲或变得模糊。然而，这些问题并非不能克服。譬如，癌症生物医学信息网络（CaBIG）通过一些方法来解决问题：创建开放式接入、自愿性的信息网络，使癌症研究者根据商定的共同标准和需求共享工具、标准、数据、应用和技术；CaBIG 建立一个基础信息框架，连接癌症医学研究团队的每一部分，形成一个协作网络[75-76]。在网络或因特网平台上操作的虚拟病理学程序（又称为远程病理学）将使医院和实验室获益，可以使病理学家不利用显微镜也能观察病理切片并做出病理报告。远程病理学平台的图像共享也为这些系统中的标准图像分析的实施铺平了道路，允许更多病理学家方便应用此系统。值得注意的是，免疫组织化学图像定量分析的误差是不可避免的。误差产生的原因是多样的，与切片厚度、染色时间、显微镜特性、传感器特性、图像分割的精确度和分析方法等密切相关[77]。图像分析方法与虚拟病理平台整合是这个领域革新的主要环节，是实现多体系间免疫组织化学定量标准化的保证。

## 三、自动图像分析：从科研到临床

自动图像分析方法开始在那些对于人工评分免疫组织化学切片存在困难的生物标志物评估研究中常规应用。这些困难不仅有关免疫组织化学分析的重现性，还涉及肉眼在 1＋和 2＋评分之间的分辨能力，而且，在实验室进行小规模测试时更容易产生批间差异。计算算法为解决这个问题提供了可能；目前，很多科学研究部门和商业公司都在致力于免疫组织化学染色定量图像分析技术的开发，在算法方面做了大量工作。通过计算机技术进行免疫组织化学定量分析能够得到相关的数据，诸如一张切片中阳性细胞核的数量，阳性细胞核／阴性细胞核的百分比，细胞核／细胞 1＋、2＋或 3＋时的百分比，细胞质／膜区域的阳性区域，以及着色强度等。大多数图像分析程序还具有测量组织区域的能力，可以标注病变组织，并对感兴趣的区域进行拍照[71]。

某些分子靶标的表达、淋巴结转移情况以及肿瘤分期与分级等已被用来作为指导治疗和判断预后的指标[14]。在乳腺癌中，要对雌激素受体（ER）、孕激素受体（PR）的表达状况和人表皮生长因子受体（HER2/neu）扩增情况进行检测[14, 18]。免疫组织化学检测这三项指标已是乳腺癌常规病理检查项目，而且激素治疗（如他莫昔芬）对于 ER 表达阳性的乳腺癌的治疗是非常有效的。病理学家常规使用免疫组织化学检测 ER、PR 表达状况。然而，高通量的病理学对免疫组织化学检测的质量、重现性和准确性提出新的要求。自动图像分析能够满足病理学家 / 研究人员对高通量分析时数据的有效性、准确性和可重复性的要求，是进行自动化有效分析的一个有价值的工具。一项对由德国病理学家参与的对 ER 免疫组织化学结果进行人工解读的研究发现[72]，24% 的 ER 染色被解释为假阴性[78]。因此，在尽可能短的时间内利用适当的图像处理技术从图像中提取尽可能多的相关信息是一个挑战。通常应用免疫组织化学或 FISH 技术检测乳腺癌中 HER2 的扩增水平，这是针对赫赛汀（herceptin，曲妥珠单抗）靶向治疗是否有效而进行的检测。1998 年，在赫赛汀被美国 FDA 批准用于治疗乳腺癌的同时，Dako 公司的 Hercep 检测也被 FDA 批准成为应用赫赛汀用药选择的一种辅助检测手段[71, 79]。Hercep 检测方法是对组织标本 HER2 蛋白质表达进行半定量免疫组织化学检测，而且在胃癌组织中也得到验证，被证明与其他 HER2 免疫组织化学实验有较高的符合率[80-81]。Hercep 检测系统包括由 Aperio 科学有限公司提供的自动图像分析方法和定量免疫组织化学染色的算法[82]；包含了对 FFPE 乳腺癌切片进行免疫组织化学染色检测 HER2 蛋白质所必需的试剂；图像分析算法仅是检测系统的一个附件。Dako 公司的 ACIS Ⅲ 检测系统作为 Hercep 检测系统的替代品也被 FDA 批准用于 HER2 的定量检测[83]。如果实验室每天有大量的样本进行免疫组织化学染色，应用图像分析软件对免疫组织化学染色进行评分将为工作人员节省大量时间。

## 四、常见的商品化图像分析系统简介

### （一）ImageScope ™ 系统

ImageScope ™ 系统是 Aperio 科技有限公司将 ScanScope® 系统与相关的频谱分析程序包整合成的图像观察和分析软件，能够根据设定的标准对免疫组织化学染色的细胞核、细胞膜进行量化，并对阳性细胞计数，而且具备颜色反褶积 / 逆叠积算法的功能[71]。Krajewska 等人应用颜色反褶积算法分别对双标记染色的切片进行了分析，并对 claudin-1 免疫组织化学结果进行了定量分析，以区分前列腺良恶性病变[84]。Whiteford、Brennan 等在各自的研究中应用 Aperio 公司的图像分析算法对所检测蛋白质免疫组织化学进行了定量评估[85-86]。Aperio 公司的 HER2、ER、PR 图像分析算法已获得 FDA 认证，能够对乳腺癌组织数字切片进行免疫组织化学染色进行最佳的定量和蛋白质表达评估[71]。

### （二）TissueMap® 系统

Definiens 公司的 TissueMap® 系统可为来自扫描仪捕获的或显微镜下的免疫组织化学标记的组织切片进行全自动和半自动分析提供简单易用的界面。它依赖于 Definiens 识别网络技术，是基于环境并能够根据环境信息发挥特定用途的分析，包括宏观与微观结构之间的相互作用关系，或组织切片内相邻细胞之间的关系等[87]。该技术的工作模式类似于病理学家解读一个组织样本。最近的出版物报道了应用 Definiens 软件，通过多分辨率分割技术量化细胞大小并对免疫组织化学染色的细胞核分析和计数的研究[88]。

### （三）Ariol 系统

Ariol 系统是 Genetix（原应用影像公司）公司的主要产品，是一个能对荧光和明场进行图像扫描采集的装置[71]。它的软件可以对免疫组织化学染色、FISH 以及免疫荧光切片通过测量其着色强度和颜色检测进行量化。Ariol 系统由 FDA 批准可以用于 HER2 FISH 体外诊断以及 HER2、ER 和 PR 免疫组织化学染色的量化检测中。

### （四）VisioMorph 系统

VisioMorph 系统是 Visiopharm 公司推出的能与 Aperio ScanScope 系统、Zeiss Mirax 和 Hamamatsu NanoZoomer 数字病理系统等许多扫描设备兼容的图像分析平台。它具有图像分割、免疫组织化学染色定量等图像分析功能，并能对 TMA 进行多光谱定量分析以及通过 FISH 和免疫组织化学对其他组织学样本进行评估[89]。

### （五）TMAscore 系统

TMAscore 系统主要由基于免疫组织化学染色的定量 TMA 记分应用程序组成，是 Bacus Laboratories 有限公司专门研发的与 BLISS ™ 切片扫描仪（基于奥林巴斯 BX61 显微镜）和 NanoZoomer 数字病理系统配套的自动化图像分析软件。最近的研究显示，这些图像分析应用程序参与了淋巴瘤的 Bcl2、MIB1 和 Bcl6 以及霍奇金淋巴瘤的 ALDH1A1、STAT1、RRM2、SH2D1A、CDC2、MAD2L1、TOP2A 和 PCNA 的免疫组织化学染色的定量检测中 [90-91]。

### （六）PATHIAM ™ RUO 管理软件

PATHIAM ™ RUO 是 BioImagene 公司的自动图像分析软件，与他们的 iScan 扫描系统匹配。能够为用户提供特定蛋白质免疫组织化学染色的特殊参数算法的优化，应用程序还包括 ER、PR、Ki-67 和 p53 蛋白质定量的最佳的免疫组织化学算法。然而，这些仅适用于研究，未被批准用于体外诊断 [71]。

总的来说，自动图像分析解决方案变得很普及，免疫组织化学染色的计算定量在组织学研究甚至在临床中正被广泛接受。很多机构认识到了这种技术的潜力，利用它通过网络或互联网共享的算法能够管理和分析数字图像。前面提及的 caBIG 项目也已经实现了在科研和临床中运算系统与图像分析能力的整合。关于临床应用方面，Genetix 公司的 HER2 FISH 图像分析应用程序以及 Aperio 和 BioImagene 开发的 HER2 免疫组织化学定量算法，首次将此技术与乳腺癌受体水平体外诊断标准化检测进行了整合。这三家公司的 HER2 检测方法均已通过 FDA 认证，Aperio 公司的 ER 和 PR 免疫组织化学染色定量算法也于 2008 年 10 月获得了 FDA 批准。然而，有必要指出，这些算法需要在大批量患者或动物样本中进行严格的验证，这不仅是临床应用需要，也是科学研究的需要。

# 第五节 标准参照材料在免疫组织化学技术中的应用

由于免疫组织化学染色可能出现假阳性和假阴性结果，因此，每次实验都必须同时设立阳性对照和阴性对照，以达到质量控制的最佳效果。在日常免疫组织化学染色中，每一种抗体都需设立一张单独的阳性或阴性组织对照片，以确认抗体和其他试剂是否有效，染色过程运行是否正常。目前应用的组织阳性、阴性对照方法虽然具有一定的效果，但是，由于每张组织片都有一定差异，因此，很难为检测组织提供一个标准含量的参考。目前，国内外的一些病理实验室已经相继开始应用多组织对照蜡块、基于细胞株或多肽或蛋白质包埋基质等参考标准材料进行实验，为免疫组织化学标准化质量控制和定量提供了帮助。本节主要围绕当前常用的参照材料，就其特点和应用情况做一简单介绍。

## 一、多组织对照蜡块

将多种不同组织制作成多组织对照蜡块并在切片后与待测组织放置于同一张切片上，这样对照组织便可以与待测组织进行完全相同的免疫组织化学染色过程。多组织蜡块的优点在于 [50]：① 多组织蜡块与待测蜡块是在同一张切片上，可以确保两者所进行的染色步骤和使用的试剂完全相同；② 多组织蜡块可以允许在一张切片上同时测试多种阳性组织和多种阴性组织，可以同时确保检测的特异性和敏感性；③ 多组织蜡块是用作阳性对照片的理想材料。如果组织成分选择得当，一例多组织蜡块便可作为几乎所有免疫组织化学染色的阳性对照片。多组织对照蜡块包括："腊肠"蜡块技术或多肿瘤组织夹心蜡块（multitumor sandwich blocks, MTSB）与组织芯片技术（tissue microarray, TMA）以及三点组织对照技术等。

### （一）多肿瘤组织夹心蜡块

多组织蜡块技术是由免疫组织化学创始人之一的 Battifora 发明的，是将多种组织像"腊肠"一样包埋在同一个蜡块内，故称之为"腊肠"蜡块技术[92]。之后，Miller 对该方法做出了改进，将多达 80 种不同的肿瘤组织紧凑排列、制作成一个命名为"多肿瘤组织夹心蜡块（MTSB）"的蜡块[93]。MTSB 的制作不需要特殊仪器或设备，制作出来的多组织蜡块能适应免疫组织化学实验室的实际需要，可达到最优化的质量控制。由于各个实验室之间在待测病例组织和使用的抗体方面存在差异，各实验室应根据自己的实际情况来确定制作 MTSB 所需的组织类型。如果 MTSB 中的组织构成刚好适合实验室需要，则一个 MTSB 便足以作为所有免疫组织化学染色的阳性和阴性对照片。

### （二）组织芯片技术

组织芯片技术是在多组织蜡块制作技术的基础上发展而来的，最早由 Kononen 等人于 1998 年在《自然》医学杂志上报道[94]。组织芯片的制作是使用组织芯片制作仪，将所需的多例普通蜡块上的组织核芯抽取出来，转移到单一的蜡块上。在一张标准玻璃切片上可以放置数十甚至高达 600 个不同的组织，可以检测范围非常广泛的抗原。组织芯片由于体积小、信息含量高、省时、省力和自身内对照和可比性强，还可以根据不同需要进行组合和设计等众多优点，不仅可使大规模的免疫组织化学质量控制成为可能，而且变得简便易行[95]。但组织芯片技术需要应用组织芯片制作仪。

### （三）三点组织对照技术

有学者提出使用 3 例不同组织作为对照的方法，其中 3 例组织分别为待测抗体阴性、弱阳性（如强度为"＋"）和强阳性（如强度为"＋＋"）的组织，3 例组织各取一点与待测病例组织放置于同一张切片上作为对照[50]。

此外，陈水平等[96]利用平时免疫组织化学检测出的阳性组织作为简易的免疫组织化学阳性对照，在取材时切成细长条形状，随活检小组织一起脱水、包埋、切片。这些过程也属常规外检工作范畴，无需花费大量人力、物力，在一些中小医院的病理科值得推广。

## 二、基于细胞株的参考标准材料

应用细胞株作为一种免疫组织化学质量控制分析的参考标准材料由来已久，它们作为对照系统在判断预后 / 进行预测分析方面的应用使它们的价值变得更加突出。如对乳腺癌患者应用赫赛汀治疗时应进行 HER-2 表达状况的测定 [97]，通过免疫组织化学对 HER-2 蛋白质表达进行检测，依赖于对半定量检测的一致性分析。能够反映出切片厚度、切片储存方法和染色方法等方面差异的免疫组织化学对照物，可作为改进标准化的一个有用工具 [98]。细胞株为此能提供一个实用而可靠的解决方案。商业上提供的细胞株对照物应用标准化方法生产，因而能连续提供统一化生产的材料。目前，基于细胞株的参考标准材料在定量免疫组织化学检测中应用比较广泛，尤其是在乳腺癌的 HER-2 蛋白质定量分析中有重要意义。

常选用 SK-BR-3、MDA-MB-453、MDA-MB-175-Ⅶ、MDA-MB-231 等乳腺癌细胞株 [99]，按照标准的细胞培养方法进行培养并收获细胞，杜绝细胞污染发生，进而保证细胞表型的可靠性。参照 Morgan[100] 所使用的参照细胞株制作方法，简要过程包括：① 将所需数量的细胞离心后用中性甲醛缓冲液固定；② 离心以排除多余的中性甲醛缓冲液，制成细胞柱；③ 细胞柱经梯度乙醇脱水、二甲苯透明和石蜡浸泡；④ 将细胞柱切成厚约 6mm 的片段，并放到合适的细胞系制作工具中以制成所需的细胞块；⑤ 按 3μm 厚切片并贴附于涂有黏附剂的玻片上 [49]。要注意，实际存在的细胞剖面或组织固定不均匀 / 不完全有可能会影响染色，导致结果不一致。

基于细胞株的参考标准材料的使用，有助于乳腺癌 HER-2 免疫组织化学检测的开展，对于其定量检测的室间质量评估是有意义的。细胞株制品的一致性，保证了对细胞株蛋白和基因表达的质量控制，确保了 HER-2 检测质量的有效性和特异性。这是细胞株的参考标准材料所特有的性质，是无法通过对基于组织对照材料的评估来实现的。

　　虽然细胞株的参考标准材料具有独到的优点，但它们无法满足常规临床免疫组织化学质量控制的需要。目前，基于细胞株的参考标准材料仅应用于乳腺癌标志物（如 HER-2、雌激素受体和孕激素受体）的检测中。

## 三、多肽作为免疫组织化学阳性对照

　　多肽免疫组织化学阳性对照是指将能与一抗发生免疫反应的多肽吸附在涂有黏附剂的玻璃切片上，待检组织标本也被贴在同一个玻璃切片上，检测时一抗与组织标本和多肽中的目标结合，多肽起到检验免疫组织化学检测操作正确与否的作用[49]。根据临床的特殊需要，多肽可被打印成各种格式。切片中的多肽斑可由不同浓度的相同多肽组成，也可以由相同浓度的不同多肽组成，或者是重复式排列，或者是这几种方式的联合使用。

　　使用多肽对照过程中的最大挑战是：鉴别多肽序列；这种多肽序列可在免疫分析中通过与天然抗原相似的亲和性辨认出来。鉴别抗体抗原决定簇有两个通用方法如下所述[101]：① 对基于天然蛋白质序列所组成的多肽进行评估。对天然蛋白质而言，只有在抗原决定簇由一个线性氨基酸序列组成时才有效。确定此多肽为线性氨基酸序列之后，再对天然蛋白质的重叠多肽进行分析是鉴别抗体抗原决定簇的一个简单方法。各个多肽都经过与抗体的免疫反应性测试，具有免疫反应性的多肽即包含有抗体抗原决定簇。② 对从随机组合的多肽库筛选得到的多肽进行评估，这种方法不仅能鉴定线性，也能鉴定构象抗原决定簇。此方法的缺点是：从随机组合的多肽库中进行生物筛选非常费时。噬菌体多肽库常被用于抗原决定簇的鉴定[102]。

　　多肽参照物的优点如下所述：① 可重复性。多肽参照物最引人注目的优点是：它们可通过自动化方式打印，切片与切片之间具有高度可重复性，与多肽参照物有关的颜色的精确深浅程度能直接反映出免疫组织化学染色分析物成分的有效性。② 稳定性。通过对多肽参照物的不同储存温度、储存时间以及烘烤切片（干热）、脱蜡（二甲苯、乙醇处理）、抗原修复处理条件等影响因素进行研究发现，其免疫反应性具有良好的稳定性[99]。③ 可用于免疫组织化学定量检测。根据需要将多肽参照物进行稀释，制成不同浓度的多肽斑，通过相同检测条件下多肽斑着色强度，间接对待测样本进行定量评估。此外，多肽参照物能敏感地反映出免疫组织化学染色情况，而且热抗原修复过程对其免疫反应性无影响，可以作为 FFPE 组织切片的免疫组织化学质量控制的参照材料。

可重复方式在玻璃切片上打印是有难度的。以往通过微量移液器手工移取多肽的方法很难做到加样的精确，而且操作繁琐。目前，多肽参照物玻璃切片打印机的应用已基本满足了需要[99]。使用多肽参照物的一个不足之处是：它们只对结合于特定表位上的抗体有效。对其他结合在同种蛋白质而不同多肽上的抗体，则需要使用它们各自的多肽作为阳性对照靶标，这也是目前多肽阳性对照无法广泛应用于临床的主要原因。

## 四、基于蛋白质包埋技术的参考标准材料

1975 年，Streefkerk 等[103]报道了应用琼脂糖珠状凝胶共价结合蛋白质（抗体或抗原）模型进行定量免疫组织化学检测。蛋白质包埋技术的优势在于结合蛋白质的数量和质量具有一致性，对蛋白质进行检测更便利和精确。免疫组织化学标准化和定量需要蛋白质包埋基质模型必须与待测样本经历相同的处理条件，包括样本预处理和任意一种抗原修复处理。目前，还没有一种让人满意的蛋白质包埋技术与 FFPE 组织处理步骤一致的报道。

一种理想蛋白质包埋模具必须具有以下几个特点[104]：① 必须能够存在于两种相态中，即液相和固相；② 液相必须能与蛋白质均匀混合且能够很容易地凝固；③ 固相必须有利于甲醛固定和石蜡包埋，以便于切片；④ 包埋材料制成的切片经过煮沸抗原修复处理后不脱片；⑤ 与后续的抗原修复或免疫组织化学方法不发生反应或不产生干扰。

常用的制备方法有：① 蛋白质吸收法。在如先前文献所述方法中，将小块的不同固化基质介质置于一种包含已知数量蛋白质的溶液中，4℃放置一定时间。譬如，将正常兔血清与戊二醛聚合以形成凝胶，将

凝胶置于磷酸盐缓冲液（PBS，pH 7.6）中，4℃保存至少3天，然后切成小凝胶片（约1.5mm×1.5mm×5mm）。将这些小凝胶片浸泡在不同稀释度的蛋白质溶液中，之后转移到4%中性甲醛溶液中进行固定，随后进行石蜡包埋，切片后进行免疫组织化学染色。未浸泡蛋白质溶液的凝胶片段也进行石蜡包埋作为阴性对照。② 直接将蛋白质与模具介质混合。将已知浓度的蛋白质溶液加入到液态基质介质中（包括兔血清、琼脂糖凝胶、藻酸盐小珠和明胶等），然后通过固定使其进入固相。但要注意，琼脂糖和藻酸盐等材料无法耐受抗原修复中的煮沸处理；聚丙烯酰胺经过甲醛固定和/或进行脱水或石蜡包埋处理后组织会变得过硬；此外，明胶和兔血清等不能使蛋白质在介质中均匀分布，且会出现非特异性背景染色。③ 将蛋白质包被到磁珠表面。这种方法首先是磁珠（如免疫磁珠）与抗体交联，再对其进行生物素化，接着用4%中性甲醛固定，再与1%琼脂糖凝胶混合，然后用中性甲醛固定，常规组织包埋并切片。大量针对免疫磁珠作为基质的研究证实，免疫磁珠能够成为基质的理由有：① 磁珠能与多种鼠单抗结合，在市场上能够买到相对应的蛋白质抗原；② 磁珠适用于甲醛固定至石蜡包埋等所有过程；③ 多种蛋白质（抗原）可稳定且均匀地包被在磁珠表面；④ 包埋有磁珠的切片在抗原修复过程中可放在水中煮沸；⑤ 与组织切片相比，免疫磁珠作为基质的免疫组织化学染色的特异性和敏感性无差异[49]。

　　除了以上所介绍的参照材料外，还有很多学者或商业公司在不断进行研究，譬如，福州迈新生物技术开发有限公司的研究人员利用葡聚糖溶液固化后的颗粒模拟生物组织，并将目标抗原蛋白质均匀包埋其中[105]。包埋目标抗原的葡聚糖固体颗粒经过脱水、透明、浸蜡和石蜡包埋形成蜡块，在切片机上实现切片后贴于载玻片上，与待检测组织一同染色。而且，根据不同材料设计阴性对照、阳性对照和抗原修复对照，通过参照物染色结果达到质量控制的目的。Moon等[106]研究发现，小鼠的脾组织可以作为免疫组织化学着色强度的参照材料。任兴昌等[107]设计了一种利用已知阳性、阴性标本单细胞组合的悬液、用斑点式方法建立——对照的方法，应用于免疫组织化学染色质量控制中取得了良好效果。

随着人们对生物标志物在疾病（尤其是肿瘤）的预测、诊断、治疗、预后中的作用的深刻认识，应用免疫组织化学技术检测这些标志物的需求越来越多，因此，做好质量控制是确保检测结果正确性的关键。检测过程中根据实际情况选用合适的参照材料，是免疫组织化学染色质量控制的重要环节。多组织对照蜡块在免疫组织化学质量控制中体现出来的实用性和有效性，已被越来越多的实验室所应用。今后，对于免疫组织化学标准参照材料的研究乃至临床应用，仍需把握优良的参照材料应满足可重复性、可量化、特异性高、可大量生产且稳定性强的标准。

郑兴征　吴秉铨

## 参 考 文 献

[1] Jagirdar J. Immunohistochemistry: then and now. Arch Pathol Lab Med, 2008, 132(3): 323-325.

[2] Taylor CR, Burns J. The demonstration of plasma cells and other immumoglobulin containing cells in formalin-fixed, paraffin-embedded tissues using peroxidase labeled antibody. J Clin Pathol, 1974, 27(1): 14-20.

[3] Leong AS. Diagnostic immunohistochemistry-problems and solutions. Pathology, 1992, 24(1): 1-4.

[4] Ward JM, Rehg JE. Rodent immunohistochemistry: pitfalls and trouble shooting. Vet Pathol, 2014, 51(1): 88-101.

[5] 纪小龙，张雷.诊断免疫组织化学.北京：人民军医出版社，2011.

[6] Jain S, Bhojwani AG, Mellon JK. Improving the utility of prostate specific antigen (PSA) in the diagnosis of prostate cancer: the use of PSA derivatives and novel markers. Postgrad Med J, 2002, 78(925): 646-650.

[7] Delellis RA. Diagnostic immunohistochemistry. New York: Masson, 1981: 37-60.

[8] Tacha DE, Miller RT. Use of p63/P504S monoclonal antibody cocktail in immunohistochemical staining of prostate tissue. Appl Immunohistochem Mol Morphol, 2004, 12(1): 75-78.

[9] Harvey AM, Grice B, Hamilton C, et al. Diagnostic utility of P504S/p63 cocktail, prostate-specific antigen, and prostatic acid phosphatase in verifying prostatic carcinoma involvement in seminal vesicles: a study of 57 cases of radical prostatectomy specimens of pathologic stage pT3b. Arch Pathol Lab Med, 2010,

134(7): 983-988.

[10] Tan J, Sidhu G, Greco MA, et al. Villin, cytokeratin 7, and cytokeratin 20 expression in pulmonary adenocarcinoma with ultrastructural evidence of microvilli with rootlets. Hum Pathol, 1998, 29(4): 390 -396.

[11] Kennedy MT, Jordan RC, Berean KW, et al. Expression pattern of CK7, CK20, CDX-2, and villin in intestinal-type sinonasal adenocarcinoma. J Clin Pathol, 2004, 57(9): 932 -937.

[12] 柳玮华，周小鸽，张彦宁. 探讨 CK7、CK20 和 villin 在判断转移癌原发部位中的应用价值. 诊断病理学杂志，2008，15(4)：275-278.

[13] Hove MG, Smith MB, Hightower B, et al. Detection of mycobacteria with use of immunohistochemistry in granulomatous lesions staining negative with routine acid-fast stains. Applied Immunohistochemistry, 1998, 6(3): 169-172.

[14] Hammond ME, Hayes DF, Dowsett M, et al. American Society of Clinical Oncology/College of American Pathologists guideline recommendations for immunohistochemical testing of estrogen and progesterone receptors in breast cancer (unabridged version). Arch Pathol Lab Med, 2010, 134(7): e48-e72.

[15] Deroo BJ, Korach KS. Estrogen receptors and human disease. J Clin Invest, 2006, 116(3): 561-570.

[16] Zhao D, Zhang F, Zhang W, et al. Prognostic role of hormone receptors in ovarian cancer: a systematic review and meta-analysis. Int J Gynecol Cancer, 2013, 23(1): 25-33.

[17] Sun P, Wei L, Denkert C, et al. The orphan nuclear receptors, estrogen receptor-related receptors: their role as new biomarkers in gynecological cancer. Anticancer Res, 2006, 26(2C): 1699-1706.

[18] Wolff AC, Hammond ME, Schwartz JN, et al. American Society of Clinical Oncology/College of American Pathologists guideline recommendations for human epidermal growth factor receptor 2 testing in breast cancer. J Clio Oncol, 2007, 25(1): 118-145.

[19] 《乳腺癌 HER2 检测指南( 2009 版 )》编写组. 乳腺癌 HER2 检测指南( 2009 版 ). 中华病理学杂志，2009，38(12)：836-840.

[20] Leong AS, Zhuang Z. The changing role of pathology in breast cancer diagnosis and treatment. Pathobiology, 2011, 78(2): 99-114.

[21] 倪韵碧，杨雯娟，步宏，郑鸿. 乳腺癌 HER2 检测的必要性. 中华病理学杂志，2011，40(2)：76-78.

[22] Kontzoglou K, Palla V, Karaolanis G, et al. Correlation between Ki67 and breast cancer prognosis. Oncology, 2013; 84(4): 219-225.

[23] Milde-Langosch K, Karn T, Müller V, et al. Validity of the proliferation markers Ki67, TOP2A, and RacGAP1 in molecular subgroups of breast cancer. Breast Cancer Res Treat, 2013, 137(1): 57-67.

[24] Dowsett M, Nielsen TO, A'Hern R, et al. Assessment of Ki67 in breast cancer: recommendations from the International Ki67 in Breast Cancer Working Group. J Natl Cancer Ins, 2011, 103(22): 1656-1664.

[25] Cheang MC, Chia SK, Voduc D, et al. Ki67 index, HER2 status, and prognosis of patients with luminal B breast cancer. J Natl Cancer Inst, 2009, 101(10): 736- 750.

[26] Duffy MJ, O'Donovan N, Crown J. Use of molecular markers for predicting therapy response in cancer patients. Cancer Treat Rev, 2011, 37(2): 151-159.

[27] Vincent MD, Kuruvilla MS, Leighl NB, Kamel-Reid S. Biomarkers that currently affect clinical practice: EGFR, ALK, MET, KRAS. Curr Oncol, 2012, 19(Suppl 1): S33-44.

[28] 樊祥山，刘标，余波等. 免疫组织化学标记检测肺腺癌表皮生长因子受体基因 E746-A750 缺失和 L858R 点突变的临床应用. 中华病理学杂志，2013，42(3)：173-177.

[29] Yu J. Kane S, Wu J, et al. Mutation-specific antibodies for the detection of EGFR mutations in non-small-cell lung cancer. Clin Cancer Res, 2009, 15(9): 3023- 302.

[30] Brevet M, Arcila M, Ladanvi M. Assessment of EGFR mutation status in lung adenocarcinoma by immunohistochemistry using antibodies specific to the two major forms of mutant EGFR. J Mol Diagn, 2010, 12(2): 169-176.

[31] National Comprehensive Cancer Network: NCCN clinical practice guidelines in oncology, V1, 2010. http://www.nccn.org/professionals/physician_gls/PDF/breast.pdf.

[32] 周小鸽. 全国性免疫组织化学质量控制活动介绍和总结. 临床与实验病理学杂志，2007，23(4)：510-511.

[33] Huang SN, Minassian H, More JD. Application of immunofluorescent staining on paraffin sections improved by trypsin digestion. Lab Invest, 1976, 35(4): 383-390.

[34] Leong TY, Cooper K, Leong AS. Immunohistology—past, present, and future.Adv Anat Pathol, 2010, 17(6): 404-418.

[35] Leong AS. Pitfalls in diagnostic immunohistology. Adv Anat Pathol, 2004, 11(2): 86-93.

[36] Ramos-Vara JA. Technical aspects of immunohistochemistry.Vet Pathol, 2005, 42 (4): 405-426.

[37] Gown AM. Unmasking the mysteries of antigen or epitope retrieval and formalin fixation. Am J Clin Pathol, 2004, 121(2): 172-174.

[38] D'Amico F, Skarmoutsou E, Stivala F. State of the art in antigen retrieval for immunohistochemistry. J Immunol Methods, 2009, 341(1-2): 1-18.

[39] Taylor CR. An exaltation of experts: concerted efforts in the standardization of immunohistochemistry. Hum Pathol, 1994, 25(1): 2-11.

[40] Lukes RJ, Parker JW, Taylor CR, et al. Immunologic approach to non-Hodgkin lymphomas and related leukemias. Analysis of the results of multiparameter studies of 425 cases. Semin Hematol, 1978, 15(4): 322-351.

[41] Shi SR, Liu C, Taylor CR. Standardization of immunohistochemistry for formalin-fixed, paraffin-embedded tissue sections based on the antigen-retrieval technique: from experiments to hypothesis. J Histochem Cytochem, 2007, 55(2): 105-109.

[42] Hembrough T, Thyparambil S, Liao WL, et al. Application of selected reaction monitoring for multiplex quantification of clinically validated biomarkers in formalin-fixed, paraffin-embedded tumor tissue. J Mol Diagn, 2013, 15(4): 454-465.

[43] 周小鸽，刘勇主译. 组织学技术的理论与实践. 北京：北京大学医学出版社，2010，383-390.

[44] 石善溶，石砚，Taylor CR. 抗原修复技术研究进展. 中华病理学杂志，2007，36(1)：7-12.

[45] 石善溶. 基于抗原修复技术的定量免疫组织化学：从实验、假说到研究计划. 临床与实验病理学杂志，2011，27(12)：1271-1275.

[46] Bussolati G, Leonardo E. Technical pitfalls potentially affecting diagnoses in immunohistochemistry. J Clin Pathol, 2008, 61(11): 1184-1192.

[47] 周小鸽. 免疫组织化学染色的干扰因素及其处理. 临床与实验病理学杂志，2006，22(4)：389-392.

[48] Van Hecke D. Routine immunohistochemical staining today: choices to make, challenges to take. J Histotechnol, 2002, 25(1): 45-54.

[49] Shi S-R, Taylor CR. Antigen retrieval immunohistochemistry based research and diagnostics. Hoboken, New Jersey: John Wiley & Sons, 2010.

[50] 刘彦仿，吴秉铨. 免疫组织化学病理诊断. 北京：北京科学技术出版社，2013.

[51] Taylor CR. Quality assurance and standardization in immunohistochemistry. a proposal for the annual meeting of the Biological Stain Commission, June, 1991. Biotech Histochem, 1992, 67(2): 110-117.

[52] Hayat MA. Microscopy, immunohistochemistry, and antigen retrieval methods. New York: Kluwer Academic, 2002, 71-93.

[53] Goldestein NS, Ferkowicz M, Odish E, et al. Minimum formalin fixation time for consistent estrogen receptor immunohistochemical staining of invasive breast

carcinoma. Am J Clin Pathol, 2003, 120(1): 86-92.

[54] Arnold MM, Srivastava S, Fredenburgh J, et al. Effects of fixation and tissue processing on immunohistochemical demonstration of specific antigens. Biotech Histochem, 2006, 71(5): 224-230.

[55] Jones WT, Stockard CR, Grizzle WE. Effects of time and temperature during attachment of sections to microscope slides on immunohistochemical detection of antigens. Biotech Histochem, 2001, 76(2): 55-58.

[56] Prasad P, Donoghue M. A comparative study of various decalcification techniques. Indian J Dent Res, 2013, 24(3): 302-308.

[57] Miettinen M. Immunostaining of intermediate filament proteins in paraffin sections. Evaluation of optimal protease treatment to improve the immunoreactivity. Pathol Res Pract, 1989, 184(4): 431-436.

[58] Shi SR, Key ME, Kalra KL. Antigen retrieval in formalin-fixed, paraffin-embedded tissues: an enhancement method for immunohistochemical staining based on microwave oven heating of tissue sections. J Histochem Cytochem, 1991, 39(6): 741-748.

[60] Boesnich T. Effect of heat-induced antigen retrieval following inconsistent formalin fixation. Appl Immunohistochem Mol Morphol, 2005, 13(3): 283-286.

[61] Kim SH, Kook MC, Shin YK, et al. Evaluation of antigen retrieval buffer system. J Mol Histol, 2004, 35(4): 409-416.

[62] Emoto K, Yamashita S, Okada Y. Mechanism of heat-induced antigen retrieval: does pH or ionic strength of the solution play a role for refolding antigens? J Histochem Cytochem, 2005, 53(11): 1311-1321.

[63] Pileri SA, Roncador G, Ceccarelli C, et al. Antigen retrieval techniques in immunohistochemistry: comparison of different methods. J Pathol, 1997, 183(1): 116-123.

[64] Shi SR, Cote RJ, Taylor CR, et al. Standardization and further development of AR immunohistochemistry: strategies and future goals. J Histotechnol, 1999, 22(3): 177-192.

[65] Sompuram SR, Vani K, Messana E, et al. A molecular mechanism of formalin fixation and antigen retrieval. Am J Clin Pathol, 2004, 121(2): 190-199.

[66] 周小鸽，王鹏，陆鸣等. 加热抗原修复对内源性抗生物素蛋白质结合物的影响及其对策. 中华病理学杂志，2002，31(6)：491-496.

[67]《胃癌 HER2 检测指南》编写组. 胃癌 HER2 检测指南. 中华病理学杂志，2011，40(8)：553-559.

[68] Wang CJ, Zhou ZG, Holmqvist A, et al. Survivin expression quantified by image

Pro-Plus compared with visual assessment. Appl Immunohistochem Mol Morphol, 2009, 17(6): 530-535.

[69] Nelson D, Ziv A, Bandali KS. Republished: going glass to digital: virtual microscopy as a simulation-based revolution in pathology and laboratory science. Postgrad Med J, 2013, 89(1056): 599-603.

[70] Bellis M, Metias S, Naugler C, et al. Digital pathology: Attitudes and practices in the Canadian pathology community. J Pathol Inform, 2013, 4: 3. Published online 2013 March 14. doi: 10.4103/2153-3539.108540.

[71] Mulrane L, Rexhepaj E, Penney S, et al. Automated image analysis in histopathology: a valuable tool in medical diagnostics. Expert Rev Mol Diagn, 2008, 8(6): 707-725.

[72] Oyama T, Ishikawa Y, Hayashi M, et al. The effects of fixation, processing and evaluation criteria on immunohistochemical detection of hormone receptors in breast cancer. Breast Cancer, 2007, 14(2): 182-188.

[73] Hsu FD, Nielsen TO, Alkushi A, et al. Tissue microarrays are an effective quality assurance tool for diagnostic immunohistochemistry. Mod Pathol, 2002, 15(12): 1374-1380.

[74] Rocha R, Vassallo J, Soares F, Miller K, et al. Digital slides: Present status of a tool for consultation, teaching, and quality control in pathology. Pathol Res Prac, 2009, 205(11): 735-741.

[75] Channin DS, Mongkolwat P, Kleper V, et al. The caBIG annotation and image markup project. J Digit Imaging, 2010, 23(2): 217-225.

[76] 张燕，李鸳. 网格技术在医学研究中的应用实例——caBig 简介. 中国肿瘤，2008，17(5)：354-355.

[77] 薄立华，杨绍娟，郭志良等. 免疫组织化学图像计算机定量分析中若干问题的探讨. 中国体视学与图像分析，2012，17(2)：180-184.

[78] Rudiger T, Hofer H, Kreipe HH, et al. Quality assurance in immunohistochemistry: results of an interlaboratory trial involving 172 pathologists. Am J Surg Pathol, 2002, 26(7): 873-882.

[79] Bánkfalvi A. HER-2 diagnostics. Magy Onkol, 2002, 46(1): 11-15.

[80] Hofmann M, Stoss O, Shi D, et al. Assessment of a HER2 scoring system for gastric cancer: results from a validation study. Histopathology, 2008, 52(7): 797-805.

[81] Perez EA, Suman VJ, Davidson NE, et al. HER2 testing by local, central, and reference laboratories in specimens from the North Central Cancer Treatment Group N9831 intergroup adjuvant trial. J Clin Oncol, 2006, 24(19): 3032-3038.

[82] Pham NA, Morrison A, Schwock J, et al. Quantitative image analysis of immunohistochemical stains using a CMYK color model. Diagn Pathol, 2007, 2: 8. Published online 2007 February 27. doi: 10.1186/1746-1596-2-8.

[83] Rojo MG, Bueno G, Slodkowska J. Review of imaging solutions for integrated quantitative immunohistochemistry in the pathology daily practice. Folia Histochem Cytobiol, 2009, 47(3): 349-354.

[84] Krajewska M, Olson AH, Mercola D, et al. Claudin-1 immunohistochemistry for distinguishing malignant from benign epithelial lesions of prostate. Prostate, 2007, 67(9): 907-910.

[85] Whiteford CC, Bilke S, Greer BT, et al. Credentialing preclinical pediatric xenograft models using gene expression and tissue microarray analysis. Cancer Res, 2007, 67(1): 32-40.

[86] Brennan DJ, Rexhepaj E, O'Brien SL, et al. Altered cytoplasmic-to-nuclear ratio of survivin is a prognostic indicator in breast cancer. Clin Cancer Res, 2008, 14(9): 2681-2689.

[87] Shorte SL, Frischknecht F. Imaging cellular and molecular biological functions. Springer: Verlag Berlin and Heidelberg GmbH & Co. K, 2007: 407-421.

[88] Persohn E, Seewald W, Bauer J, Schreiber J. Cell proliferation measurement in cecum and colon of rats using scanned images and fully automated image analysis: validation of method. Exp Toxicol Pathol, 2007, 58(6): 411-418.

[89] Cardell LO, Hagge M, Uddman R, Adner M. Down regulation of peroxisome proliferator-activated receptors (PPARs) in nasal polyposis. Respir Res, 2005, 6(1): 132.

[90] Diaz-Alderete A, Doval A, Camacho F, et al. Frequency of BCL2 and BCL6 translocations in follicular lymphoma: relation with histological and clinical features. Leuk Lymphoma, 2008, 49(1): 95-101.

[91] Sanchez-Aguilera A, Montalban C, Cueva P, et al. Tumor microenvironment and mitotic checkpoint are key factors in the outcome of classic Hodgkin lymphoma. Blood, 2006, 108(2): 662-668.

[92] Battifora H. The multi-tumour (sausage) tissue block. Novel method for immunohistochemical antibody testing. Lab Invest, 1986, 55(2): 244-248.

[93] Miller RT, Groothuis CL. Multi-tumor "sausage" blocks in immunohistochemistry. Simplified method of preparation, practical uses, and roles in quality assurance. Am J Clin Pathol, 1991, 96(2): 228-232.

[94] Kononen J, Bubendorf L, Kallioniemi A, et al. Tissue microarrays for high-throughput molecular profiling of tumor specimens. Nat Med, 1998, 4(7): 844-847.

[95] 王翠芝，周小鸽，黄受方，张彦宁.组织芯片在免疫组织化学染色阳性对照中的应用.临床与实验病理学杂志，2006，22(4)：481-484.

[96] 陈水平，丁毅，高美钦.一种简易的免疫组织化学阳性对照新方法.中华病理学杂志，2006，35(11)：693-694.

[97] Xiao Y, Gao X, Maragh S, et al. Cell lines as candidate reference materials for quality control of ERBB2 amplification and expression assays in breast cancer. Clin Chem, 2009, 55(7): 1307-1315.

[ 98] Hicks DG, Kulkarni S. HER2＋ breast cancer: review of biologic relevance and optimal use of diagnostic tools. Am J Clin Pathol, 2008, 129(2): 263-273.

[99] Bogen SA, Vani K, McGraw B, et al. Experimental validation of peptide immunohistochemistry controls. Appl Immunohistochem Mol Morphol, 2009, 17(3): 239-246.

[100] Rhodes A, Jasani B, Couturier J, et al. A formalin-fixed, paraffin-processed cell line standard for quality control of immunohistochemical assay of HER-2/neu expression in breast cancer. Am J Clin Pathol, 2002, 117(1): 81-89.

[101] Sompuram S, Kodela V, Ramanathan H, et al. Synthetic peptides identified from phage-displayed combinatorial libraries as immunodiagnostic assay surrogate quality-control targets. Clin Chem, 2002, 48(3): 410-420.

[102] Sompuram S, Vani K, Zhang K, et al. A novel quality control slide for quantitative immunohistochemistry testing. J Histochem Cytochem, 2002, 50(11): 1425-1433.

[103] Streefkerk JG, van der Ploeg M, van Duijn P. Agarose beads as matrices for proteins in cytophotometric investigations of immunohistoperoxidase procedures. J Histochem Cytochem, 1975, 23(4): 243-250.

[104] Shi SR, Liu C, Perez J, Taylor CR. Protein-embedding technique: a potential approach to standardization of immunohistochemistry for formalin-fixed, paraffin-embedded tissue sections. J Histochem Cytochem, 2005, 53(9): 1167-1170.

[105] 林齐心，熊玉林，王小亚.一种免疫组织化学质量控制参照物和质量控制方法：中国，201310029327[P]. 2013-01-25.

[106] Moon Y, Park G, Han K, et al. Mouse spleen tissue as a staining intensity reference for immunohistochemistry. Ann Clin Lab Sci, 2008, 38(3): 215-220.

[107] 任兴昌，刘卫艳，徐如君等.组合式单细胞悬液在免疫组织化学质量控制对照中的应用.中华病理学杂志，2010，39(10)：705-706.

# 第五章　诊断细胞病理学：现状与发展方向

　　1991 年，抗原修复技术的问世 [1]，为临床病理学带来了一场前所未有的棕色革命，打破了免疫组织化学（immunohistochemistry, 简称 IHC）只能在冰冻切片上进行的局限性，开启了临床病理学的一个崭新时代。从此形形色色的抗体如雨后春笋般地涌现，广泛应用于经甲醛固定石蜡包埋（formaldehyde-fixed and paraffin embedded, FFPE）的临床病理标本的诊断和鉴别诊断，改变了临床病理只能靠细胞形态作出诊断的历史，极大地提升了病理诊断的科学性，特别是肿瘤病理诊断的科学性。在当今的病理学领域，IHC 已经成为病理医师日常工作不可或缺的部分 [2-3]。

　　作为临床病理学的分支，诊断细胞学，也称细胞病理学，以其简便、快速、安全、经济等特点深受广大临床医疗工作者的喜爱，但在过去很长的时间，它一直处于初级筛选性测试（screening test）的地位，并主要局限在脱落细胞学领域，包括阴道涂片、胸腹水、尿液等。然而，随着细针穿刺活检技术（fine needle aspiration biopsy）的应用和发展，特别是影像引导下深部包块细针穿刺活检技术的应用和发展，细胞病理学已逐渐发展成为临床工作中的一项重要诊断手段，不仅减少了不必要的外科手术和风险，而且对肿瘤的早期发现发挥着不可忽视的作用。然而即便是最有经验的细胞病理学医生，也时常面临着与外科病理学医生相同的诊断难题，即如何鉴别有着相似细胞形态的各类肿瘤。得益于抗原修复技术在免疫组织化学中的巨大成功，细胞学医生也迅速将其推广应用于各类临床细胞学标本，包括细胞涂片、离心细胞片以及细胞蜡块（cell block），从而大大地提高了细胞学诊断的准确性和可靠性。由于标本的制备有异于外科组织病理学的标本制备，因此在细胞学标本上进行的免疫组织化学也被称为免疫细胞化学（immunocytochemistry, 简称 ICC）。为了加强这二者的差别，本文将采用 ICC 进行阐述。

毋庸置疑，ICC 已日渐成为细胞病理学医生的重要诊断工具。根据作者的经验，对于许多细胞学标本，特别是对于具备细胞蜡块的大多数恶性胸腹水和细针穿刺病例，ICC 均能有效地提供诊断和鉴别诊断的重要依据（图 5-1 和 5-2）。如果应用 ICC 作为主题词进行网络文

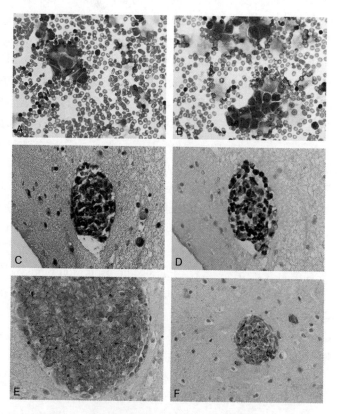

**图 5-1** （也见彩图 5-1）显示小细胞肺癌累及胸水的病例。该患者 70 岁，男性，因咳嗽、咯血、呼吸困难以及头面部水肿急诊入院。胸部 CT 显示有纵隔肿块，压迫上腔静脉并包绕肺动脉，需要立即治疗。胸水涂片（A 和 B）显示排列松散的一堆肿瘤细胞，异形性明显，局部呈镶嵌样结构。细胞蜡块（C）和 ICC 显示肿瘤细胞 TTF-1（D）、Chromogranin（E）以及 Synaptophysin（F）染色呈阳性，因此确诊为小细胞肺癌累及胸水。患者随即进行了化疗，化疗后症状明显缓解。细胞学诊断快捷准确，不仅可避免创伤性更大的活检和手术，也可为患者赢得时间

献搜寻，1960—1990 年共产生 4472 篇文献；而从 1991 年抗原修复技术诞生至今（1991—2013 年），可检索出 25 055 篇文献，是之前三十年的 5.6 倍。这组数据从一个侧面反映了抗原修复技术为 ICC 在细胞学领域中的发展起到了不可忽视的作用。

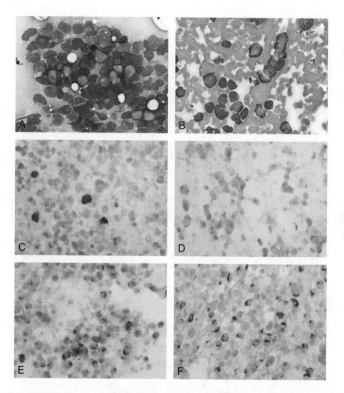

**图 5-2** （也见彩图 5-2）1 例腹股沟淋巴结的针吸活检病例。该患者 81 岁，因右大腿有一个 10cm 的肿块并伴有同侧腹股沟淋巴结肿大入院。应临床医生的要求，我们进行了床旁腹股沟淋巴结细针穿刺活检。涂片（A 和 B）显示肿瘤细胞排列松散，大多呈单个细胞，核大，胞质极少，仅在局部有少数肿瘤细胞成团或呈线形排列（B）。鉴别诊断包括大细胞性淋巴瘤以及 Merkel 细胞癌。因考虑到需要细胞蜡块以便进行 ICC，重复进行了两次针穿，并将所得全部收集到生理盐水中并制成细胞蜡块。在细胞蜡块上进行的 ICC 显示,肿瘤细胞白细胞共同抗原( leukocyte common antigen )（C）和 TTF-1（D）呈阴性；嗜铬粒蛋白（chromogranin）（E）以及 CK20 呈阳性，因此，确诊为淋巴结转移性 Merkel 细胞癌

　　然而，ICC 的发展还落后于免疫组织化学技术在组织病理诊断中的应用。其主要的原因包括：细胞学取材极少，没有可供 ICC 的细胞蜡块，或细胞蜡块缺乏具有诊断价值的细胞；细胞学标本的制备种类繁多，并且其固定方法也千差万别，不易标准化；细胞涂片上进行的 ICC 缺乏技术规范化和阳阴性对照；以及许多病理工作者对 ICC 的结果缺乏信心。1990 年，Flens 等人在一项研究中对比了 64 例临床标本的 IHC 和 ICC 结果[4]。他们发现，二者的结果大多非常吻合，但也有 10% 的标本有不同。导致结果不同的主要原因有以下几点：① 肿瘤抗原表达不均衡，因而样本有差异；② 肿瘤抗原的表达会因肿瘤细胞所处环境的改变而改变，如胸水里的肿瘤细胞可能会产生与原发灶不同的蛋白质表达；③ 标本的固定和制备方法不同；④ 染色结果的误判。因此，Flens 等人认为，应当采用多个抗体（包括染色阴性和阳性的一组抗体）进行染色，相互印证，以增强诊断的准确性，避免错误[4]。这也是许多同类文章的一致意见[5]。但是，我们不难注意到，前三个原因是标本本身的差异，采用多个抗体进行染色不一定就能解决问题，而且细胞学标本常常掣肘于取材有限，无法如外科病理标本那样自由选择多个抗体进行测试。不过另一方面，该文完成于抗原修复技术诞生之前，其 IHC 和 ICC 结果也可能不完全可靠。作者认为，在一个严格规范化的免疫组织化学实验室，IHC 和 ICC 结果大多非常吻合，仅有少量标本有所不同，其主要原因还是样本有差异。

　　由于临床工作的需要，细胞学医生对提高 ICC 的探索从未停止，特别是针对上文所列举的几个阻碍 ICC 发展的因素进行了大量研究。根据对近年来有关文献的复习，本文将着重讨论以下几个方面：① 作为 ICC 的首选标本——细胞蜡块——的制备方法；② 抗原修复技术在细胞涂片上的应用；③ 如何在细胞涂片上测试多个抗体；④ ICC 在个体化靶向治疗时代的发展和标准化。

## 第一节  ICC 的首选标本——细胞蜡块的制备

### 一、细胞蜡块是最理想的 ICC 标本

细胞蜡块的制备技术可谓历史久远，最早可追溯至 1896 年[6]。其制备是将常规涂片后剩余的细胞悬液离心沉淀、收集起来，用甲醛固定、石蜡包埋的方法将其制成有如外科病理标本般的蜡块。细胞蜡块不仅可以起到长期保存标本的作用，而且其中包含的组织片段、细胞结构常常可以提供重要的诊断信息，甚至有时是常规涂片所不具备或被忽略的信息[7]。例如，在有胸腹水的病例中，我们就不止一次地发现，肿瘤细胞只存在于细胞蜡块中，而同时制备的细胞涂片和离心片都呈阴性。所以，对于大多数肿瘤病例，常规制备细胞蜡块是十分必要的举措。从 ICC 的角度出发，细胞蜡块是最易被接受、最理想的标本。由于它的制备过程与外科病理蜡块十分相似，在大多数情况下，适用于外科病理蜡块的染色流程；抗原修复技术、抗体浓度以及阳性对照都可以直接应用于细胞蜡块[5]。而且，如果需要同时测试多个抗体，或保存标本以备将来进行靶基因的检测，细胞蜡块无疑也是最佳选择。另外，Fetsch 等人发现，与液基薄层制片（ThinPrep）和离心片相比，细胞蜡块还是最经济的 ICC 标本来源[8]。因此，细胞蜡块当之无愧是 ICC 的首选标本，不仅广泛地应用于临床诊断，而且也是重要的科研工具[9-10]。

### 二、细胞蜡块的制备方法

#### （一）基本原则和重要步骤

细胞蜡块的制备简单地说可分为以下几步：离心形成细胞沉淀物（cell pellet），将该沉淀移入外科病理标本的蜡块盒，经 10% 中性甲

醛固定后，按常规石蜡包埋组织的操作程序制成细胞蜡块。在这一过程中，最为棘手、也最为关键的是：如何将离心后松散的细胞沉淀物有效地收集转移至蜡块盒及尽量避免标本的流失。为此，人们在单纯离心的基础上进行了很多尝试，以期加固细胞沉淀的凝聚力。目前最为常用的是血清凝血酶法（plasma-thrombin）以及琼脂凝胶法（agar technique）。

### （二）血清凝血酶法

用血清凝血酶法制备细胞蜡块主要是依据：血清在凝血酶的作用下可以形成比较易于收集的血凝块，其基本步骤如下[11-12]：

1. 在离心形成细胞沉淀中加入几滴血清
2. 再用滴瓶加入同样分量的凝血酶
3. 等待 1~2 分钟后，血凝块形成
4. 将混有细胞的血凝块用拭镜纸包好，移入蜡块盒内
5. 经甲醛固定、石蜡包埋制成蜡块。

值得注意的是，该法适用于新鲜无固定液的或收集于生理盐水和细胞培养液（如 RPMI）的标本。乙醇和甲醛都会降低或抑制凝血酶的作用。如果收集于固定液中，在离心后需应用 PBS 或生理盐水充分洗涤后才能进行上面的步骤。Nigro 等人对比研究了四种制备细胞蜡块的方法，包括：倒滤层沉积法（inverted filter sedimentation）、血清凝血酶、白蛋白以及单纯离心。他们发现，无论是细胞数量、细胞形态，还是 ICC 效果，血清凝血酶法制备的细胞蜡块都是最好；而单纯离心法最差，多数应用此法制成的细胞蜡块所含细胞严重不足。倒滤层沉积法是将制备液基薄层片所用的过滤膜回收利用、制成细胞蜡块；但其过程过于繁琐，而且会造成部分标本细胞重叠，影响细胞形态的观察。白蛋白作为载体制成的细胞蜡块其 ICC 效果不理想，具有很高的背景染色[13]。因此，血清凝血酶法成为当前制备细胞蜡块的主要方法之一。图 5-1 和 5-2 所举病例均为经该法制备的细胞蜡块及在此基础上进行的 ICC。

### （三）琼脂凝胶法

琼脂凝胶法也是制备细胞蜡块的常用方法。它的主要依据是：琼脂在高温时为液态，但当温度降低至 20℃时转化为固体。琼脂凝胶法的基本步骤如下：

1. 用水浴锅将 3% 琼脂加热至液体状态（60℃ 左右）
2. 在装有细胞沉淀的试管内加入甲醛，混合，让标本充分固定至少一小时。这是与血清凝血酶法的最大区别，也是凝胶法的关键
3. 再次离心沉淀后加入几滴液态琼脂，混合均匀
4. 当温度降至室温或放入 4℃冰箱半小时时琼脂凝胶块形成。将混有细胞的琼脂凝胶块用拭镜纸包好，移入蜡块盒内
5. 经甲醛固定、石蜡包埋制成蜡块。

与血清凝血酶法相比，凝胶法的原料经济，成本低廉。但是，其制备过程需要 60℃高温加热，安全性和方便性均不如前者。另外，正如前文所提及，该法的技术关键是：细胞沉淀需先经甲醛固定后才能使用琼脂凝胶法，否则，高温的液态琼脂凝胶会破坏标本的细胞形态和抗原性，造成 ICC 结果的误判。只有经甲醛充分固定后的细胞才能经受住高温的考验。用高温为主要手段的抗原修复技术就是对此最好的说明。Mayall 等人复习了 18 个月中在其医院所进行的 1900 例细针穿刺活检病例，发现其中 50 例进行了琼脂凝胶法细胞蜡块的制作。在这 50 个蜡块里，仅 4 例被发现所含细胞量不足。其原因并不全然是制备方法的问题，很多时候也取决于细针穿刺标本本身的质量。具有细胞蜡块的 28 个病例应用了 ICC 帮助诊断。其免疫染色的结果与随后的临床调查均吻合[14]。遗憾的是该文没有提供一对一的外科手术标本做染色对比，否则，其说服力会更强。

### （四）Bouin 溶液制备细胞蜡块的方法

传统上用于固定骨髓穿刺标本的 Bouin 溶液也是一个制备细胞蜡块的方法，它的主要依据是：Bouin 溶液可以使离心形成细胞沉淀变为较为坚实的硬块，有利于收集。并且，有不少学者认为，Bouin 法制

备的细胞蜡块可以展示完美的细胞形态，特别是细胞核的细微特点[11]。
其基本步骤如下：

1. 在离心形成的细胞沉淀中加入 Bouin 溶液
2. 2 小时后倒掉 Bouin 溶液
3. 将变硬的细胞沉淀用拭镜纸包好，移入蜡块盒内
4. 经甲醛固定、石蜡包埋制成蜡块。

　　我们过去曾使用 Bouin 溶液制备细胞蜡块多年，其 ICC 结果大多
与临床预期或外科手术标本相似。但是，不能否认，Bouin 溶液在细
胞蜡块制备过程中毕竟加入了不可预知的潜在因素，因此，适用于外
科病理蜡块的染色流程、抗原修复技术、抗体浓度以及阳性对照都需
经过验证后才能应用于细胞蜡块。这无疑增加了免疫组织化学实验室
的工作量。再加上 Bouin 溶液是有毒试剂，有害于环境。所以，该法
逐渐被淘汰。

### （五）细胞刮离法

　　细胞刮离法（cytoscrape）是近年来发展的细胞蜡块的一个制备方
法。传统的制备方法是建立在常规涂片后剩余的细胞悬液上，而细胞
刮离法是直接将细胞涂片上着色深、细胞重叠、无法观察的组织片段
或混有细胞的血凝块刮离下来制成蜡块。这种方法特别适合没有材料
制作常规细胞蜡块而重做细针穿刺活检又十分困难的病例。这个新方
法最早于 1996 年由 Verbeek 等发表[15]，它的主要步骤如下：

1. 将要进行细胞刮离法的细胞涂片浸泡于二甲苯中除去盖玻片
2. 在准备进行刮离的组织片段或血凝块上涂上厚厚的用于封片的中性
   树胶封固剂，让其晾干 45 分钟
3. 将中性树胶从玻片上刮离，于是得到与其粘连在一起的组织片段或
   血凝块
4. 将刮离物浸泡于二甲苯，以便分解掉中性树胶
5. 将剩余的组织片段或血凝块包埋，制成蜡块。

　　Verbeek 等人应用这个方法制备了 3 例细胞蜡块，并成功地在其
中 2 例进行 ICC[15]。2000 年，Kulkarni 等人进一步发展并简化了该方
法。他们用手术刀将组织片段或血凝块直接从经巴氏或 Diff-Quik 染色

的玻片上刮离下来，与 3% 的液态琼脂凝胶混合，用琼脂凝胶法制成蜡块。他们的研究发现，通过这一方法，原本无法诊断的 27 例病例中有 12 例得以达成诊断。遗憾的是，他们仅有 1 例进行了 ICC[16]。2007 年，Bhatia 等人就细胞形态和 ICC 结果等关键问题对细胞刮离法和常规细胞蜡块的制备方法进行了对比研究。与 Kulkarni 等人的研究不同，他们应用血清凝血酶法制备刮离细胞和常规细胞蜡块。他们的研究表明，细胞刮离法和常规法制成的细胞蜡块无论从细胞形态还是 ICC 结果均无明显差异 [17]。细胞刮离法开启了制作细胞蜡块的新途径，将涂片上无法识别的组织片段或血凝块重新利用，变废为宝，不仅为诊断提供了新的形态学信息，而且为 ICC 提供了可能性。不过，这几组研究的样本量都比较小，最多的也只有 7 例进行了 ICC 的分析。并且，所有的研究都没有纳入相应的外科手术标本作为参照物进行对比。

　　Hologic 公司已研发出全自动细胞蜡块制备机，称为 Cellient 系统。该系统可在一小时以内制成蜡块，并且利用液基薄层制片所应用的加压过滤等技术加强细胞的收集 [18]。该系统的问世提高了细胞蜡块的制备效率，并推动了它向常规化、标准化的发展。但是，全自动细胞蜡块制备机仍采用以甲醇为主的细胞固定液（PreservCyt），而不是甲醛，这给由此产生的细胞蜡块进行 ICC 带来了一些困扰。Wagner 等人就细胞形态、ICC 效果两方面比较了 35 例经 Cellient 系统和传统制备方法制备的细胞蜡块。他们发现，应用这两种方法制备的细胞蜡块在细胞形态上没有重大差异，只是传统制备方法制备的蜡块胞核着色较深。在 ICC 效果方面，10%（5/50）的抗体结果不一致，一方为阴性，而另一方为阳性，其中包括 p63、BRST2、角蛋白等。遗憾的是，该文没有纳入相应的组织学标本作为对照，很难判断哪一方更接近真实结果。但是，全自动细胞蜡块制备机应用的细胞固定液（PreservCyt）无疑是造成染色差异的一个重要因素。另外，该文也发现，Cellient 系统并非如预期，在很多病例，其蜡块中细胞含量不如经传统制备方法制备的蜡块 [19]。

　　综上所述，细胞蜡块不仅可为细胞学标本的诊断提供形态学依据，而且可为进一步进行 ICC 提供方便，是最理想的免疫染色标本。但是，细胞蜡块制备方法各有优劣，很难统一。因此，正如 Fowler 等人在文中所强调的，在引进新的细胞蜡块制备方法并进行 ICC 之前，必须应用严格的对比试验验证新方法制备的蜡块的 ICC 结果是否与相应的外科手术标本吻合，以避免错误[5]。

## 第二节 抗原修复技术在细胞学涂片上的应用

### 一、ICC 可以在细胞涂片上进行

虽然细胞蜡块是 ICC 的首选标本，但并不是每一个细胞学病例都能提供细胞蜡块。很多时候，具有诊断价值的细胞只存在于细胞涂片上。免疫组织化学可以在细胞涂片上进行吗？为 FFPE 切片量身打造的抗原修复技术适用于这些标本吗？多年来，人们进行了大量的尝试，发现：在细胞涂片上不仅可以进行 ICC，而且也可以利用抗原修复技术提高染色质量，与免疫组织化学媲美。

1994 年，荷兰细胞病理学者 Boon 等人率先将抗原修复技术引进 ICC。他们利用这一技术成功地将 MiB-1 染色应用于一组存档的巴氏染色的阴道涂片[20]。不仅如此，他们还发现，抗原修复技术所应用的高温加热可同时消除原有的巴氏染色，因此，细胞涂片无须预先做退色处理[21]。Gong 等人应用不同的固定方法制备了几种细胞涂片并对比了这些涂片上雌激素受体的 ICC 结果[22]。他们发现，在不应用抗原修复技术的情况下，传统的 Abbott 固定法（10% 甲醛继以甲醇和丙酮固定）制备的细胞涂片染色效果最好，与组织学标本的吻合率可达 91.5%，只是制备涂片的方法太过繁琐；而固定于甲醛以及 Carnoy 液的涂片制备方法简单，但染色效果最差，只有 30% 的吻合率。但是，应用抗原修复技术后，甲醛以及 Carnoy 液固定的涂片的 ICC 效果明显增强，吻合率可提升至 93%，并且没有假阳性[22]。不仅如此，Gong 等的研究进一步支持了 Boon 等人的发现：巴氏染色的细胞涂片无须预先做退色处理，可直接进行免疫染色。若应用酸性乙醇褪色，染色效果反而会降低[22]。这一发现也为在巴氏染色的细胞涂片上进行回顾性研究提供了可行性。但是，众所周知，诊断细胞学涂片大多应

用 95% 的乙醇固定，那么抗原修复技术适用于这些标本吗？ 2012 年，Denda 等人的研究回答了这一问题[23]。他们从 36 例手术标本取材，制成一系列乙醇固定、巴氏染色的细胞涂片以及相应的 FFPE 的组织学标本。他们对比研究了 43 种抗体、经 3 种不同 pH 值抗原修复液处理后细胞涂片和组织学标本的免疫染色效果。结果显示，测试的 9/9 个定位于细胞核的抗体、7/26 个定位于细胞膜和细胞质的抗体均须经抗原修复技术才能染色成功；17/26 个定位于细胞膜和细胞质的抗体均无须经抗原修复技术处理，能直接染色。但是，有 2 个淋巴细胞抗体（CD4、CD10）即便应用抗原修复技术也无法在乙醇固定的细胞涂片上染色；但如果换用甲醛固定，再经抗原修复技术，则可得到与组织学标本媲美的染色效果。这一研究进一步证实了抗原修复技术在 ICC 中的重要性，特别是对于定位于细胞核的抗体。虽然机制还不是很明确，但 Denda 等人认为，抗原修复技术所利用的高温会改变抗原的空间结构，进一步暴露其与抗体结合的靶点（target epitope），因此，对于即便是乙醇固定的标本也会有所帮助[23]。同时，这一研究也显示，不同的抗体需要不同的染色流程。乙醇固定的细胞学标本不一定需要抗原修复技术也可染色，因此，理想的免疫染色效果需要通过配伍筛选实验选择最佳染色方案来获得。

## 三、ICC 也能应用于自然风干的细胞涂片

很多从事细胞学工作的人们认为，自然风干的细胞涂片不利于免疫染色，ICC 应选择经 95% 乙醇或其他细胞涂片固定剂湿固定制备的细胞涂片（wet-fixed cytology slides）[24]。我们的经验发现，自然风干（air dry）但未经染色的细胞涂片，只要方法得当，也可以进行 ICC，其染色效果不亚于经乙醇或其他细胞涂片固定剂制备的细胞涂片，甚至不亚于组织切片（图 5-3）。该技术由于无须携带乙醇等固定剂，方便灵活，特别适合床旁细针穿刺标本的诊断。如果再加上得当的技术，每一次穿刺所得可涂抹 2~3 张片子。这样，即使没有细胞蜡块，也能测试一组抗体以协助诊断和鉴别诊断。

1996 年，Suthipintawong 等人利用 15 例尸体解剖标本，制备了包

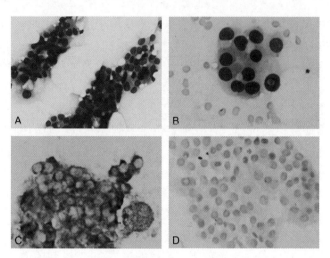

**图 5-3　（也见彩图 5-3）来自一名年轻患者的颈部包块。**该患者 2 年前因甲状腺癌接受了甲状腺全切术。其颈部包块的细胞涂片显示有几团排列拥挤的上皮样细胞（A），其中有少数细胞呈现细胞核内假包涵体（intranuclear pseudoinclusion）（B）。在同时制作的 2 张自然风干、未经染色的细胞涂片上，我们进行了甲状腺球蛋白（C）以及 TTF-1（D）的染色，结果均为强阳性。因此，患者被确诊为颈部转移性甲状腺癌。正如下文所提及的，由于自然风干的细胞涂片避免了因乙醇固定造成的细胞收缩，细胞较大且较为扁平，更利于染色结果的判断

括肝、脾、心、甲状腺、前列腺以及肾上腺等器官的细胞涂片，并将它们分别用 23 种不同的固定方法进行了固定，以比较它们的细胞形态和 ICC 结果，找出最佳的固定方法。Suthipintawong 等人的研究发现，自然风干的细胞涂片再经 0.1% 甲醛乙醇过夜固定继以 100% 乙醇双重固定后，细胞形态和 ICC 效果最佳；而且，免疫染色的强度还可经过抗原修复技术得到进一步增强。不仅如此，经上述方法制备的细胞涂片在置于室温 7 天或储存于 -70℃ 5 周后仍有理想的免疫染色。相比之下，经 100% 乙醇固定的涂片细胞形态虽然良好，但 ICC 效果却背景太高[25]。在同年的另一篇文章中，Suthipintawong 等人发现，自然风干的乳腺涂片经 2～14 小时甲醛固定后，再经抗原修复技术处理，可以获得与组织切片相似的雌激素、孕激素、c-erbB-2 以及 MiB-1 免疫染色。并且，经甲醛固定的细胞涂片可在室温下储存 5～10 天再进

行染色。这意味着，细胞病理学医生可以有充分的时间评估诊断病例后再决定是否需要进行免疫染色[26]。与前一篇文章相比，这篇文章所描述的固定方法更加简便。2007 年，Fulciniti 等人利用快速巴氏染色（ultrafast Papnicolaou staining）的原理进一步发展了在自然风干、未经染色的细胞涂片上进行 ICC 的方法[27]。其主要步骤如下：

1. 将自然风干、未经染色的细胞涂片浸泡于生理盐水 30 分钟，恢复水分，并且，生理盐水可以令红细胞分解，减少其对 ICC 的干扰，使背景更干净

2. 将涂片放入 10% 甲醛（稀释于生理盐水）并继以 10% 的甲醛乙醇（稀释于 96% 的乙醇）中分别固定 3 分钟

3. 利用抗原修复技术，增强抗原性

4. 进行常规免疫染色的步骤。

　　Fulciniti 等人利用此技术测试了 32 种抗体，其中包括定位于细胞膜、细胞质以及细胞核的抗体。研究显示，染色结果可靠，与乙醇固定制备的细胞涂片的吻合率达 100%，没有发现假阳性或假阴性。不仅如此，由于自然风干的细胞涂片避免了因乙醇固定所造成的细胞收缩，更利于染色结果的判断[27]。遗憾的是，在这一试验中，作者没有纳入相应的组织学切片作为参照进行研究。

　　综上所述，ICC 可以在大多数经各种不同方法制备的细胞涂片上进行，但其染色的流程以及是否应用抗原修复技术会因此而不尽相同。而且，适用于组织病理切片的免疫组织化学染色的流程的抗体浓度也不能随便照搬。严格的测试，以及应用同样方法制备的细胞涂片作为阴阳性对照，并纳入相应的组织学切片作为参照是避免错误的关键。


## 第三节　利用有限的细胞涂片进行多个抗体的测试

　　在细胞学涂片上进行 ICC 的最大障碍就是标本量很小。在日常的临床工作中常常面临这样的困境：具有诊断价值的细胞只集中在一两张涂片上，而且不具备可供 ICC 的细胞蜡块。如何利用有限的细胞涂片进行多个抗体的测试是人们一直探讨的问题。

## 一、划界分区法

用蜡笔或金刚笔将细胞涂片分割成几个小区，分别应用不同的抗体染色，以达到同时测试几种抗体的效果。Weintraub 等人从档案中提取了包括低分化鳞癌、腺癌、小细胞癌以及淋巴瘤等 15 例细胞学诊断十分困难的恶性肿瘤病例。他们将这些经巴氏染色的细胞涂片应用划界分区法分割成三个小区，区与区之间的分界线宽 0.3cm，其周围的细胞均清理干净。他们在这 15 例涂片的三个不同的小区同时滴加了三个抗体，包括细胞角蛋白（AE1/AE3、CAM5.2）和白细胞共同抗原，其免疫染色结果与组织病理的诊断均吻合 [28]。但是，划界分区法能测试的抗体数量毕竟有限，而且，抗体相互混合干扰的概率很高。

## 二、重复染色法

1998 年，Dabbs 和 Wang 发表了重复染色法。这一方法的主要依据是：在免疫染色为阴性的细胞涂片上可以重复进行另一种抗体的染色 [29]。其主要步骤如下：

1. 根据细胞的形态特点，尽量将鉴别诊断缩小到两个可能性，例如，腺癌和淋巴瘤
2. 选择一组相互排斥的抗体进一步支持或排除其中一个鉴别诊断，例如，细胞角蛋白和白细胞共同抗原
3. 先进行最有可能呈现阴性染色的抗体染色
4. 再进行最有可能呈现阳性染色的抗体染色，以证实最终诊断。

不难判断，该法与划界分区法一样，只能测试有限的 2～3 种抗体。而且，一旦预测失误，第一种抗体即产生阳性结果而无法再继续。另外，多次染色的涂片产生假阴性以及细胞脱落的机会也会相应增高。

## 三、细胞转移法

1994 年，Sherman 等人发表了细胞转移法。其操作步骤较为复杂，但却为利用有限的细胞涂片测试多个抗体提供了可能 [30]。其主要步骤

如下：

1. 在巴氏染色的涂片的背面，用金刚笔圈画出具有诊断价值的区域。区域的数量应与需要测试的抗体数量一致

2. 将圈画好的涂片浸泡在二甲苯中，以便去掉盖玻片

3. 在去掉盖玻片的细胞涂片上涂抹一层厚厚的中性树脂（mounting medium）

4. 60℃烤箱过夜，以便细胞与中性树脂紧密结合

5. 将细胞涂片从烤箱中取出，用防水笔在中性树脂表面将有诊断价值的区域再标注一次

6. 将细胞涂片浸泡于45℃的水浴，30分钟，以便软化中性树脂，方便分离

7. 用刀片、剪刀、镊子等工具将粘有细胞的中性树脂从玻片上剥离下来，然后按照防水笔的标注将其分割成大小不一的小块

8. 将每一小块粘有细胞的中性树脂转移至一张新玻片上，原来贴于玻片的一面仍需贴于新玻片，并加压一分钟，再放入60℃烤箱，干燥一小时，以确保粘贴紧密

9. 将新制成的细胞涂片浸泡于二甲苯，交换3次，以便洗净中性树脂

10. 顺次经过无水乙醇、95%乙醇、70%乙醇以及清水，还原水分。

11. 将新制成的细胞涂片浸泡于磷酸缓冲液（PBS）液中，按常规步骤进行免疫染色。

为了证实细胞转移法在ICC中的可靠性，Gong等人利用22例诊断困难的细胞学标本，应用细胞转移法制成100张新片，并测试了21个常用抗体。他们发现，97%的染色结果与相应的细胞蜡块相似，没有假阳性。但他们发现了3例假阴性，其中2例可能是样本差异造成的，因为测试的抗体仅在原标本中部分表达。第3例是TTF-1阳性的肺癌标本，经细胞转移法后形成的新涂片TTF-1呈阴性。其原因可能包括进行ICC染色时没有使用抗原修复技术[31]。根据前文所提到的，Denda等人的研究表明，即使是乙醇固定的标本，对于定位于细胞核的抗体，使用抗原修复技术也是免疫染色必不可少的一环[23]。Zu等人也报道了利用细胞转移法检测霍奇金淋巴瘤免疫表型的成功经验。这是一组经快速巴氏染色后诊断为霍奇金淋巴瘤的细胞学病例，为数不

多的肿瘤细胞散布在有限的几张涂片上，常常需要免疫染色与其他大细胞淋巴瘤鉴别。利用细胞转移法，将每一例涂片中具有诊断价值的细胞转移集中至五张玻片上，然后进行 CD15、CD20、CD30、EMA 等多个抗体的免疫染色，可以大大地提高诊断的可靠性[32]。

　　细胞转移法也有许多不足之处，除了操作步骤复杂外，在免疫染色的过程中，细胞容易脱落。而且，肿瘤的抗原表达往往并不均匀，通过细胞转移法而产生的新涂片仅含少量细胞，其免疫结果的判断难免以偏概全，缺乏代表性，造成如上文所提及的假阴性结果。

## 第四节　ICC 在个体化靶向治疗时代的发展和标准化

　　随着医学科学的发展，人们对于疾病的认识，特别是对肿瘤的认识，已进入到分子水平；而对于疾病的治疗，特别是对各种的肿瘤治疗，也推进到个体化靶向治疗的时代。病理医生的职责从传统意义上的形态学诊断，进一步扩展到根据分子标志物的测试，为疾病的预后以及治疗方案的选择提供依据。其中最具代表性的例子就是乳腺癌。作为今天的病理医生，我们不仅要诊断乳腺癌，而且还要测试其激素受体的表达高低，为临床医生选择适合的治疗手段提供帮助。在这一过程中，免疫染色是必不可少的步骤。由于染色的结果直接关系到患者未来的治疗和预后，免疫染色必须标准化，以便结果准确可靠并具有可比性，这是当今 IHC 和 ICC 领域中一个重要的课题。而读者不难看出，较之前者，ICC 的标准化更为复杂，因为与组织学标本相比，细胞学标本更加多样化，固定的方式也不尽相同；如果再加上不同的染色流程及抗体浓度等因素，ICC 的标准化就显得更为不易。

　　为了化繁就简，也正如前文多次提及的，制备细胞蜡块是 ICC 标准化的重要步骤，而细胞蜡块是进行 ICC 的最理想标本。细胞蜡块不仅常常可以提供重要的诊断信息，而且可以轻松地测试一系列抗体，并起到长期保存标本的作用，以便将来进行新的靶基因的检测。更重要的是，由于它们的制备过程与外科病理蜡块十分相似，在大多数情况下，适用于外科病理蜡块的染色流程、抗原修复技术、抗体浓度以及阳性对照都可以直接应用于细胞蜡块。因此，对于大多涉及肿瘤的病例，常规制备细胞蜡块是十分必要的举措。Miller 等人曾在文中推荐，将凝血酶和血库淘汰的过期血浆分别装进小滴瓶，在进行床旁细针穿刺活检时，将二者等量滴加在玻片上与穿刺标本混合，等三者形成血凝块后，再用刀片将其刮离玻片，放入生理盐水中，这样会大大提高细胞蜡块的成功率[10]。当然，目前各个医院制备细胞蜡块的方法并不完全统一，大同小异。因此，正如前文所强调的，在引进新的细胞蜡块制备方法并进行 ICC 之前，必须应用严格的验证试验（validation test），以验证新方法所产生的 ICC 结果是否与相应的外科手术标本吻合，以避免错误。

另一方面，我们也不能忽视细胞学涂片，很多时候，这是我们仅有的选择。但正如前文所描述的，只要方法得当，各类细胞涂片也是进行 ICC 的良好材料。由于细胞涂片在固定和制备方法上与组织切片大相径庭，要获得理想的 ICC 效果，需要严格把关，反复测试。应用外科手术或尸体解剖标本制作一系列正常组织和已知的肿瘤细胞的涂片以及相应的组织学蜡块，是 ICC 实验室的必备材料。它们不仅可以用于新抗体或染色新流程的测试和验证，而且可以用于阴阳性对照。通过这些材料，可以制订一系列配伍筛选实验，针对 ICC 流程、抗体浓度、是否需要抗原修复技术等问题进行探讨，以期最终找出最佳的适用于细胞学涂片的 ICC 方案，使其得到与组织学标本相似的结果。前文所提及的多篇文章均为应用这一方法进行的研究[23, 25-26]。希望通过以上这些努力可以将各类细胞涂片的免疫染色以组织学标本作为标准统一起来，以此达到殊途同归的效果。

近来，关于乳腺癌的 HER2 的测试是免疫组织化学领域的一个热门话题，因为其结果直接关系到许多晚期乳腺癌患者能否应用曲妥株单抗（trastuzumab, herceptin）进行治疗。2007 年，美国临床肿瘤协会与美国病理医生学会（ASCO/CAP）共同发表了关于 HER2 测试的指导意见[33-34]。2013 年又进行了补充修订[35]。为了达到 HER2 测试方法的标准化，该文详细讨论了标本的固定、染色流程的评估以及染色结果的判断。它是广大临床医生和病理医生进行 HER2 测试的准则。虽然这一准则推荐使用组织切片进行 HER2 的测试，然而，在临床工作中，我们也会遇到这样的情况：晚期乳腺癌患者的胸水或从转移灶得到的细针穿刺物是唯一可用的标本。在这种情况下，细胞蜡块仍是最好的选择。Shin 等人应用 ICC 和荧光原位杂交（FISH），以细胞蜡块为基础，调查了 25 例乳腺癌病例的 HER2 表达。他们发现，其中17 例 ICC 和 FISH 均呈阴性，而 5 例二者均呈阳性。剩余的 3 例则是ICC 呈弱阳性，FISH 呈阴性。因此，Shin 等人认为，介于二者的结果十分吻合，在细胞蜡块上进行 HER2 的 ICC 测试是一条可靠的途径；而且染色的流程与外科手术取得的组织学标本无异[36]。Shabaik 等人的研究进一步肯定了这一结论，并加入了相应的组织学标本作为对照，使之更加可靠[37]。Meleki 等应用 MCF-7（ER/PR 阳性）以及 SKBR-3（HER2 阳性）两种乳腺癌细胞株，分别固定于甲醛和以乙醇为主的固定液（Saccomanno）后，制成细胞蜡块和相应的细胞离心片（cytospin），并比较其 ER、PR 和 HER2 染色。他们发现，经甲醛固定 2 ~ 96 小时的乳腺癌细胞株均染色良好；而经 Saccomanno 固定的细胞仅 ER、PR染色良好，HER2 结果不稳定。经 Saccomanno 固定 24 小时以上的细胞甚至会产生 HER2 的假阴性染色。同时他们发现，细胞离心片虽然也能着色，但因细胞收缩变小，染色结果的解读十分困难。因此，该文强调，经甲醛固定的细胞蜡块是 ER、PR 和 HER2 染色的最佳选择[38]。HER2 的测试可以在细胞涂片上进行吗？不少学者也针对这一问题进行了探索。Beatty 等人应用 FDA 认证的 Hercept 测试以及 FISH测试了 51 例固定于 3 种不同固定液（乙醇、cytolyt 以及甲醛）的乳腺癌细胞涂片的 HER2 表达，并将其结果与组织学标本的结果进行了比较。他们发现，细胞涂片的 FISH 结果与组织学标本的十分吻合，但免疫染色的结果却有差距，而其中又以乙醇固定的标本差距最大。在8 例具有 HER2 基因扩增的细胞涂片上，仅 2 例乙醇固定、4 例 cytolyt固定、5 例甲醛固定的涂片 ICC 呈阳性。因此，Beatty 等人认为，若需要在细胞涂片上测试 HER2 表达，FISH 是比免疫染色更为可靠的方法[39]。但是，也有不少文献证实在细胞涂片上可以得到满意的HER2 结果，其中包括前文提到的多篇报道[23, 26]。也许为 FFPE 切片量身打造的 Hercept 测试并不适合细胞涂片，特别是经乙醇固定的标本。作者认为，要比较 ICC 和 IHC 的结果是否吻合，首先需要建立适用于细胞涂片的最佳染色方法，而不是照搬 FFPE 切片的染色流程。目前，关于在细胞学标本上进行 HER2 测试的问题上仍存在争议，需进一步研究。

## 第五节 结 语

"工欲善其事，必先利其器"。细胞病理学的发展离不开免疫细胞化学技术的发展。随着现代医学迈进个体化靶向治疗的时代，人们对于细胞病理学以及免疫细胞化学技术都提出了更高的要求，这既是挑战，也是机会。虽然目前 ICC 的发展还落后于免疫组织化学，也还存在很多问题，但我们坚信，通过不断的探索，一定能将细胞病理学以及免疫细胞化学技术推进到更高、更广阔的前景。

石 砚

### 参 考 文 献

[1] Shi SR, Key ME, Kalra KL. Antigen retrieval in formalin-fixed, paraffin-embedded tissues: an enhancement method for immunohistochemical staining based on microwave oven heating of tissue sections. J Histochem Cytochem, 1991, 39(6): 741-748.

[2] Shi SR, Cote R, Taylor C. Antigen retrieval immunohistochemistry: past, present, and future. J Histochem Cytochem, 1997, 45(3): 327-343.

[3] Shi SR, Cote R, Taylor C. Antigen retrieval techniques: current perspectives. J Histochem Cytochem, 2001, 49(8): 931-937.

[4] Flens MJ, van der Valk P, Tadema TM, et al. The contribution of immunocytochemistry in diagnostic cytology. Cancer (Cancer Cytopathol), 1990, 65(12): 2704-2711.

[5] Fowler LJ, Lachar WA. Application of immunohistochemistry to cytology. Arch Pathol Lab Med, 2008, 132(3): 373-383.

[6] Bahrenburg L. On the diagnostic results of the microscopical examination of the ascitic fluid in two cases of carcinoma involving the peritoneum. Cleveland Med Gaz, 1896, 11: 274-278.

[7] Richardson HL. Koss LG. Simon TR. An evaluation of the concomitant use of cytological and histocytological techniques in the recognition of cancer in exfoliated material from various sources. Cancer, 1955, 8(5): 948-950.

[8] Fetsch PA, Simsir A, Brosky K, et al. Comparison of three commonly used cytologic preparations in effusion immunocytochemistry. Diagn Cytopathol, 2002, 26(1): 61-66.

[9] Fetsch PA, Abati A. Immunocytochemistry in effusion cytology. Cancer (Cancer Cytopathol), 2001, 93(5): 293-308.

[10] Miller R, Kubier P. Immunohistochemistry on cytologic specimens and previously stained slides (when no paraffin block is available). J Histotechnol, 2002, 25(4): 251-257.

[11] Bales C. Techniques in diagnostic cytology: laboratory techniques // Koss L, Melamed M, eds. Koss' diagnostic cytology and its histopathologic bases. Philadelphia: Lippincott Williams & Wilkins, 2006, 1569-1634.

[12] Kulkarni M, Desai S, Ajit D, et al. Utility of the thromboplastin-plasma cell-block technique for fine-needle aspiration and serous effusions. Diagn Cytopathol, 2009, 37(2): 86-90.

[13] Nigro K, Tynski Z, Wasman J, et al. Comparison of cell block preparation methods for nongynecologic ThinPrep specimens. Diagn Cytopathol, 2007, 35(10): 640-643.

[14] Mayall F, Chang B, Darlington A. A review of 50 consecutive cytology cell block preparations in large general hospital. J Clin Pathol, 1997, 50(12): 985-990.

[15] Verbeek DH, Smedts F, Wijnen-Dubbers CW, et al. Histologic processing of thick tissue specimens from cytology slides. Acta Cytol, 1996, 40(6): 1198-1204.

[16] Kulkarni MB. Prabhudesai NM. Desai SB, et al. Scrape cell-block technique for fine needle aspiration cytology smears. Cytopathol, 2000, 11(3): 179-84.

[17] Bhatia P, Dey P, Uppal R, Shifa R, Srinivasan R, Nijhawan R. Cell blocks from scraping of cytology smear: comparison with conventional cell block. Acta Cytol, 2008, 52(3): 329-33.

[18] Cellient: automated cell block system: Hologic Inc., Bedford, MA, USA. http://www.cellientsystem.com.

[19] Wagner D, Russell D, Benson J, Schneider A, Hoda R, Bonfiglio T. Cellient TM automated cell block versus traditional cell block preparation: a comparison of morphologic features and immunohistochemical staining. Diagn Cytopathol, 2011, 39(10): 730-36.

[20] Boon M, Kleinschmidt-Guy E, Ouwerkerk-Noordam E. PAPNET for analysis of proliferating (MiB-1 positive) cell popultions in cervical smears. Europe J

Morphology, 1994, 32 (1): 78-85.

[21] Boon M, Beck S, Kok L. Semiautomatic PAPNET analysis of proliferating (MiB-1-positive) cells in cervical cytology and histology. Diagnostic Cytopahtology, 1995, 13(5): 423-28.

[22] Gong Y, Symmans W, Krishnamurthy S, al e. Optimal fixation conditions for immunocytochemical analysis of estrogen receptor in cytologic specimens of breast carcinoma. Cancer (Cancer Cytopathol), 2004, 102(1): 34-40.

[23] Denda T KS, Kawamura J, Harada K, Kawai K and Kuwao S. Optimal antigen retrieval for ethanol-fixed cytologic smears. Cancer (Cancer Cytopathology), 2012, 120(3): 167-76.

[24] Ganjei-Azar P, Nadji M. Color atlas of immunocytochemistry in diagnostic cytology. New York: Springer, 2007.

[25] Suthipintawong C, Leong A-Y, Vinyuvat S. Immunostaining of cell preparations: a comparative evaluation of common fixatives and protocols. Diagn Cytopathol, 1996, (2): 167-74.

[26] Suthipintawong C. Leong AS. Chan KW. Vinyuvat S. Immunostaining of estrogen receptor, progesterone receptor, MIB-1 antigen and c-erbB-2 oncoprotein in cytologic specimens: a simplified method with formalin fixation. Diagnostic Cytopahtology,1997, 17(2): 127-33.

[27] Fulciniti F, fangella C, Staiano M, Vecchia FL, Botti G, Demuru A, et al. Air-dried smears for optimal diagnostic immunocytochemistry. Acta Cytol, 2007, 52(2): 178-86.

[28] Weintraub J, Redard M, Wenger D, et al. The application of immunocytochemical techniques to routinely-fixed and stained cytologic specimens. Path Res Pract, 1990, 186(5): 658-65.

[29] Dabbs D, Wang X. Immunocytochemistry on cytologic specimens of limited quantity. Diagn Cytopathol, 1998, 18 (2): 166-69.

[30] Sherman ME, Jimenez-Joseph D, Gangi MD, Rojas-Corona RR.. Immunostaining of small cytologic specimens. Facilitation with cell transfer. Acta Cytol, 1994, 38(1): 18-22.

[31] Gong Y, Joseph T, Sneige N. Validation of commonly used immunostains on cell-transferred cytologic specimens. Cancer (Cancer Cytopathol), 2005, 105(3): 158-64.

[32] Zu Y, Gangi M, Yang G. Ultrafast Papnicolaou stain and cell-transfer technique enhance cytologic diagnosis of Hodgkin lymphoma. Diagn Cytopathol, 2002, 27(5): 308-11.

[33] Wolff A, Hammond M, Schwartz J, Hagerty K, Allred D, Cote R, et al. American Society of Clinical Oncology/College of American Pathologists guideline recommendations for human epidermal growth factor receptor 2 testing in breast cancer. J Clin Oncol, 2007, 25(1): 118-45.

[34] Wolff A, Hammond M, Schwartz J, Hagerty K, Allred D, Cote R, et al. American Society of Clinical Oncology/College of American Pathologists guideline recommendations for human epidermal growth factor receptor 2 testing in breast cancer. Arch. Pathol. Lab. Med., 2007, 131(1): 18-43.

[35] Wolff A, Hicks DG, Dowsett M, McShane LM, Allison KH, Allred DC, Bartlett JMS, Bilous M, Fitzgibbons P, Hanna W, Jenkins RB, et al. Recommendations for human epidermal growth factor receptor 2 testing in breast cancer: American Society of Clinical Oncology / College of American Pathologists clinical practice guideline update. Arch Pathol Lab Med, 2013, doi: 10.5858/arpa.2013-0953-SA.

[36] Shin SJ, chen B, Hyjek E, Vazquez M. Immunocytochemistry and fluorescence in situ hybridization in Her-2/neu status in cell block preparations. Acta Cytol, 2007, 51(4): 552-57.

[37] Shabaik A, Lin G, Peterson M, Hasteh F, Tipps A, Datnow B, et al. Reliability of Her2/neu, estrogen receptor, and progesterone receptor testing by immunohistochemistry on cell block of FNA and serous effusions from patients with primary and metastatic breast carcinoma. Diagn Cytopath, 2011, 39(5): 328-32.

[38] Maleki S, Dorokhova O, Sunkara J, Schlesinger K, Suhrland M, Oktay MH. Estrogen, progesterone, and HER-2 receptor immunostaining in cytology: The effect of varied fixation on human breast cancer cells. Diagn Cytopath, 2013, 41(10): 864-70.

[39] Beatty BG, Bryant R, Wang W, Ashikaga T, Gibson PC, Leiman G, et al. Her-2/neu detection in fine-needle aspirates of breast cancer: fluorescence in situ hybridization and immunocytochemical analysis. Am J Clin Pathol, 2004, 122(2): 246-55.

# 第六章　生物医学科学研究方面的应用

　　包括基础性研究和实用性研究在内的生物医学科学研究的主要目的是聚焦在"用"字上，简单地说，就是为了人类的健康，包括环境保护与生态平衡。在实际的研究工作中，除了观察人体的各种生理和病理变化外，科学家们还常常通过其他实验途径，如细胞培养、动物实验等，获得更深入而有价值的研究成果和结论。如果没有动物实验对科学研究的贡献，近代分子生物学以及细胞生物学的飞速发展是不可思议的。认识到动物实验对人类健康的巨大贡献，从19世纪开始，欧洲有些国家就已经开始制定了保护实验动物的法律。近年来，尤其是对灵长类等较高等动物用于动物实验的数量进行了严格的控制。

　　病理学是基础医学和临床医学之间的桥梁。一个多世纪以来，无数的病理学家除了进行临床工作外，还夜以继日地从事研究工作，包括动物实验研究，以探讨病因和发病机制。站在科学发展前沿的病理学者对任何新技术的出现和开发独具慧眼和匠心。近年来，随着分子生物学及其相关技术的飞速发展，外科病理学无论在人们的知识积累方面还是在技术革新等方面都经历了巨大变化。面对基础科学和应用科学技术（包括计算机网络系统以及计算机图像分析等）相继进入临床应用以来所开创的崭新局面，外科病理学家对如何处理人体标本的技术和观察细胞组织发生的各种病理变化也紧跟着跃上分子水平，一个新兴的学科——分子形态学或分子病理学正在崛起[1]。在免疫组织化学方面，广大的病理学者们首先认识到了抗原修复技术作为免疫组织化学技术的革命性突破[2]，自1991年应用抗原修复技术的文章发表后，抗原修复技术迅速应用于临床诊断和科学研究的各个方面，并从此打开了分子形态学的大门。随着抗原修复技术的发展，免疫组织化学得以应用在常规石蜡包埋以及处理火棉胶包埋的人类颞骨上，为从分子水平上了解人类发病机制和病理生理学创立了一个新的领域[3]。如今，抗原修复免疫组织化学技术已广泛应用于临床和科学研究的各个方面；尤其是近年来基于抗原修复技术的原理,开发了从常规石蜡包埋的组织中提取核酸和蛋白质的新兴技术,更加扩大了作为病理学研究宝库的石蜡包埋组织在当前个体化医学研究领域里的应用范围（参见第 10 章和第 11 章）。

Gown 是这样评价抗原修复技术所取得的成就的:"在过去十多年里,抗原修复技术在诊断性免疫组织化学分析方面造成了如此深远的影响,使得这方面的文献分为两个时代:抗原修复技术前时代和抗原修复技术后时代。20 世纪 90 年代初抗原修复技术的问世就是这两个时代的分水岭"[4-5]。

同以往在冰冻切片上用荧光显微镜检测单一荧光标志物不同,随着科学技术的进展,如今人们利用免疫球蛋白多克隆抗体不仅可以在蛋白质质谱学层面进行多颜色标记,还可以将其用于核酸原位杂交、单细胞分子生物学分析等[6]。近年来,人类基因组计划的突破性进展,对研究人类疾病的起源和致病机制都起到了重要作用。科学家们可以利用反求遗传学方法（reverse genetics）——即利用对人类病理学的观察——找到相应的基因并利用实验动物创立出体内模型,进而干预动物体内的基因表达并进行相应的生物学观察,从而了解最新发现的基因在人类疾病中的致病机制[7-9]。可以预见,随着新的基因不断被发现,新的动物模型必然会层出不穷,这些都将在很大程度上增加人们对人类疾病本质的认识。

## 第一节　抗原修复免疫组织化学染色技术
## 应用于生物医学研究领域需要考虑的两个主要问题

在这一节,我们首先讨论一下抗原修复技术应用于生物医学研究领域需要考虑的两个主要问题:试剂的选择和关于抗体特异性的检测。

### 一、试剂的选择

多克隆抗体和单克隆抗体已经广泛应用于人类疾病的诊断。多克隆抗体首先被应用,当人们发现一个新的基因并测序后,就可以利用这个已知多肽序列免疫兔或羊制作出抗体。这比制作单克隆抗体更快也更便宜。基因产物在组织中的表达和分布可以通过多克隆抗体检测，与使用单克隆抗体相比，使用多克隆抗体检出阳性的概率更大。

然而，在动物标本中应用免疫组织化学技术常出现一个问题：二抗与内源性免疫球蛋白的交叉反应性。当然，只要一抗的制备动物与被检测的动物不是同一类动物，就可以通过免疫吸附的方法来解决这个问题。由于方便性和可用性的关系，在实验病理学方面，比较常用的多克隆抗体多来自于兔和羊。

从人类蛋白质制备出的抗体很多。目前一些商品抗体公司提供的能够用于人体的组织切片免疫组织化学染色的第一抗体多数可以用于啮齿动物。但是，二者之间免疫组织化学染色的结果不尽相同。因而，应对每一个选用的抗体进行预试验，以便确认该抗体的特异性和灵敏性。还应该考虑相关抗体用于人类和小鼠的基因表达检测可能会有所不同，也可能会有表位模拟现象[10]。

由于可用性和可重复性的关系，鼠的单克隆抗体最常见。在哺乳动物中，免疫反应性序列有很高的相似性。很多小鼠的单克隆抗体也能检测小鼠蛋白质。但用于检测小鼠的组织时有一个潜在问题：对内源性免疫球蛋白的交叉反应。最好的解决办法是：应用在小鼠中不表达的半抗原（如生物素、荧光团）标记抗体，或者使之与一个可以检测到的生物素过氧化物酶或碱性磷酸酶结合，因为只有标记的抗体才能被检测到。这种方法比直接酶联标记一抗效率更高，操作也更简便。然而，只有少数酶标记的小鼠单克隆抗体可用于检测小鼠。科学家们已研究出各种方法来解决交叉反应性问题[11-13]。另外，一些已经成品化的阻断剂（DAKO或Zymed）也能很好地解决这个问题。另外，研究人员可以通过实验探索固定包埋后组织的免疫组织化学敏感性。例如，相对来说，未成熟的、未经免疫的、在无菌环境中成长的实验室动物的内源性免疫球蛋白表达比成熟的动物低[14]。其他方法有利用大鼠来制备单克隆抗体，也能解决这些问题。很多的研究人员和公司都在致力于从大鼠或其他动物制备合适的试剂，使之能够应用于小鼠的研究。Van der Loos等报道，他们应用一种动物研究试剂盒能够避免鼠第一抗体用于鼠组织切片时产生的非特异性背景染色[15]。

除此之外，还有更快更加经济的方法来追踪细胞内的蛋白质，即通过已知抗体外源性小片段标记蛋白质。这个小片段核酸编码小的多肽段能够整合在基因序列的 5' 或 3' 端，再经过转染的细胞、蛋白质联通小片段的多肽被表达。标志物在细胞内被追踪，如果小鼠的基因组里整合了标志物，就会在组织中检测到相应的表达。

## 二、抗体特异性检测

### （一）通过蛋白质免疫印迹（western blot）或免疫沉淀反应（immunoprecipitation）

蛋白质免疫印迹方法是目前公认且最常用的检测抗体特异性的有效手段。抗体的特异性可以根据单一的蛋白质印迹出现在与该蛋白质的分子量等同的部位来取证。有时，可能得到两条分裂状的印迹，不少观察者仍然接受，认为这是由于一些因素导致的结果，如蛋白质在翻译后的变化等。除蛋白质免疫印迹检测外，Anagnostou 等报道，也可以应用已知抗原的几种细胞株来检测抗体的特异性作为佐证[16]。

### （二）利用阳性和阴性对照物来分析阳性产物在组织和人群中的分布来排除多态性

在当今分子生物学时代，转染特定的基因或空载体细胞是用来检测抗体特异性的"金标准"。Cattoretti 等人应用 Bcl-6 抗体通过蛋白质免疫印迹实验证明，只有在表达 Bcl-6 RNA 的细胞株经转染 Bcl-6 质粒的细胞才能检测到特异性的蛋白质条带，而在对照组中，转染空质粒的细胞没有检测到相应的蛋白质表达，也说明该抗体是针对 Bcl-6 的特异性抗体[17]。另外，从小鼠的基因组中敲除某种基因是验证针对敲除基因抗体特异性的最终方法[18]。例如，我们可以用针对 BCL-6 的 N 端抗体在普通对照小鼠的生发中心检测到信号，但是，在 BCL-6 基因敲除小鼠的生发中心无法检测到任何信号，由此证明此种针对 BCL-6 的 N 端抗体的特异性。但是，对此有人已经提出质疑，因为已不止一次发现：敲除某种基因的一些受体后仍然出现了对其相关基因产物的免疫反应。

### （三）综合检测，全面评定

总之，目前还没有统一的、标准化的抗体特异性检测方法。根据美国耶鲁大学 Rimm 教授实验室的经验，比较可靠的验证抗体特异性的方法是三方面的综合检测：① 蛋白质免疫印迹；② 应用组织和 / 或细胞芯片滴定受测抗体的免疫组织化学染色敏感度；③ 反复证实该抗体在免疫组织化学染色的重现性[19]。归结起来，在一切应用免疫组织化学染色的动物实验研究中，为了科学的准确原则，必须要求每一个染色操作过程都应设置合适的阳性以及阴性对照组，以检测免疫组织化学染色的正确结果。

## 第二节　抗原修复技术的基本原则在实验生物学中的应用

### 一、遵循抗原修复技术的基本原则

事实上，抗原修复技术的出现已彻底改变了过去石蜡包埋切片不能用于抗原抗体反应的局面。目前很多种目的蛋白质都能够被检测到，而且还能从组织形态学细节上加以观察。如今我们不仅能够描述同一种组织中不同细胞的表型差别，而且我们还可能能够追溯到标本固定前组织细胞的基因表达整体情况。抗原修复应遵循抗原修复技术的基本原则（参见第 2 章），如抗原修复的加热条件和修复液的 pH 值这些重要的影响因素。抗原修复技术的发明人华裔科学家石善溶教授等的研究证明，不同修复液的 pH 值对某些抗原非常重要[20]，所以在科学研究中使用一个新的抗体时要想取得满意的实验结果，必须通过配伍筛选实验找到最适合的抗原修复程序（包括加热条件和最适 pH 值）（参见第 3 章）。Eberhart 等报道了应用鼠的视网膜冷冻组织切片经过甲醛固定 15 分钟、30 分钟、1 小时、3 小时，再经微波炉 80℃抗原修复 5、10 和 20 分钟，核抗原免疫组织化学染色的结果，发现：鼠视网膜细胞对甲醛固定和抗原修复的时间很敏感[21]。在参与比较的 11 种抗体的免疫组织化学染色结果中，只有 3 种抗体对甲醛的固定时间和抗原修复时间的变化不敏感，而绝大多数抗体的染色程度都与固定时间和抗原修复时间密切相关。一些抗体需要较短的固定时间和较短的抗原修复时间，而另外一些抗体则在较短的固定时间和较长的抗原修复时间或者在较长的固定时间和抗原修复条件下显色最强。他们的观察还发现，经过 20 分钟加热可以导致部分蛋白质丢失抗原反应性，而视网膜视杆细胞中的另外一些蛋白质则需要较长的抗原修复时间。另外，修复液中的化学成分、金属盐及其浓度等因素都是科研人员需要考虑的。尽管抗原修复的机制尚不清楚，但在修复的抗原中，某些化学成分通过对蛋白质结构的影响可能对某些抗原起了一定作用。目前，0.05% 柠康酸酐溶液成功地用于抗原修复的事实可以看作有力的证据，值得进一步探讨（参见第 2 章）。郑辉等人分别应用 0.01mmol/L 的 PBS（pH7.2）、0.01mol/L 的柠檬酸盐缓冲液（pH6.0）、0.1mmol/L 的 Tris-HCL 缓冲液（pH7.4）以及 1mmol/L 的 EDTA-Na$_2$（pH5.4）作为抗原修复液，用微波炉 92℃加热 2 次，每次 5 分钟的方法进行抗原修复，对经福尔马林固定的多种组织常用抗体进行了比较，发现染色强度和阳性细胞数依次逐渐增强[22]。作者认为，EDTA-Na$_2$ 的强阳性抗原修复作用与之强螯合剂作用有关：通过与钙离子和其他二价离子结合而暴露抗原决定簇。而其他几种抗原修复液与二价离子结合力较差，故阳性反应较弱。

## 二、开辟了利用保存多年的动物实验标本进行回顾性研究的途径

抗原修复技术改变了人们必须要用冷冻切片检测抗原抗体反应而标本保存费时费力的状况。如今在实验病理学，人们可以利用很多年前保存的石蜡标本进行科研工作。1993 年，Greenwell 等报道，应用微波加热抗原修复方法，他们在已在福尔马林溶液中保存了 24 个月的大鼠标本中成功检测到了 PCNA（增殖细胞核）的抗原表达[23]。同一年，Siitonen 等通过对 109 例非腋窝转移的乳腺癌标本进行分析证明，用微波加热抗原修复方法能够显著提高福尔马林固定石蜡包埋的乳腺癌标本的 PCNA 抗原表达；研究人员将经过抗原修复的石蜡标本免疫

组织化学结果与通过流式细胞仪分析 S 期细胞得到的结果进行了对比，发现两种方法得出的结论相同[24]。目前，国内外的文献中对常用生物标志物 HER2 等的免疫组织化学检测过程都强调：需要常规进行抗原修复步骤[25-26]。从 Pubmed 发表的关于增殖细胞核抗原的免疫组织化学方面的文章的粗略统计可以看出，1976—1991 年抗原修复技术发明前，Pubmed 总共收录的文章有 100 篇左右；在抗原修复技术发明后，仅 1992 年发表的文章数就达到了这个数量。

### 三、抗原修复用于甲醛固定的动物组织冷冻切片的免疫组织化学染色

加热修复抗原的方法也可以用于甲醛固定的动物组织冷冻切片的免疫组织化学染色（参见第 10 章）。在动物实验中，早在 2004 年即有这方面的文献报道。Brzica 等应用 4%PFA 固定的大鼠冷冻组织切片进行了免疫组织化学染色（大鼠首先应用 4%PFA 活体灌注 4~5 分钟，肝肾等组织被切成小于 1mm 后，浸泡于 4%PFA 中，在 4℃下固定 24 小时）。他们仔细地比较了 3 种不同酸碱度的柠檬酸缓冲液（pH 为 3、6 和 8）对不同的组织与各种抗体的免疫荧光染色结果。他们的重要结论为：

1. 抗原修复技术可以成功地应用于 PFA 固定的冷冻组织切片
2. 大多数抗体都可以应用微波炉加热的抗原修复技术获得满意的染色结果
3. 修复液的 pH 值对于不同的抗体至关重要，应通过配伍筛选实验来确定
4. 微波炉加热的能量及时间与抗原修复技术的效果有重要关系。对于大多数抗体来说，微波炉加热的能量 800 瓦、加热 20 分钟可以获得满意的染色结果
5. 对于同一抗体，不同的器官可能要求应用不同的抗原修复程序。

例如，对于同一个钠钾泵腺苷三磷酸酶抗体来说，PFA 固定的大鼠肾皮质冷冻组织切片的最佳抗原修复程序为：应用 pH 为 6 的柠檬酸缓冲液，微波炉加热 4×5 分钟（800 瓦），于每一个 5 分钟的间隔

时间添加修复液；加热后，冷却 20 分钟。切片经过 PBS 清洗 3 次后，滴加 0.5% 的 Triton-X-100 溶液孵育 15 分钟，再滴加 2% 的 Triton-X-100 溶液孵育 30 分钟，经过 PBS 清洗 2 次后，即可进行免疫组织化学染色。然而，对于 PFA 固定的大鼠肝冷冻组织切片来说，就必须应用另外一个最佳抗原修复程序：切片首先经过乙醇处理——切片浸泡于 100% 乙醇中 30 分钟，再浸泡于 100% 内醇中 5 分钟，继以 96%、70% 和 60% 乙醇浸泡各 5 分钟后，浸泡于 PBS 溶液中 15 分钟，即可以进入抗原修复处理：应用 pH 为 6 的柠檬酸缓冲液，微波炉加热 $4 \times 5$ 分钟（800 瓦），其他步骤与上述相同。该文作者认为，这种器官组织不同所致的差异可能与不同的细胞内外微环境以及不同的蛋白质三维结构等有关 [27]。

## 第三节　抗原修复免疫组织化学在实验生物学的应用

### 一、观察实验动物免疫系统基因表达的变化

在动物模型作为研究各类感染性疾病或肿瘤时，观察动物免疫系统基因表达的变化类型对于探讨病因和发病机制至关重要。Niu 等报道，应用经抗原修复步骤的免疫组织化学、原位杂交、流式细胞术对人结肠直肠肿瘤标本、结肠癌细胞株以及在免疫缺陷小鼠体内成瘤获得的标本进行分析证明，肿瘤细胞可以具有产生 IgG 的功能，而这与肿瘤细胞的生长以及侵袭特性密切相关。实验进一步证明，阻断 IgG 通路可以促进肿瘤细胞的凋亡并有效控制肿瘤细胞的生长和侵袭 [28]。

### 二、用于斑马鱼或青鳉鱼胚胎冷冻切片或整体标本

研究斑马鱼或青鳉鱼胚胎整体标本内的各类蛋白质在细胞内外的分布对于探讨基因组的菜单在组织和器官发生学中的重要信息至关重要。因此，开发一种能够满足免疫组织化学染色用于研究斑马鱼或青鳉鱼胚胎整体标本的抗原修复程序就具有非常重要的实用价值。Inoue

等人通过实验摸索出一套合理的抗原修复程序。胚胎标本首先经 4%
多聚甲醛 4℃固定过夜。对于需要进行冷冻切片或整胚免疫荧光染色
的标本，固定后的青鳉鱼标本需要应用去卵膜处理，两种鱼标本均需
经过配液 PTw（pH 为 7.3，含 0.1% 的 Tween 的 PBS）作为缓冲处理
和接下来一系列的处理步骤，包括适当的加热（稍后详述）以适应整
胚或切片免疫染色。在染色之前，去卵膜处理后的青鳉鱼胚胎首先在
PTw 中洗 5 分钟若干次，然后保存在 -20℃、100% 甲醇中固定至少 2 天。
固定后的胚胎经 PTw 水化 3 次，每次 10 分钟，再经 30% 蔗糖 4℃过夜。
关于加热步骤，文中说明应用 150mM、pH 为 9.0 的 Tris-HCl 先浸泡
30% 蔗糖处理过的标本 5 分钟，继以 70℃加热 15 分钟的方法。加热
后的胚胎再经 30% 蔗糖 4℃过夜，经此处理的胚胎用冰冻包埋剂包埋
并切片（厚度为 18μm）。冷冻切片放在事先涂有防脱片剂的玻璃片上，
在进行免疫染色前至少先干燥 3 小时。对于整胚免疫染色，不管是固
定后还是经 30% 蔗糖处理后的胚胎，首先经过 PTw 处理 3 次，每次
10 分钟，然后再加热。因为整胚免疫染色不需要重新经过 30% 蔗糖
的处理，胚胎加热后可以直接经 PTw 处理 2 次，每次 10 分钟，然后
再经蒸馏水清洗 2 次，每次 5 分钟。为了增加组织的穿透性，用于整
胚免疫染色的胚胎可以通过 -20℃丙酮处理 20 分钟，再经 PTw 连续
冲洗 6 次，每次 5 分钟，即可以用于接下来的免疫染色。通过此种方
法处理过的斑马鱼或青鳉鱼胚胎标本再进行整体胚胎或切片免疫组织
化学染色都能最大限度地减少组织损失和细胞形态损害 [29]。而且，自
从应用整体标本加热修复方法之后，切片脱落的发生大大减少了。还
可以进一步稀释所用的各类抗体试剂（均应用 1∶500 的稀释度），减
少成本。原文作者在报告中应用一系列色彩对比鲜明的免疫荧光染色
照片令人信服地证实：在应用谷氨酰胺合成酶（glutamine synthetase,
GS）、蛋白激酶 Cα（PKCa）和增殖细胞核抗原（PCNA）对未经加热
修复处理的鱼标本进行免疫组织化学染色时得到了非常微弱接近阴性
的染色结果；但是，经过加热修复的整体或切片却能够获得强阳性的
免疫组织化学染色结果。在这些经过加热修复过的鱼标本切片上，也
可以满意地进行核酸原位杂交以及多重免疫组织化学染色。更为有趣
的是，加热 70℃修复的抗原并不会破坏已经先行标记到活细胞内的荧

光素，包括绿色或红色的荧光素（GFP 或 RFP）。作者等应用免疫组织化学染色成功地证实了存在于转基因斑马鱼或青鳉鱼胚胎标本的细胞株内的特异的促进因子 Ath5；可以清楚地看到视网膜神经节细胞以及视神经轴突上在生活状态下已经先行标记的 GFP 或 RFP。经过近代活体细胞标志物的动态观察方法处理后的细胞或组织标本还能够再进行常规甲醛固定石蜡包埋以及应用抗原修复处理成功地进行免疫组织化学染色，大大地扩大了合并使用活体细胞标志物的动态观察方法和处死动物后常规标本的观察方法，从而开辟了新的生物医学研究途径。

### 三、利用实验动物模型探讨卵巢肿瘤的起源

很多年来，卵巢肿瘤起源问题一直存在争议，其中一个主要原因是：缺乏一个能够模拟人类卵巢肿瘤的动物模型。Chodankar 等人通过特异性敲除卵巢颗粒细胞的 Brca1 基因，在 2/3 的基因敲除的小鼠的卵巢和子宫周围观察到上皮性肿瘤。研究人员进一步通过抗原修复免疫组织化学等方法用上皮组织特异性标志物角蛋白（cytokeratin）证明：小鼠体内产生的肿瘤和人类卵巢肿瘤一样来自于上皮性组织。肿瘤组织对卵巢颗粒细胞的标志物苗勒抑制物质（mullerian inhibiting substance）的反应呈阴性也同时证明了：虽然 Brca1 基因敲除在卵巢颗粒细胞，但是，卵巢肿瘤本身并不是来自于卵巢颗粒细胞[30]，从而支持卵巢颗粒细胞通过增加雌激素的分泌影响卵巢肿瘤起源细胞而发挥成瘤作用的机制[31]。在人类，由于绝大多数的卵巢肿瘤都有 p53 基因突变，我们进一步把卵巢颗粒细胞特异性 Brca1 基因敲除小鼠和输卵管子宫 p53 基因突变的小鼠杂交，以增加肿瘤的恶性程度；小鼠体内得到的肿瘤经抗原修复后的免疫组织化学染色分别应用上皮细胞标志物角蛋白（pancytokeratin）和卵巢肿瘤细胞标志物（Pax8），证明了小鼠体内产生的肿瘤确实是上皮细胞来源的卵巢肿瘤（图 6-1）。这一研究结果对研究卵巢肿瘤的起源问题有重大意义。实验中用到的上皮细胞标志物角蛋白鼠单克隆抗体从 Santa Cruz 生物公司购得（Santa Cruz Biotechnology, CA, SC-8018，稀释度为 1∶100），Pax8 兔多克隆抗体从 Proteintech 公司购得（Proteintech, IL, 10336-1-AP，稀释度为

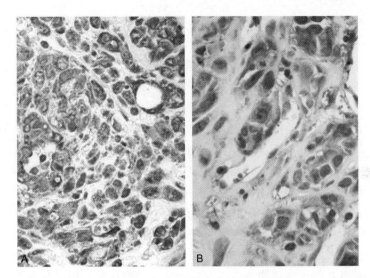

图 6-1　小鼠体内肿瘤的免疫组织化学染色分析。经抗原修复的肿瘤组织切片分别用上皮细胞标志物上皮细胞标志物角蛋白（A）和 卵巢肿瘤细胞标志物 PAX8（B）染色

1：100）。两种抗体的特异性和组织分布已经被广泛研究并应用于科学实验研究中 [32-33]。实验中我们应用了加热抗原修复的方法，即将切片浸入 0.01M、pH 为 6.0 的柠檬酸盐缓冲液中，电炉加热至沸腾 20 分钟。冷却后用 pH 为 7.4 的 PBS 清洗 1~2 次，其余的免疫组织化学染色步骤如常规所述 [30]。

## 四、通过对 CD20 在人早期胚中的细胞内定位研究 B 细胞的功能机制

CD20 常被用作鉴定 B 细胞的标记，是从前 B 细胞开始的所有 B 细胞表面所特有的抗原结构。以往的报道认为，细胞膜是 B 细胞表面特异性抗原 CD20 存在的部位。已有报道，研究人员用它作为 B 淋巴细胞和恶性淋巴瘤的特异性标记 [33-35]。有证据表明，B 细胞产生于胚胎肝 [36]。为了进一步了解 CD20 与 B 细胞信息传递间的内在联系在人

早期胚胎发育中的形态和作用，刘影等应用之前已被广泛验证和使用的中山生物技术有限公司的 CD20 鼠抗人单克隆抗体，对 CD20 阳性的 B 细胞在人早期胚的分布及其在细胞中的定位进行了观察 [37]。研究人员首先通过配比筛选实验比较了不同的加热条件和抗原修复液，应用 0.01mol/L、pH 为 6.0 的枸橼酸钠先在微波炉中加热至沸腾、然后持续煮沸 8 分钟的抗原修复方法。人早期胚胎石蜡切片常规免疫组织化学的基本染色步骤如下：石蜡切片首先脱蜡加水，经 3% 过氧化氢消除内源性过氧化物酶活性，血清封闭以及如上所述抗原修复步骤，然后经一抗、二抗孵育和 DAB 显色，苏木素复染，中性树胶封片。实验结果经多次重复并与阳性对照淋巴结标本和用 0.01M 的 PBS 代替一抗的阴性对照比较，研究人员首次发现，CD20 阳性颗粒分布在人早期胚肝内 B 细胞的细胞核中，并呈不均质的斑块状分布。此研究结果为阐明 B 细胞中抗原物质的转移开辟了新的思路，提示在 B 细胞发育成熟的过程中，CD20 与其他蛋白质构成的信号传导复合体——抗原物质是由细胞核内部迁至细胞膜表面。Khurana 等通过动物实验进一步证明，从中胚叶中加入胚胎肝的一部分原始造血干细胞可以分化为血液原始细胞与肝细胞 [38]。研究结果表明，E10.5 胎肝造血干细胞亚群具有肝分化潜能。通过共培养实验的造血细胞中对肝细胞形成贡献了进一步支持的论点。克隆分析表明，在胚胎 E10.5 的 CD45 细胞具有功能异质性，它们可以分化为肝细胞或造血细胞。作者通过流式细胞术分离 E10.5 胎肝细胞发现，CD45（造血干细胞标志物）阳性的和 Dlk-1（肝母细胞标志物）阳性胚胎肝细胞表达相关。而相反，CD45 阴性的细胞与 Dlk-1 没有这种相关性。研究人员还进一步通过对胚胎肝细胞基因表达的分析发现，在 E10.5，一部分 CD45 阳性的胚胎肝胞表达 Dlk-1、HNF-1α 和 OSMRβ，而后两者分别在胚胎肝细胞的发育和成熟中起到重要作用。在这之后的发育过程中，这些细胞继续发展为肝细胞，同时失去 CD45 抗原性并像成熟肝细胞那样制造白蛋白。同时，E10.5 的 Dlk-1 阳性胚肝细胞表达 CD45，成为有造血潜能的细胞克隆；研究人员认为，这些细胞能够分化为具有同时分化为造血系和肝细胞系的潜能。但是，在进一步的发育过程中，逐渐只有 CD45 阴性 Dlk-1 阳性的细胞具有肝细胞活性。研究人员通过体外共培养实验和克隆分析证明，E10.5 胚肝造血干细胞在不同的共培养的条件下，能够分化为髓系和肝细胞系克隆。子宫内细胞移植实验提示，E10.5 胚肝造血干细胞确实有转化为肝细胞的潜能，而同期的非造血潜能的胚肝细胞发育为胆管细胞。由此，我们可以看到，来自人体胚胎组织的实验结果可以从设计精良的动物实验证实，这更加说明动物实验对于探讨人类相关疾病的重要贡献。

# 第四节　结　语

从 20 世纪 50 年代起，以动物模型作为研究人类疾病发病机制的实验生物学就成为国内外医学研究的重要手段。数以千计的实验生物学研究确实提供了不少极有价值的科学资料，成为人类宝贵的科学技术财富。近代分子生物学和细胞生物学的长足进步使这一方面的研究更加广泛地用于各种类型的实验室。按照国际动物保护协会的要求，为了防止滥用动物，凡涉及动物实验的研究课题都必须经过大学或研究院实验动物审批委员会核准。因此，对于应用动物作为研究手段时，必须认真思考，尽量减少不必要的动物应用数量。如有可能，尽量保存动物标本，制备常规甲醛固定石蜡包埋的标本，以供日后研究之用。我们相信，抗原修复技术的进一步开发完善必将极大地推动免疫组织化学在诊断病理学和实验病理学方面的广泛应用，同时也为一切人类或动物组织的石蜡标本带来更为广阔的应用前景。

刘　影

# 参 考 文 献

[1] Rosai J. Pathology: A historical opportunity. Am J Pathol, 1997, 151(1): 3-6.

[2] Taylor CR, Cote RJ. Immunomicroscopy: A diagnostic tool for the surgical pathologist. 3rd ed. Philadelphia, PA: Elsevier Saunders, 2005, 47-74.

[3] Shi SR, Cote RJ, Taylor CR. Antigen retrieval immunohistochemistry and molecular morphology in the year 2001. Appl Immunohistochem Mol Morphol,

2001, 9(2): 107-116.

[4] Gown AM. Unmasking the mysteries of antigen or epitope retrieval and formalin fixation. Am J Clin Pathol, 2004, 121(2): 172-174.

[5] 石善溶，石砚，Taylor CR. 抗原修复技术研究进展．中华病理学杂志，2007，36(1)：7-10.

[6] Brandtzaeg P. The increasing power of immunohistochemistry and immunocytochemistry. J Immunol Meth, 1998, 216(1-2): 49-67.

[7] Bedell MA, Jenkins NA, Copeland NG. Mouse models of human disease. Part I: techniques and resources for genetic analysis in mice. Genes Dev., 1997, 11(1): 1-10.

[8] Bedell MA, Largaespada DA, Jenkins NA, Copeland NG. Mouse models of human disease. Part II: recent progress and future directions. Genes Dev., 1997, 11(1): 11-43.

[9] Berg P. Co-chairman's remarks: reverse genetics: directed modification of DNA for functional analysis. Gene., 1993, 135(1-2): 261-264.

[10] Kinzler KW, Vogelstein B. Breast cancer. What's mice got to do with it? Nature. 1996, 382(6593): 672.

[11] Eichmüller S, Stevenson PA, Paus R. A new method for double immunolabelling with primary antibodies from identical species. J Immunol Meth, 1996, 190(2): 255-265.

[12] Hierck BP, Iperen LV, Gittenberger-De Groot AC, Poelmann RE. Modified indirect immunodetection allows study of murine tissue with mouse monoclonal antibodies. J Histochem Cytochem, 1994, 42(11): 1499-1502.

[13] Lu QL, Partridge TA. A new blocking method for application of murine monoclonal antibody to mouse tissue sections. J Histochem Cytochem, 1998, 46(8): 977-984.

[14] Bos NA, Kimura H, Meeuwsen CG, et al. Serum immunoglobulin levels and naturally occurring antibodies against carbohydrate antigens in germ-free BALB/c mice fed chemically defined ultrafiltered diet. Eur J Immunol, 1989, 19(12): 2335-2339.

[15] van der Loos CM, Göbel H. The animal research kit (ARK) can be used in a multistep double staining method for human tissue specimens. J Histochem Cytochem, 2000, 48(10): 1431-1438.

[16] Anagnostou VK, Welsh AW, Giltnane JM, et al. Analytic variability in immunohistochemistry biomarker studies. Cancer Epidemiol Biomarkers Prev., 2010, 19(4): 982-991.

[17] Cattoretti G, Chang CC, Cechova K, et al. BCL-6 protein is expressed in germinal-

center B cells. Blood, 1995, 86(1): 45-53.

[18] Ye BH, Cattoretti G, Shen Q, et al. The BCL-6 proto-oncogene controls germinal-centre formation and Th2-type inflammation. Nat Genet, 1997, 16(2): 161-170.

[19] Bordeaux J, Welsh A, Agarwal S, et al. Antibody validation. Biotechniques, 2010, 48(3): 197-209.

[20] Shi SR, Imam SA, Young L, et al. Antigen retrieval immunohistochemistry under the influence of pH using monoclonal antibodies. J Histochem Cytochem, 1995, 43(2): 193-201.

[21] Eberhart A, Kimura H, Leonhardt H, Joffe B, Solovei I. Reliable detection of epigenetic histone marks and nuclear proteins in tissue cryosections. Chromosome Res 2012, 20(7): 849-858.

[22] 郑辉，冯德云，颜亚晖. 不同抗原修复液对微波抗原修复结果的影响. 临床与实验病理学杂志，2000，16(6)：521-522.

[23] Greenwell A, Foley JF, Maronpot RR. Detecting proliferating cell nuclear antigen in archival rodent tissues. Environ Health Perspect, 1993, 101 (Suppl 5): 207-209.

[24] Siitonen SM, Kallioniemi OP, Isola JJ. Proliferating cell nuclear antigen immunohistochemistry using monoclonal antibody 19A2 and a new antigen retrieval technique has prognostic impact in archival paraffin-embedded node-negative breast cancer. Am J Pathol, 1993, 142(4): 1081-1089.

[25] Lourenço HM, Pereira TP, Fonseca RR, et al. HER2/neu detection by immunohistochemistry: optimization of in-house protocols. Appl Immunohistochem Mol Morphol, 2009, 17(2): 151-157.

[26] 赵东晖，卢义生，何建芳等. FISH 与 IHC 技术检测乳腺癌 Her2 状态的对比研究. 中华全科医学，2010，8(1)：8-10.

[27] Brzica H, Breljak D, Vrovac I, et al. Role of microwave heating in antigen retrieval in cryosections of the formalin-fixed mammalian tissues // Microwave heating. Chandra U, ed. Rijeka, Croatia: InTech, 2011. http://www.intechopen.com/books/microwave-heating/role-of-microwave-heating-in-antigen-retrieval-in-cryosections-of-the-formalin-fixed-mammalian-tissue.

[28] Niu N, Zhang J, Huang T, et al. IgG expression in human colorectal cancer and its relationship to cancer cell behaviors. PLoS One, 2012, 7(11): e47362.

[29] Inoue D, Wittbrodt J. One for all−a highly efficient and versatile method for fluorescent immunostaining in fish embryos. PLoS One, 2011, 6(5): e19713.

[30] Chodankar R, Kwang S, Sangiorgi F, et al. Cell-nonautonomous induction of ovarian and uterine serous cystadenomas in mice lacking a functional Brca1 in ovarian granulosa cells. Curr Biol, 2005, 15(6): 561-565.

[31] Hong H, Yen HY, Brockmeyer A, et al. Changes in the mouse estrus cycle in response to BRCA1 inactivation suggest a potential link between risk factors for familial and sporadic ovarian cancer. Cancer Res, 2010, 70(1): 221-228.

[32] Pongcharoen S, Somran J, Sritippayawan S, et al. Interleukin-17 expression in the human placenta. Placenta, 2007, 28(1): 59-63.

[33] Quartuccio SM, Lantvit DD, Bosland MC, et al. Conditional inactivation of p53 in mouse ovarian surface epithelium does not alter MIS driven Smad2-dominant negative epithelium-lined inclusion cysts or teratomas. PLoS One, 2013, 8(5): e65067.

[34] Mason DY, Comans-Bitter WM, Cordell JL, et al. Antibody L26 recognizes an intracellular epitope on the B-cell-associated CD20 antigen. Am J Pathol, 1990, 136(6): 1215-1222.

[35] Cartun RW, Coles FB, Pastuszak WT. Utilization of monoclonal antibody L26 in the identification and confirmation of B-cell lymphomas. A sensitive and specific marker applicable to formalin-and B5-fixed, paraffin-embedded tissues. Am J Pathol, 1987, 129(3): 415-421.

[36] Cyster JG. Lymphoid organ development and cell migration. Immunol Rev, 2003, 195: 5-14.

[37] 刘影, 唐军民, 唐岩等. 人早期胚肝中 CD20 的免疫组织化学定位. 解剖学报, 2007, 38(2): 238-240.

[38] Khurana S, Mukhopadhyay A. Hematopoietic progenitors from early murine fetal liver possess hepatic differentiation potential. Am J Pathol, 2008, 173(6): 1818-1827.

# 第七章　免疫电镜、核酸原位杂交和多重免疫染色

如第 1 章的表 1-3 所列，抗原修复技术已经推广使用到一系列有关分子形态学的领域，如免疫电镜、核酸原位杂交、原位末端标记法、多重免疫组织化学染色、冷冻组织切片、图像质谱分析等新兴科学技术领域，取得令人瞩目的优异成果。作者在已经出版的两本英文专著里，邀请有关专家总结过表 1-3 所列一些主要题目的当时进展和重要的技术资料。在英文专著的基础上，以下内容主要着眼于最近的新进展，以期提供今后的研究方向。至于一些更具方向性的题目，如从常规石蜡包埋组织切片中提取蛋白质、DNA/RNA 等导向开发组织蛋白质组学以及进一步开发分子形态学等新领域的相关内容，本书另设有专门章节讨论。

## 第一节　免　疫　电　镜

自 1995 年 Stirling 和 Graff[1] 首次报告应用加热抗原修复技术对环氧树脂包埋的电镜超薄切片作为免疫电镜染色的前处理从而显著提高了胶体金的标记效果以来，国际电镜学领域掀起了应用加热抗原修复技术等免疫染色前处理以大大提高免疫电镜染色效益的热潮。如 Brorson[2]、Yamashita[3-4]、Wilson[5] 等相继发表了独具匠心的文章。虽然加热抗原修复方法主要用于包埋后免疫电镜染色处理，但包埋前免疫电镜染色也早有记录，Yamashita 等 [3] 曾经应用 90℃加热、经过 PLP 固定的鼠肾 40μm 厚组织块浸泡在 7.5% 葡萄糖 PBS 液中约 5 分钟到修复 γ-GTP 重链的目的。他们获得了满意的形态学和 γ-GTP 在鼠肾组织的免疫电镜染色分布结果。Fonseca 等应用压力锅抗原修复处理切成 30 ~ 40μm 厚的、经过多聚甲醛和戊二醛固定的人体涎腺组织中 CD44 的分布，获得了满意结果 [3]。其他还有不少应用振动切片机等、

固定后包埋前免疫电镜染色在定位 P2X4 受体等抗原的成功案例。

## 一、包埋前组织固定和加热抗原修复的程序

Yamashita[3] 建议了下述包埋前组织固定和加热抗原修复的程序：鼠组织固定于 4% 甲醛（甲醛溶解于含有 25mmol 氯化钙的 0.1M 二甲砷酸盐缓冲液中，pH 7.4），在室温下固定 6 小时。切成 12μm 的厚片裱在玻片上，再固定于溶入 0.1M 磷酸缓冲液（pH 7.4）中的 0.5% 戊二醛中 1 分钟以达到切片不脱落且保证更好的超微结构形态。加热抗原修复处理的方法：浸泡超薄切片于加有 10% 蔗糖的 20mmol 的 Tris-盐酸缓冲液（pH 9.0），加热 70℃，持续 3~6 小时。他们证实，在多种抗原的包埋前免疫电镜染色应用这个程序均得到满意的结果。详细的包埋前免疫电镜染色见附录。应用这一包埋前染色程序，Yamashita 获得满意的染色效果（图 7-1 显示包埋前的组织冷冻切片光镜所见的免疫组织化学染色结果；图 7-2 为电镜观察图像）。

## 二、包埋后加热抗原修复的程序

加热抗原修复处理已被确认是显著提高免疫电镜染色的最有力措施。Brorson[2] 探讨了抗原修复技术的各种影响免疫电镜染色效果的因素，加热修复配合其他一些处理方法，包括应用强碱性溶液作为去包埋树脂等前处理手段，以及可能的抗原修复机制。一些推理与本书第 8 章有关应用强碱性溶液和结合加热抗原修复对火棉胶包埋人体颞骨切片染色前处理的基本原则颇有异曲同工之处。应用加热抗原修复配合一些化学溶液对树脂的处理，已经成为国外免疫电镜染色的常规标准程序，其产生的卓越效果已经获得广大学术界的认同。Stirling 和 Graff[1] 报道应用环氧树脂包埋的人体角膜（IgG 晶体包裹体）超薄切片，首先应用乙醇钠（sodium ethoxide）或饱和过碘酸钠（sodium metaperiodate）溶液在室温下刻蚀切片一小时,然后，将切片浸入 0.01M 柠檬酸缓冲液（pH 6.0）中加热 95℃，10 分钟加热后，冷却 15 分钟。他们仔细地比较了各个前处理方法所获得的 IgG 晶体包裹体的标记胶

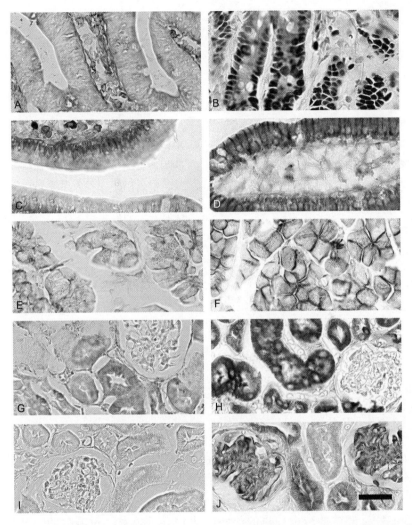

**图 7-1 包埋前免疫电镜染色，显示低温加热抗原修复对冷冻切片免疫组织化学染色的作用。** 各种鼠组织的冷冻切片（15μm），经过醛固定后，分别应用不加热（图左列：A、C、E、G 和 I）比较经过改良的低温加热抗原修复方法（加热70℃持续4小时）处理后（图右列：B、D、F、H 和 J）。同一个组织对同一个抗体的免疫组织化学染色结果。共用5个抗体，总结其比较结果如下表：

| 图中的编号 | 抗体 | 鼠组织 | 免疫组织化学染色的结果 | |
| --- | --- | --- | --- | --- |
| | | | 未应用低温加热抗原修复 | 应用低温加热抗原修复 |
| A、B | 增生细胞核抗原（PCNA） | 小肠 | 除内源性免疫球蛋白显示非特异染色外，无特异的阳性染色（A） | 小肠基底腺细胞核阳性染色（B） |
| C、D | 钙粘蛋白（E-cadherin） | 小肠 | 除内源性免疫球蛋白显示非特异染色外，无特异的阳性染色（C） | 小肠上皮细胞的外侧细胞膜连接复合体强阳性染色（D） |
| E、F | 连环蛋白（β-catenin） | 胰腺 | 阴性（E） | 胰腺腺泡细胞外侧细胞膜阳性染色（F） |
| G、H | 线粒体外膜移位酶 20（Tom 20） | 肾 | 阴性（G） | 肾近曲和远曲小管的细胞质阳性染色（H） |
| I、J | 紧密连接蛋白 -5（claudin-5） | 肾 | 阴性（I） | 肾小球和远曲小管阳性染色（J） |

注：放大指标＝ 100μm。本图由日本庆应义塾大学医学部病理学教室山下修二（Yamashita）博士惠赠

体金在每平方微米（$\mu m^2$）测量到的颗粒数量：未经任何前处理的超薄切片是 5 粒；经过乙醇钠或饱和过碘酸钠溶液在室温下刻蚀切片一小时的超薄切片是 15 ~ 20 粒；乙醇钠溶液处理合并浸泡超薄切片于水中或柠檬酸缓冲液中加热的前处理是 140 ~ 160 粒；过碘酸钠溶液处理加超薄切片浸泡于柠檬酸缓冲液中加热的前处理可以获得最好的结果 195 粒。由于乙醇钠溶液处理加上加热后形态学不满意，他们认为，应用过碘酸钠溶液处理加上超薄切片浸泡于柠檬酸缓冲液中加热的前处理，除了可以获得最好的免疫金标记效果外，还能获得满意的超微结构。

2009 年，Yamashita[4] 发表了经过仔细比较研究多种不同的方法后

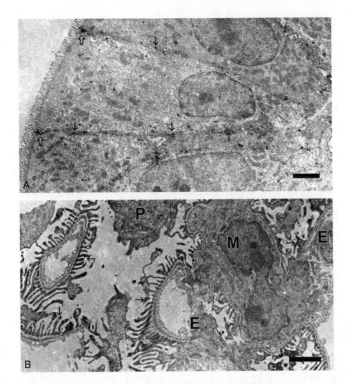

**图 7-2 包埋前免疫电镜染色显示钙粘蛋白和紧密连接蛋白 -5 在动物组织细胞内的定位。**（A）钙黏蛋白分布在鼠小肠上皮细胞，箭头所示黏附连接与侧细胞膜有强阳性染色。（B）紧密连接蛋白 -5 在鼠肾小球的定位：沿肾小球脏层上皮细胞足突的细胞膜可见阳性染色(箭头所示)。(E)肾小球毛细血管的上皮细胞为阴性。P：足状突细胞；M：系膜细胞；放大指标：2μm。本图由日本庆应义塾大学医学部病理学教室山下修二（Yamashita）博士惠赠

得出的包埋后组织固定和加热抗原修复的程序：

1. 固定组织于 4% 甲醛（溶解于含有 2.5mmol 的氯化钙和 1.25mmol 氯化镁的羟乙基哌嗪乙硫磺酸缓冲液中）2 小时

2. 继续固定标本于改变 pH 为 8.5 的上述同一固定液，在室温下过夜

3. 应用葡萄糖溶液调整固定液的摩尔渗透压浓度到 300～330mOsm

4. 组织脱水：应用二甲基甲酰胺（在冰上），包埋于 LR-White 树脂

5. 加热抗原修复方法：超薄切片浸泡于 pH 9.0 的 Tris 盐酸缓冲液中，

加热 95℃持续 1～2 小时

6. 切片经过金标染色后，应用含有 0.05% 的鞣酸 PBS 缓冲液（pH 5.5）的 2% 戊二醛中 5 分钟，继以 1% 锇酸 /0.1M PBS 缓冲液（pH 7.4）5 分钟

7. 醋酸铀和柠檬酸铅染色。

他们报告应用这一方法可以获得满意的超微结构形态和多种抗体的阳性染色。几乎所有能够在常规甲醛固定石蜡包埋组织切片上进行染色的抗体均可应用这一方法。图 7-3 系日本 Yamashita 博士应用上述包埋后电镜染色程序所得的结果。

根据 Ramandeep 等[6] 于 2001 年设计的一个检测不同标本固定和制备方法以达到定量免疫金标法之目的的研究项目。他们用大肠埃希菌 DH5α 细胞作为实验模型，比较了定量免疫金标电镜法所得结果与酶联免疫吸附实验的定量结果，以尽量获得准确的定量资料。其结果证实，抗原修复处理可以很满意地完全恢复经过锇酸后固定之电镜标本的免疫染色效益，高达 90%～100%。他们的这一重要的定量研究结论从科学的立场、客观而强有力地证实了：加热抗原修复技术完全可以成功地用于免疫电镜研究。

Hann 等[7] 对人眼组织常规电镜超薄切片进行了细胞外的胶原蛋白 Ⅳ（collagen Ⅳ）和纤维连接蛋白（fibronectin）在基底膜中的分布研究。他们应用了加热抗原修复技术并获得十分满意的结果。对比不加热的切片，免疫标记信号成倍增加，完全没有任何假阳性的背景干扰。加热抗原修复对于 4% 多聚甲醛和 2% 戊二醛固定的标本很有效果，而且不受标本存储时间的影响。

## 三、加热抗原修复技术的基本原则和光镜相同

Röcken 和 Roessner[8] 设计了一种简易的、加热载有超薄切片的网格，于一段长 10～12cm、直径 6mm 的插槽软管内，使网格能够固定于插槽软管。插槽软管的另一端加上软木塞，再将插槽软管放入试管，其中有抗原修复溶液。应用水箱加热 91℃，30 分钟。他们仔细比较分析了多种染色前处理方法以及两种修复液柠檬酸缓冲液 pH 6 与 EDTA

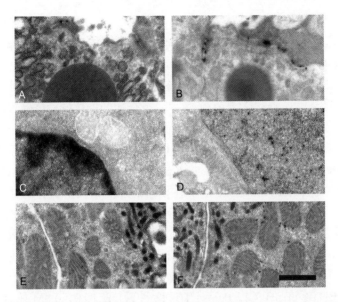

**图7-3**　应用上述包埋后组织固定方法，检测经过 LR-White 包埋后的超薄切片，比较不加热修复和加热修复的切片所得到的免疫电镜染色结果。（A、C 和 E）未应用加热抗原修复。（B、D 和 F）应用了加热抗原修复处理：超薄切片浸泡于 20mmol 的 Tris-盐酸缓冲液（pH 9.0）中，加热 95℃，持续 1 小时。免疫电镜染色：应用单克隆抗体 β-连环蛋白、PCNA、Tom 20 作为第一抗体，加 15nm 胶体金标记抗体对鼠的胰腺、小肠、肾等组织超薄切片染色。不加热和应用加热修复两组免疫电镜染色结果的比较如下表：

| 第一抗体 | 鼠的组织 | 免疫电镜染色结果 | |
|---|---|---|---|
| | | 未应用加热处理（A、C 和 E） | 应用加热抗原修复处理（B、D 和 F） |
| 连环蛋白 | 胰腺 | 腺泡细胞黏附连接有很少金粒（A） | 腺泡细胞黏附连接和侧细胞膜均显示强阳性染色结果（B） |
| PCNA | 小肠 | 阴性（C） | 腺细胞核明显阳性染色结果（D） |
| Tom 20 | 肾 | 阴性（E） | 近曲小管细胞的外线粒体膜明显阳性染色结果（F） |

加热处理减少了核糖体（B）以及染色质（D）的对比度，可能由于核酸被提出所致。

放大指标：0.5μm。本图由日本庆应义塾大学医学部病理学教室山下修二（Yamashita）博士惠赠液 pH8 在相同的加热条件下，几个抗体的不同效果。转甲状腺素蛋白抗体（anti-transthyretin）和 α- 轻链抗体可以应用加热超薄切片于柠檬酸缓冲液中获得佳效。但是，另外一个抗体 AA 淀粉样抗体就只能在浸泡超薄切片在 EDTA 液 pH 8 的修复液中加热 91℃、30 分钟时才可获得满意效果。Yano 等 [9] 为了建立一个合适的加热抗原修复程序——检测电镜标本超薄切片中嗜铬粒蛋白 A 的准确定位分布，他们对常规固定环氧树脂包埋的电镜标本超薄切片应用配伍筛选实验的原则，对应用 3 种修复液（柠檬酸缓冲液 pH 6.0，EDTA-Tris 缓冲液 pH 8.0，以及另一种 pH 10 的碱性溶液）在相同的加热条件下所得的结果进行了比较后，认为，pH 10 的碱性溶液所得的结果最佳。Saito 等 [10] 应用 0.5% 戊二醛和 2% 多聚甲醛固定、Lowicryl K4M 包埋培养的幽门螺旋杆菌的电镜标本超薄切片进行定量计算金标颗粒的方法，比较了不同的加热抗原修复程序以及 7 种修复液 [ 蒸馏水，0.1M 磷酸缓冲液 pH 7.4，0.01M EDTA 液 pH 7.2，0.05M Tris 缓冲液 pH 10.0，0.8M 尿素液 pH 7.2，0.01M 柠檬酸 pH 6，一种商品修复液（pH 6.0，S1699；DAKO 日本，东京 ] 在 3 种不同加热条件（121℃，15 分钟；99℃，40 分钟；65℃，24 小时）的情况。免疫电镜染色按照常规进行：载有标本的镍网先经 0.5% 正常山羊血清和 0.05% 牛血清（均应用 0.02M PBS pH 7.2 稀释）孵育 3 分钟后，再于稀释 200 倍的兔 IgG 抗幽门螺旋杆菌的抗体孵育 4 小时后，继以稀释 10 倍的 10nm 金标山羊抗兔 IgG 孵育 1 小时。为了确认抗原修复的准确性，他们选择免疫染色最强的实验组按照配伍筛选原则规定的 3 个酸碱度（高、中、低的 pH 值）处理标本，但是，不加热处理以便排除可能由于加热导致的假阳性。结果为：所有未经加热处理的标本仅见很少的金粒。他们经过仔细比较未经加热抗原修复处理的对照组和各种不同修复程序的实验组的结果后认为，应用 Tris 缓冲液加热的效果最佳。65℃加热 24 小时对多种修复液（除磷酸缓冲液外）均可以获得满意的形态学和免疫染色效果。总之，他们十分强调把加热抗原修复处理作为包埋后电镜标本超薄切片免疫电镜染色的常规程序。

#### 四、柠康酸酐溶液用于免疫电镜的加热抗原修复程序

2012 年，Moriguchi 等[11] 对一种引起牙周病的细菌的标记蛋白质和表面蛋白质进行了免疫电镜研究。他们应用了包埋后加热修复的方法：将应用 LR White 树脂包埋的细菌标本切出的超薄切片裱在镍网上，浸泡于 1% 柠康酸酐溶液中，在微波炉里加热 100℃，持续 15 分钟（实际煮沸时间为 11.7 分钟）；或者应用高压蒸锅加热 115℃，30分钟；或者 135℃，15 分钟。加热后，置于室温下冷却 30 分钟。开始免疫染色前，首先应用 1% 牛血清磷酸缓冲液阻断非特异背景染色，然后，将镍网标本置于 1% 牛血清磷酸缓冲液稀释 500 倍的第一抗体中孵育 12 小时，清洗 2 次后，滴加 1% 牛血清磷酸缓冲液稀释 50 倍的第二抗体——20nm 金标羊抗兔 IgG，孵育 1 小时。最后应用乙酸双氧铀和柠檬酸铅作为对比染色，电镜观察。他们也同时应用辣根过氧化酶（HRP）代替金标的二抗羊抗兔 IgG 后应用 DAB 作为显色剂：0.1%DAB 加 0.001% 过氧化氢浸泡 1 小时。他们通过应用能源过滤透射电子显微镜等观察比较所得的结果好，肯定了：应用 1% 柠康酸酐溶液于包埋后电镜标本的显著效果。

### 第二节　核酸原位杂交

甲醛和核酸之间的化学反应酷似甲醛与蛋白质之间的化学反应（参见图 11-1），可以被视为把修复抗原（蛋白质）的高温加热方法用于核酸原位杂交的分子生物学基础。1995 年，Sibony 等[12] 首先报告，应用微波炉加热浸于 0.01M 柠檬酸缓冲液（pH 6）的常规甲醛固定石蜡包埋的人体或实验动物组织切片作为 mRNA 原位杂交的前处理——取代酶消化处理的步骤——获得满意的效果，计算机定量分析增加幅度可达 60%~120%，并且，还可以降低放射标记探针的浓度。此后，应用加热修复的方法提高核酸原位杂交在常规石蜡切片的应用文献日益增多，其中有的仍然在加热后合并使用短时间的酶消化处理[13]。Oliver 等[14] 进行了仔细比较提高核酸原位杂交染色效果的各种加热修

复程序和不同加热方法的研究。他们应用大鼠脑组织的冷冻和常规甲醛固定石蜡包埋组织，在石蜡切片经过各种加热修复处理以及单独使用酶消化处理的实验组里，加设无任何前处理以及应用未加同位素标记的核酸指针的对照组。经过计算机图像定量分析比较了同位素标记的寡核苷酸探针染色的效果，证实：800 瓦微波炉加热浸泡于 10mmol柠檬酸缓冲液 pH 6 中加热 3 个 5 分钟（每个 5 分钟的间隙检查修复液面以便添加适量修复液）所获得的杂交染色效果可以完全等同于冷冻切片的结果。然而，单独使用酶消化处理的切片所得到的显色强度与冷冻切片的结果相比不足 50%。此外，加热修复方法还可以获得远优于冷冻切片的形态学。对于需要合并使用免疫组织化学染色的多重染色石蜡切片，这一加热方法也提供了有用的途径。我们在研究 HER2基因在雄性激素非依赖性前列腺癌的发病机制时，曾经应用加热修复方法作为荧光核酸原位杂交（FISH）和酶标显色核酸原位杂交（CISH）的前处理步骤，均获得满意的效果。

Sugimura[15] 根据自己的经验，结合文献复习，强调了应用加热修复处理是提高 FISH 效果的必需步骤。他高度评价了微波炉加热处理为人们充分利用库存石蜡组织宝藏在当今癌基因研究方面的极端重要性。与通常使用的酶消化法相比，加热修复法可以将常规库存的石蜡组织切片 FISH 的成功率提高，达到 95% 以上。而酶消化法的成功率仅为 40% 以下。因此，可以将这一方法用来检测大范围人体癌基因组的变化，包括很早期的癌变。尤其有利的用途是：在石蜡组织芯片上，可以应用这一微波炉加热的 FISH 技术方法获得很满意的结果。因为加热修复可以克服由于不同固定时间和不同处理条件的石蜡包埋组织标本的差异性，因而能够获得石蜡组织芯片上各个标本 FISH 表达信号的可比性（95% 以上的成功率基本可以消除假阴性）。微波炉加热提高石蜡包埋组织切片 FISH 表达信号的机制尚不清楚，应用扫描电镜观察可见，微波炉加热处理后的细胞核内基质变得疏松，值得进一步观察。该文作者推荐的微波炉加热 FISH 的程序如下：

1. 将脱蜡后的石蜡切片浸泡于 0.01M 的柠檬酸缓冲液（pH 6.0）中煮沸 15 分钟

2. 0.3% 胃蛋白酶 /0.01N 盐酸在 37℃条件下孵育 10 分钟

3. 4% 多聚甲醛在室温下孵育 5 分钟

4. 磷酸缓冲液清洗后，乙醇脱水，晾干

5. 0.1%NP-40（一种商品洗涤剂）/2xSSC（氯化钠和枸橼酸钠溶液）在 30℃条件下，孵育 30 分钟

6. 磷酸缓冲液清洗后，乙醇脱水，晾干

7. DNA 变性：应用 70% 甲酰胺（formamide）/2xSSC 在 85℃条件下孵育 5 分钟

8. 乙醇冷浸后，晾干

9. 加热探针 75℃、5 分钟以达变性的目的后，置冰上冷却

10. 进行杂交（在 42℃条件下，间隙性微波炉照射）

11. 杂交进行 1 小时按 3 秒、2 秒交替停顿后，置 42℃过夜

12. 50% 甲酰胺 /2xSSC，共 3 次。

13. 在 45℃条件下，应用 2xSSC 孵育 10 分钟后，继以 2xSSC/0.1%NP-40 在 45℃条件下孵育 5 分钟

14. 2xSSC 清洗后 DAPI Ⅰ（1000ng/ml）对比染色后，荧光显微镜观察。

近年来，淡水真涡虫被用作研究干细胞、再生、生殖细胞生物学的强有力的动物模型。而应用整体标本铺片进行 FISH 是主要检测基因表达类型的最有效方法。King 和 Newmark[16] 通过仔细观察报告了他们用于真涡虫整体标本铺片的核酸原位杂交方法。其中应用加热修复方法可以显著提高信号的强度，以及加用一些化学剂处理短时间漂白处理（1～2 小时），如应用甲酰胺，可以增强信号；应用硫酸铜处理可以减少自发性荧光（参见第 6 章）。

## 第三节 原位末端标记法

1995 年，Strater 等 [17] 首先将短时间微波炉加热 1 分钟作为原位末端标记法应用于常规石蜡切片的前处理，获得较好的结果。但是，原位末端标记法受到下述两方面的限制。① 特异性。几乎所有细胞均存在着少量 DNA3'OH 末端，而坏死细胞则含有大量 DNA3'OH 末端；此外，原位末端标记法所测得的 DNA 断裂也可以是一些人工现

象引起的假阳性结果，如死后所致的缺血、自溶或 DNA 的修复过程、核分裂等。② 敏感性。由于细胞凋亡过程中 DNA 高度浓缩以及甲醛固定组织时引起的 DNA 与组织蛋白质的交联反应，均影响 DNA 对 TdT 酶的亲和力，因而可得到假阴性结果[17]。尽管如此，Lucassen 等[18] 还是不遗余力地对动物（大鼠）和人的脑、前列腺和 Graves 甲状腺组织进行了一系列原位末端标记法检测研究，他们在比较了各种前处理方法（包括加热修复、酶消化、清洁剂等）以及甲醛固定时间的长短等对于不同组织种类、大小的原位末端标记法效果的影响力之后，做出下述重要结论：

1. 微波炉加热处理可以修复由于甲醛固定所致的负面影响。但是，不能应用免疫组织化学使用的程序。需要应用短时间（最多 5 分钟）微波炉加热后立即冷却。对于 Graves 甲状腺组织，pH 3.0 的柠檬酸缓冲液作为修复液的效果最佳。

2. 微波炉加热修复的确在提高原位末端标记法的效率方面扮演了关键的角色。但是，由于不同的组织种类、固定条件等各种因素的影响，在实际工作中，应该应用免疫组织化学所使用的配伍筛选实验的原则，通过抗原修复的 2 个基本重要因素（加热条件和修复液的酸碱度）来建立合适的最佳处理程序。

3. 由于库存常规石蜡包埋组织常常千差万别，可以造成差异。总的来说，固定时间越长，酶消化的强度应该越大。

4. 对于常规石蜡包埋的组织而言，应用微波炉加热或者酶消化都是为了消除固定所致的负面作用以及调试偶尔出现的非特异性 DNA 断裂，以达到最合适的原位末端标记法结果。

5. 对于应用的商品，检测原位末端标记法的试剂也可以影响不同组织的结果，应予以注意。

## 第四节　多重免疫组织化学染色

保证多重免疫组织化学染色能够准确地标记出各种抗原（蛋白质）存在于细胞 / 组织中的关键点是：如何消除各个同时或相继使用的免

疫组织化学染色系统之间的交叉反应。20 多年来，人们煞费苦心地从许多方面探讨了这个问题，以期建立多快好省的多重免疫组织化学染色方案。至今仍在不断研究之中。1995 年，Lan 等 [19] 基于加热抗原修复技术，开发出应用微波炉加热 5 分钟 ×2 的方法作为多重免疫组织化学染色过程中阻断前后免疫组织化学染色系统之间交叉反应的一个简单而有效的方法。他们总结了研究和临床实践中的经验，认为这一简便有效的方法可以保证准确的多重免疫组织化学染色结果；而且可以合并使用核酸杂交或原位末端标记法与免疫组织化学染色；微波炉加热还可以永久性地消除内源性过氧化酶和碱性磷酸酶的活性，可以除去一些为阻断内源性酶而进行的繁琐步骤。唯一的缺点是：多次加热可能破坏一些细胞表面的抗原。为了弥补这一弱点，可以将细胞表面抗原的检测安排在第一位，以避免过多的加热处理。同年，Tischler [20] 也同时发表了基于微波炉加热抗原修复技术，在甲醛固定石蜡包埋的大鼠肾上腺髓质切片成功进行包括溴脱氧尿苷（BrdU）在内的三重免疫组织化学染色的结果。2009 年，Glass 等 [21] 报告了一种创新的多种抗体顺序标记的免疫组织化学染色方法，在同一张石蜡切片上至少可以标记 5 种不同的抗体染色。他们将其称为顺序免疫酶标和清除法（sequential immunoperoxidase labeling and erasing, SIMPLE）。这种方法的要点是：应用 3- 氨基 9- 乙基咔唑（AEC）作为色素原对每个顺序应用的抗体染色显示标记染色。每一个抗体染色后，用显微镜观察和照相。然后，应用乙醇清除 AEC 显示的染色，即可按照同一方法程序进行另一种抗体的染色，如此周而复始，可以在同一切片上完成 5 种以上的多种抗体标记。他们的主要操作流程如下所述：

1. 脱蜡：60℃，1 小时；二甲苯 10 分钟，共 2 次

2. 水化：100% 乙醇 10 分钟，95% 乙醇、70% 乙醇各 2 分钟，蒸馏水 2 分钟

3. 洗涤缓冲液（TBST）清洗 5 分钟

4. 对比染色：Harris 苏木素染色切片 25 秒，蒸馏水漂洗后，在稀释的氨水中迅速放 10 次，以达到分化细胞核染色之目的

5. 应用水溶性封固剂加盖玻片

6. 显微镜照相

7. TBST 浸泡 5 分钟以去除盖玻片

8. 微波炉加热抗原修复技术：应用柠檬酸缓冲液加热 4 分钟 ×3 次之后，冷却至室温

9. 切片置于 0.3% 双氧水中 10 分钟，封闭内源性过氧化酶

10. TBST 清洗 5 分钟

11. 切片置于 10% 马血清中 10 分钟，封闭非特异性抗原

12. 第一抗体（应用 PBS 稀释）在室温下孵育 1 小时

13. TBST 清洗 5 分钟

14. 第二抗体孵育 1 小时

15. 清洗 2 次：均先应用蒸馏水清洗，继以 TBST 清洗 15 分钟

16. AEC 染色 10～30 分钟

17. 应用水溶性封固剂加盖玻片

18. 显微镜照相

19. 计算机图像分析

20. TBST 浸泡 5 分钟以去除盖玻片

21. 清除 AEC 染色：蒸馏水清洗 2 分钟，70% 乙醇浸泡 2 分钟，95% 乙醇浸泡直到完全看不见 AEC 染色为止，70% 乙醇浸泡 2 分钟，蒸馏水清洗 2 分钟

22. 清洗残留抗体：酸化高锰酸钾溶液 90 秒

23. 应用蒸馏水清洗，继以 TBST 清洗 5 分钟

24. 切片置于 10% 马血清中 10 分钟，封闭非特异性抗原。（如此重复上述 11～18 步的操作流程，周而复始换用不同的第一抗体）

为了同时观察同一张切片上所有标记的 5 个或以上的抗原抗体染色结果，应用计算机软件 Adobe Photoshop 和一种可以用任选的假颜色来取代原有的免疫染色的"取代颜色"工具。这样一来，5 种不同的颜色就能够清楚地显示出来。最近，Li 等[22] 报告了上述 SIMPLE 方法的改良方法，主要是应用加热来代替高锰酸钾处理，以阻断残留抗体的传统步骤。这样可以避免高锰酸钾处理对某些抗原表位的免疫反应性的可能影响。他们还同时在同一张切片上顺序进行组织化学、免疫组织化学以及核酸原位杂交等染色方法。然而，由于在整个漫长

的染色过程中，重复处理以及加热等步骤太多，它们对于各类抗原结构的影响程度很难估计。加以最后通过计算机，应用假颜色取代免疫组织化学染色的人工操作处理方式使这一方法只可以达到定性的目的，不能够达到定量的目的。

上述加热抗原修复技术在免疫电镜、核酸原位杂交、原位末端标记法和多重免疫组织化学染色等方面的应用成果只是开发抗原修复技术过程中的一部分例子。有兴趣的读者还可以从网上获得数以千计的近期发表的文献，如通过 PubMed、Google 等，搜索关键词"antigen retrieval"。

## 第五节 结 语

在所有近代科学技术中，抗原修复技术确实是最简单的技术。但是，就是这样一个极其简单的方法创造了奇迹，不仅开辟了免疫组织化学染色广泛应用于常规甲醛固定石蜡包埋组织的途径，掀起了分子形态学领域的一场革命，被公认为免疫组织化学发展史上的里程碑；而且，还不断地被应用到其他分子形态学以及分子生物学领域。本章所讨论的领域如免疫电镜、核酸原位杂交、原位末端标记法、多重免疫组织化学染色等课题，仅仅代表部分应用而已。有一些应用，如多重免疫组织化学染色，可能采取加热方法作为阻断残留抗体所致的交叉反应，是首先建立在加热抗原修复技术基础上的。由于认识到高温加热组织切片不会导致抗原变性是由于甲醛固定所致的蛋白质交联产物提供了保护作用，才可能应用高温加热破坏免疫染色过程中所有残留的抗体试剂。这样一来，高温加热不仅可以修复抗原，还可能消除残留抗体试剂的交叉反应。很显然，这是基于加热抗原修复的联想过程。科学研究非常需要一系列的联想，以提供无穷的创造力。

石善溶 顾 江

# 参 考 文 献

[1] Stirling JW, Graff PS. Antigen unmasking for immunoelectron microscopy: labeling is improved by treating with sodium ethoxide or sodium metaperiodate, then heating on retrieval medium. J Histochem Cytochem, 1995, 43(2): 115-123.

[2] Brorson S-H. Heat-induced antigen retrieval of epoxy sections for electron microscopy. Histol Histopathol, 2001, 16(3): 923-930.

[3] Yamashita S. Heat-induced antigen retrieval: Mechanisms and application to histochemistry. Prog Histochem Cytochem, 2007, 41(1): 141-200.

[4] Yamashita S, Katsumata O, Okada Y. Establishment of a standardized post-embedding method for immunoelectron microscopy by applying heat-induced antigen retrieval. J Electron Microscopy, 2009 58(4): 267-279.

[5] Wilson DF, Jiang D-J, Pierce AM, et al. Antigen retrieval for electron microscopy using a microwave technique for epithelial and basal lamina antigens. Appl. Immunohistochem, 1996, 4: 66-71.

[6] Ramandeep, Dikshit KL, Raje M. Optimization of immunogold labeling TEM: An ELISA-based method for rapid and convenient simulation of processing conditions for quantitative detection of antigen. J Histochem Cytochem, 2001, 49(3): 355-368.

[7] Hann CR, Springett MJ, Johnson DH. Antigen Retrieval of Basement Membrane Proteins from Archival Eye Tissues. J Histochem Cytochem, 2001, 49(4): 475-482.

[8] Rocken C, Roessner A. An evaluation of antigen retrieval procedures for immunoelectron microscopic classification of amyloid deposits. J Histochem Cytochem, 1999, 47(11): 1385-1394.

[9] Yano S, Kashima K, Daa T, Urabe S, Tsuji K, Nakayama I, et al. An antigen retrieval method using an alkaline solution allows immunoelectron microscopic identification of secretory granules in conventional epoxy-embedded tissue sections. J Histochem Cytochem, 2003, 51(2): 199-204.

[10] Saito N, Konishi K, Takeda H, Kato M, Sugiyama T, Asaka M. Antigen retrieval trial for post-embedding immunoelectron microscopy by heating with several unmasking solutions. J Histochem Cytochem, 2003, 51(8): 989-994.

[11] Moriguchi K, Mitamura Y, Iwami J, Hasegawa Y, Higuchi N, Murakami Y, et al. Energy filtering transmission electron microscopy immunocytochemistry and antigen retrieval of surface layer proteins from Tannerella forsythensis using microwave or autoclave heating with citraconic anhydride. Biotech Histochem, 2012, 87(8): 485-493.

[12] Sibony M, Commo F, Callard P, et al. Enhancement of mRNA in situ hybridization signal by microwave heating. Lab Invest, 1995, 73(4): 586-591.

[13] Gu J, Farley R, Shi S-R, et al. Target retrieval for in situ hybridization // Shi SR, Gu J, Taylor CR, eds. Antigen retrieval techniques: immunohistochemistry and molecular morphology. Natick, Massachusetts, USA: Eaton Publishing, 2000, 115-128.

[14] Oliver KR, Heavens RP, Sirinathsinghji DJS. Quantitative comparison of pretreatment regimens used to sensitive in situ hybridization using oligonucleotide probes on paraffin-embedded brain tissue. J Histochem Cytochem, 1997, 45(12): 1707-1713.

[15] Sugimura H. Detection of chromosome changes in pathology archives: an application of microwave-assisted fluorescence in situ hybridization to human carcinogenesis studies. Carcinogenesis, 2008, 29(4): 681-687.

[16] King RS, Newmark PA. In situ hybridization protocol for enhanced detection of gene expression in the planarian Schmidtea mediterranea. BMC Develop Biol, 2013, 13(8): 1-16.

[17] Strater J, Gunthert AR, Bruderlein S, et al. Microwave irradiation of paraffin-embedded tissue sensitizes the TUNEL method for in situ detection of apoptotic cells. Histochemistry, 1995, 103(2): 157-160.

[18] Lucassen PJ, Labat-Moleur F, Negoescu A, et al. Microwave-enhanced in situ end-labeling of apoptotic cells in tissue sections; pitfalls and possibilities // Shi S-R, Gu J, Taylor CR, eds. Antigen retrieval techniques: immunohistochemistry and molecular morphology. 1st ed. Natick, Massachusetts, USA: Eaton Publishing, 2000, 71-91.

[19] Lan HY, Mu W, Nikolic-Paterson DJ, et al. A novel, simple, reliable, and sensitive method for multiple immunoenzyme staining: use of microwave oven heating to block antibody crossreactivity and retrieve antigens. J Histochem Cytochem, 1995, 43(1): 97-102.

[20] Tischler, AS. Triple immunohistochemical staining for bromodeoxyuridine and catecholamine biosynthetic enzymes using microwave antigen retrieval. J Histochem Cytochem, 1995, 43(1): 1-4.

[21] Glass G, Papin JA, Mandell JW. SIMPLE: a sequential immunoperoxidase labeling and erasing method. J Histochem Cytochem, 2009, 57(10): 899-905.

[22] Li J, Zhou Y, Gu J. Stain-Decolorize-Stain (SDS): a new technique for multiple Staining. Histochem Cell Biol, 2014, (doi:10.1007/s00418-013-1177-7).

# 第八章　　耳病理学：火棉胶包埋人体颞骨

耳病理学一词系指应用组织病理学方法来研究临床追踪随访收集的人体颞骨标本，经过甲醛固定、脱钙、火棉胶包埋等常规处理，严格按顺序切成 20μm 厚的切片，加上顺序编号，收存于 70% 乙醇溶液中置阴凉处备用。对于每一例收集的标本，首先等距离地选染一套苏木素 - 伊红（HE），应用显微镜观察每一张切片的组织结构，发现病变后，可按描摹翻造法做定位记录[1-2]。为了能够有效率地研究耳病理学，从而提高临床医师对耳病的诊断治疗水平，只有建立人体颞骨库，专门负责一种常规宣传组织、收集、制作火棉胶包埋人体颞骨标本、汇集临床资料、建立案例研究档案等一整套繁琐的工作。大量的人力需要大量的金钱，因而，这种研究大多局限于较大型的大学或研究院。在欧洲，19 世纪后期较早就开始有人收集人体颞骨标本。在美国，Schuknecht 的老师 Lindsey 应该是最早建立人体颞骨库的先驱之一。Schuknecht 潜心研究耳病理学 40 年，在哈佛大学医学院附属的马萨诸塞眼耳鼻喉医院建立了最大的人体颞骨库，提供了国际范围的耳病理学研究和教学基地。20 世纪 80 年代初，我曾与来自世界各地的学者们在他的指导下学习和做研究工作两年。如前所述，我同时还在与此颞骨库相邻的马萨诸塞总医院病理科学习免疫组织化学技术。正是由于这种双线聚焦，我的头脑里形成了探讨抗原修复的研究思路。

20 世纪 40 年代，姜泗长教授曾与 Schuknecht 教授在芝加哥大学 Lindsey 教授的颞骨库同窗学习耳病理学。他回国后，先后在军医大和解放军总医院耳鼻喉科研究所建立了中国最早和最大的人体颞骨库，从事耳病理学和耳科临床研究。自 1950 年制作国内第一套火棉胶包埋人体颞骨起，至 1998 年，这个颞骨库已收集了近千块人体颞骨标本。在耳科临床方面，姜泗长教授率先开展了内耳开窗术和镫骨切除术等治疗耳硬化症的外科疗法，并集其毕生的宝贵经验与渊博知识发表了专著《耳解剖学与颞骨组织病理学》[1]。

1982—1984 年，当作者在波士顿同时学习耳病理学和免疫组织化学技术期间，产生了一种强烈的愿望：如何把当前先进的免疫组织化学技术应用到火棉胶包埋人体颞骨上去，从而开辟一个崭新的耳病理学领域，这将是一项极为重要的工作。当时，我刚好完成了应用一组单克隆抗角蛋白抗体对 100 多例经常规甲醛固定石蜡包埋（formaldehyde-fixed and paraffin embedded, FFPE）的鼻咽癌组织切片进行免疫组织化学研究的工作 [3]，对于如何应用蛋白酶消化来修复石蜡切片中丢失了的抗原对抗体的反应性已经有深入的认识。经过数以千计的石蜡切片酶消化和免疫组织化学染色的操作，我在技术方面积累了足够的经验。在上述双线聚焦的强大动力推动下，我满怀信心地向 Schuknecht 教授报告了我的研究计划。得到他的认可后，就立即着手开始应用酶消化法来进行对火棉胶包埋人体颞骨切片的免疫组织化学染色技术的开发。为方便计，我完全应用了刚刚做过的单克隆抗角蛋白抗体用于石蜡包埋的鼻咽癌组织切片的免疫组织化学染色方法。这样，一切实验程序和试剂都是现成，而且是我所熟悉的。然而，万事开头难。由于火棉胶包埋人体颞骨切片远比石蜡切片厚而大，载于玻片上既不易粘牢，又容易发生皱夹，再经受酶消化处理以及包括反复多次冲洗过程在内的免疫组织化学染色操作过程实属不易。经过多次摸索，终于成功地得到一张单克隆抗角蛋白抗体 AE1 在人体内耳螺旋器的免疫组织化学染色分布图。1985 年，在迈阿密召开的国际耳鼻咽喉科学会上我宣读了这篇研究论文 [4]。

然而，对于开辟一个新的研究领域来说，这只算得上刚刚开始而已。好在从这一点开始，我的头脑里就形成了要把近代免疫组织化学染色技术成功应用到甲醛固定和包埋到石蜡或火棉胶组织切片上去的愿望，这种强烈的愿望在后来终于变成开发抗原修复技术的研究方向。

## 第一节　强碱抗原修复技术的开发

如上所述，抗原修复技术植根于 Fraenkel-Conrat 等在 20 世纪 40 年代发表的对甲醛与蛋白质发生的化学反应的系列研究报告产生的研

究成果 [3, 5-7]。简言之，要达到抗原修复的目的，有两种基本方法：高温加热和强碱处理组织切片。继高温加热抗原修复技术开发成功并于1991 年发表后，我紧接着写信向 Schuknecht 教授报告了我的进一步研究计划，请他提供火棉胶包埋人体颞骨切片。收到火棉胶包埋人体颞骨切片后，我进行了多次实验，克服了一系列技术难题，于 1992 年发表了强碱抗原修复技术用于火棉胶包埋人体颞骨切片的论文 [8]。我受邀到洛杉矶 House 耳科研究所报告并演示了这一方法后，该研究所迅即开展了免疫组织化学在火棉胶包埋人体颞骨以及脑组织切片方面的系列研究工作。与此同时，我写信给姜泗长教授介绍了强碱抗原修复技术用于火棉胶包埋人体颞骨切片的方法。姜教授在北京的研究所也开展了免疫组织化学在火棉胶包埋人体颞骨切片上的研究 [9-10]。

为了提高强碱抗原修复技术的效率并扩大抗体的范围，可应用强碱抗原修复技术合并高温加热修复的方法。现将有关的抗原修复技术介绍如下。

## 一、火棉胶包埋人体颞骨切片粘贴于载玻片上的方法

20μm 厚的火棉胶切片较难粘贴在载玻片上。根据多次摸索探讨的经验，建议应用以下步骤：

1. 将火棉胶切片浸泡于蒸馏水漂洗 10 分钟后，粘贴在商品特制的或自制的有多聚 -L- 赖氨酸或 3- 氨丙基 - 三乙氧基甲硅烷（3-aminopropyltri-ethoxysilane）的载玻片上，滤纸置于其上再均匀加压，用锐利刀片修去边缘多余的火棉胶以及不必要的组织
2. 滴加 0.1% 多聚 -L- 赖氨酸溶液于火棉胶切片上，使之覆盖整个组织切片。然后，置烤箱中令其刚好达到略干为止。注意切勿过度烘烤以至切片脱离玻片
3. 如应用强碱抗原修复技术合并高温加热修复方法，可将所有已粘贴火棉胶的载玻片叠放在一起，最上方加一张普通未贴有火棉胶切片的载玻片，在这一叠火棉胶切片的上面加压（可用一个盛水的玻璃缸或其他有重量的器皿，如用微波炉，不可用金属）。在盛有上述叠放在一起的已粘贴火棉胶的载玻片的容器中加入适量修复液后，

即可按常规方法加热修复处理。加热结束后，为下一步的非加热处理和免疫组织化学染色做好准备，应该重复上述第 2 步的处理，以将切片粘固于载玻片上。

## 二、非加热强碱抗原修复法

1992 年，加热抗原修复技术发表后，紧接着作者根据 Fraenkel-Conrat 等的研究报告——提出修复因甲醛固定而封闭了的抗原可应用的两条途径：高温加热和强碱处理，进行了多次实验，成功地开发出应用饱和氢氧化钠甲醇溶液（在 500ml 甲醇液中加入过量的氢氧化钠 50～100 克，尽量摇匀后，盛入深色玻瓶中冷藏备用）。临用前，取上层清液，以甲醇稀释成 1∶3～1∶5 的溶液，将按上述处理已粘贴火棉胶的载玻片浸入稀释后的氢氧化钠甲醇溶液中 30 分钟。继以下述步骤：100% 甲醇清洗 15 分钟 2 次，70% 甲醇清洗 15 分钟 2 次，磷酸缓冲液甲醇清洗 15 分钟 2 次，0.3% 聚乙二醇辛基苯基醚（Triton X-100）10 分钟，磷酸缓冲液（PBS）15 分钟。完成上述处理后，即可进行免疫组织化学染色。

## 三、加热抗原修复法

基本方法已如前述，可根据配伍筛选实验决定加热温度和加热时间，可以应用不同的加热手段，如微波炉、高压锅等。修复液的酸碱度以及其他因素等也必须注意。详见第一篇有关内容。加热过程中，要严防火棉胶组织切片干燥而脱离，应该保持加热处理条件的一致性，以便比较染色结果，加热后应该有适当的冷却时间。

## 四、加热合并强碱抗原修复法

1993 年首创 [9]。按顺序，应该先加热，后应用强碱抗原修复法。为将切片加强粘固于载玻片上，应该重复上述粘固切片的处理。多数情况下，这种合并加热和强碱抗原的修复方法能够显著地提高染色效果。据 Penido 等通过比较单独应用强碱抗原修复法和合并加热与强碱抗原的修复方法对 17 种常用抗体的免疫组织化学染色结果发现，10 种抗体的染色效果有显著提高 [11]。Ganbo 等 [12] 应用不同组合方式，合并加热、酶消化和强碱抗原的修复方法对一组 CD 抗体在火棉胶颞骨组织切片上的经验总结出他们成功的经验：

1. 如果改变上述先加热，后加用强碱抗原修复法的顺序，反其道而行之，先用强碱处理，然后加热，即便应用 60℃ 的低温加热，火棉胶颞骨组织切片也将大半受损。

2. 继用强碱抗原修复法之后，应用 0.1% 胰蛋白酶加 0.1% 氯化钙（pH 7.8）在 37℃ 下孵育 5 分钟，能够提高 CD68 和 CD3 的染色效果。或者在酶消化前加以热修复处理 5 分钟，更可能提高 CD3 的染色强度。但后一方法却对 CD68 不利。由此可见，前述配伍筛选实验的基本原理对于火棉胶颞骨组织切片的抗原修复合宜程序与方法的探讨同样有效。

### 五、对照材料的建立

免疫组织化学染色结果的准确判断有赖于恰如其分的对照材料。一般的基本原则是：应用与实验用的同类组织作为对照组织，换言之，用作火棉胶颞骨组织切片的对照组织应该是经过相同固定和火棉胶包埋的组织。为了节约来之不易的人体火棉胶颞骨组织标本，可以建立一个火棉胶包埋的组织库，通过日积月累地收集各类人体组织和动物组织来达到合宜的对照目的。当然，一定的抗体在特定的细胞和组织内的免疫组织化学染色结果也可以用石蜡或冷冻组织切片作对照。但是，这种不同包埋处理的组织切片不能作为染色方法的对照。

## 第二节　影响非加热强碱抗原修复法的因素分析

影响加热抗原修复效果的因素已在第 2 章详细讨论。至于影响非加热强碱抗原修复法的因素，根据 Penido 等的一项研究，其主要因素如下所述。

## 一、修复液（氢氧化钠甲醇液）的浓度和浸泡火棉胶颞骨组织切片的时间长短

已比较了一组按浓度递减的氢氧化钠甲醇修复液（1∶3～1∶160）对免疫组织化学染色结果的影响，其结果如图 8-1 所示。免疫组织化学染色的强度与氢氧化钠甲醇修复液的浓度（C）和浸泡火棉胶颞骨组织切片的时间（T）长短都有关系。这有点类似于加热抗原修复法的加热温度（T）和加热时间（T）的反比关系：修复效果＝C×T。考虑到浓度较高的氢氧化钠甲醇液可能破坏组织结构，我们建议应用1∶5 的氢氧化钠甲醇液浸泡火棉胶颞骨组织切片 30 分钟。对于多数蛋白质来说，宁可应用加热合并强碱抗原修复法，因为这种合并方法可以得到满意的染色结果，还可以避免单纯使用较高浓度的修复液。

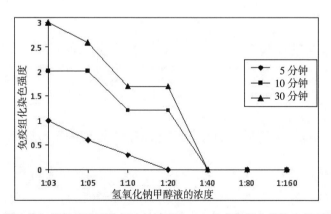

图 8-1 影响非加热强碱抗原修复法的因素之一：免疫组织化学染色的强度与氢氧化钠甲醇修复液的浓度（C）和浸泡火棉胶颞骨组织切片的时间（T）长短成反比关系，即修复效果＝C×T。原图发表于 Shi, et al. Auris Naxus Laryx, 25: 425-443. 复制本图获得原出版者的同意和授权

## 二、甲醇可能是一个重要因素

比较三种不同的氢氧化钠溶液（氢氧化钠甲醇液，氢氧化钠乙醇液，氢氧化钠水溶液）在两种不同的处理程序中的结果：① 分别使用相同浓度的三种修复液浸泡同样的组织连续切片，并分别应用其相应的溶剂，即甲醇、乙醇、水作为浸泡后的冲洗液；② 分别使用相同浓度的三种修复液浸泡同样的组织连续切片后，均应用甲醇液冲洗所有三个组的切片。有趣的是，在第一种处理程序中，只有甲醇组获得最好的染色结果，乙醇次之，水溶液完全无效；但在应用第二个处理程序后，也就是应用甲醇作为冲洗液处理所有切片后，均获得了满意的染色结果（表 8-1）。由此可见，甲醇可能具有某种特别的化学作用，值得进一步探讨。

表 8-1    应用 3 种强碱性溶液进行非加热抗原修复时获得的免疫组织化学染色结果的比较

| 修复操作程序 | 氢氧化钠甲醇液 | 氢氧化钠乙醇液 | 氢氧化钠水溶液 |
| --- | --- | --- | --- |
| A | +++ | ++ | - |
| B | +++ | +++ | +++ |

注：操作程序 A：应用强碱性溶液进行非加热抗原修复后，分别应用甲醇、乙醇或水作为冲洗的溶液。操作程序 B：应用强碱性溶液进行非加热抗原修复后，均应用甲醇作为冲洗的溶液。本实验应用抗角蛋白的单克隆抗体（NCL-5D3）作为第一抗体进行免疫组织化学染色。本表译自 Shi, et al. Auris Naxus Laryx, 25: 425-443. 复制本图获得原出版者的同意和授权

## 三、修复处理后，免疫组织化学染色处理的合宜时间

根据应用不同的时间作为各个染色步骤的对比研究结果，适当延长从一抗（最初用的抗体）和相继的显色抗体系列所需的孵育时间，以达到满意的染色效果。我们的建议是：一抗应用应过夜，相继的显色抗体系列（如二、三抗体）所需的孵育时间均各需 60 分钟。这是由于火棉胶颞骨组织切片的厚度为 20μm，约 4 倍于石蜡包埋的组织切片。今后，如能改进成较薄的切片，不仅可以减少孵育时间，而且可以提高染色结果的分辨率。这值得进一步研究以便开发新的技术领域。

# 第三节 火棉胶颞骨组织切片免疫组织化学染色用例

1992 年,作者曾经应用抗原修复法对一些收藏于洛杉矶 House 耳科研究所的人体火棉胶颞骨组织切片进行了角蛋白免疫组织化学研究。发现 1 例有趣的耳硬化症火棉胶颞骨组织切片在经过抗角蛋白抗体 AE1 加上 NCL-5D3 的免疫组织化学染色后,清楚地显示出潜存于耳蜗基底圈鼓阶内的一个囊肿以及其他相关病变:高度膨胀的前庭膜与蜗管骨壁紧贴在一起、膜迷路破裂等病变。所有这些病变在普通 HE 染色切片上都是不可能发现的,图 8-2 至 8-5 清楚而奇妙地显示出这种免疫组织化学染色的强大威力。就作者所知,此前尚无鼓阶内有完整上皮覆盖的囊肿病例的报告。事实上,这是由于没有广泛应用免疫组织化学染色进行耳病理学的研究。正如图 8-2 至 8-5 所示:在经过抗角蛋白抗体 AE1 加上 NCL-5D3 的免疫组织化学染色后,在原来看不见任何病变的普通 HE 染色切片上戏剧般地清楚地显示出潜存于耳蜗基底圈鼓阶内的一个囊肿以及其他相关病变,足以令人叹为观止。如果说病理学家善于根据形态学分析从普通 HE 染色切片推断病因和发病机制,那么,他们就一定能够从具有强大威力的免疫组织化学染色结果中看得更深更远,从而创建分子病理形态学。

从上述经过抗角蛋白抗体 AE1 加上 NCL-5D3 的免疫组织化学染色所显示的一组病变,可以提出以下有关发病机制的推论(图 8-6):首先,由于螺旋韧带萎缩提供了一个潜在的腔穴。由于内淋巴管和蜗管阻塞,导致内淋巴压力增高而外淋巴压力下降造成的压差,囊腔因内外淋巴压差而突向鼓阶(图 8-2)。最后,内耳的角蛋白染色阳性的螺旋器支持细胞经过基底膜破裂处沿囊腔生长(图 8-3),覆盖整个囊腔(图 8-4)。显而易见,如果没有免疫组织化学染色的有力佐证,恰如图 8-2 至 8-5 所示,在常规 HE 染色的内耳切片上完全观察不到任何上述经过抗角蛋白抗体 AE1 加 NCL-5D3 免疫组织化学染色后显示的一组内耳病变。

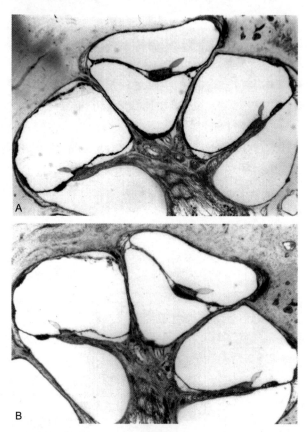

**图 8-2**　人体火棉胶颞骨组织切片的角蛋白免疫组织化学研究发现了 1 例有趣的耳硬化症合并鼓阶内一个囊肿以及其他相关病变。（B）显示在下方的 HE 染色颞骨火棉胶切片上完全看不到任何囊肿的迹象。对比上方（A）的角蛋白免疫组织化学染色结果：清楚地显示出巨大的囊肿，角蛋白强阳性染色所标记的囊肿上皮紧贴蜗管内壁。原放大倍数为 20 倍。原图发表于 Shi, et al. Otolaryngol. Head Neck Surg, 117: S195-S198. 复制本图获得原出版者的同意和授权

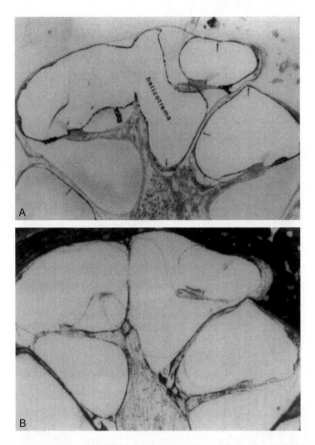

图 8-3　同上例的角蛋白免疫组织化学染色结果显示：（A）角蛋白强阳性染色标记的 Reissner 膜在左蜗管的尖端部呈氙样突入下方（箭头所示）。（B）HE 染色完全看不到任何囊肿的迹象。原放大倍数为 20 倍。原图发表于 Shi, et al. Otolaryngol. Head Neck Surg, 117: S195-S198. 复制本图获得原出版者的同意和授权

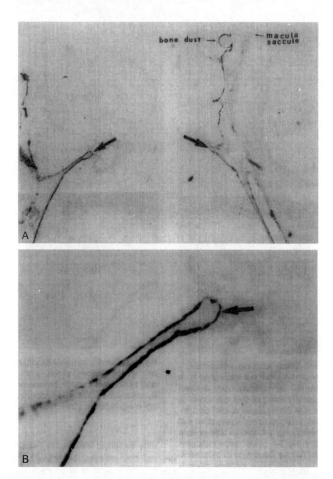

**图 8-4 同上例的角蛋白免疫组织化学染色结果显示：**（A）球状囊破裂，导致内淋巴水肿。箭头指示角蛋白强阳性染色标记的上皮包绕断裂之边缘，此点足以证明不是人工现象。上方有一个圆形的骨渣（bone dust），多因手术造成，已被上皮包绕。（B）高倍放大的球状囊破裂处，显示角蛋白强阳性染色标记的上皮包绕断裂之边缘。原放大倍数为 20 倍。原图发表于 Shi, et al. Otolaryngol. Head Neck Surg, 117: S195-S198. 复制本图获得原出版者的同意和授权

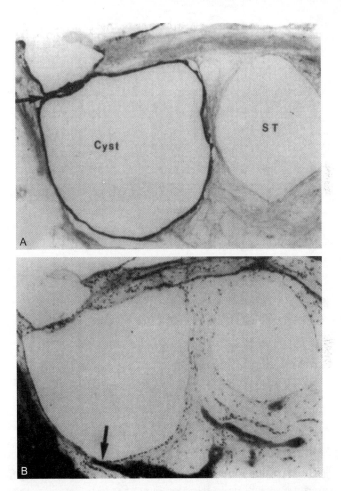

图 8-5　同上例的角蛋白免疫组织化学染色结果显示：（A）角蛋白强阳性染色所标记的上皮显示存在于鼓阶内的大囊肿，对比旁边没有囊肿的鼓阶（ST）就一目了然，更加清楚。上方箭头所指为从内耳螺旋器的支持细胞上皮可能发生的转移生长作为囊肿的来源。（B）HE 染色颞骨切片完全看不到任何囊肿的迹象。原放大倍数为 20 倍。原图发表于 Shi, et al. Otolaryngol. Head Neck Surg, 117: S195-S198. 复制本图获得原出版者的同意和授权

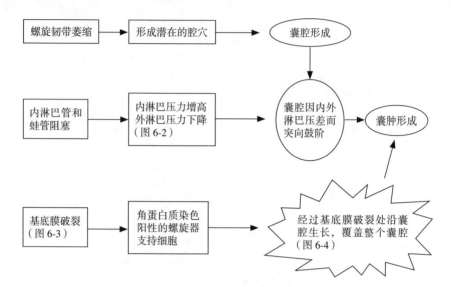

图 8-6   根据上述经角蛋白强阳性染色发现的 1 例耳硬化症合并鼓阶内的一个囊肿以及其他相关病变，应用图解方式推论其发病机制过程。本图译自 Shi, et al. Auris Naxus Laryx, 25: 425-443. 复制本图获得原出版者的同意和授权

# 第四节    结    语

以人体颞骨标本库为标志的耳病理学的确曾经在推动耳科基础和临床研究方面产生过极有价值的贡献。近年来，分子生物学技术的飞速发展正在改变耳病理学的面貌。抗原修复技术开辟了免疫组织化学用于常规甲醛固定以及脱钙处理，火棉胶包埋的颞骨切片。从而开启了一扇通向分子形态学的大门。但是，由于火棉胶包埋的颞骨切片太厚（20μm），一系列技术改革研究尚待进行。可以从以下两个方面来着手。① 根据研究需要筛选必要的内耳组织再次应用石蜡或其他树脂类材料包埋以便能够薄切 20μm 的厚切片，变成 2μm 左右的薄切片。薄切片的优点是不仅大大提高形态学的分辨率，而且可以较容易地操作抗原修复处理。② 改用其他包埋颞骨标本的方法，如应用石蜡包埋，结合其他一些快速扫描内耳解剖结构的新技术以取代复杂的传统火棉胶包埋颞骨切片的技术。

石善溶

# 参 考 文 献

[1] 姜泗长主编．耳解剖学与颞骨组织病理学．北京：人民军医出版社，1999．

[2] Schuknecht HF. Pathology of the ear, Cambridge: Harvard University Press, 1976, 1-20.

[3] Shi SR, Goodman ML, Bhan AK, et al. Immunohistochemical study of nasopharyngeal carcinoma using monoclonal keratin antibodies. Am J Pathol, 1984,117: 53-63.

[4] Shi SR, Jung HK. Immunohistochemical study of cochlear cells using monoclonal keratin antibody AE1. The 13th World Congress of Otolaryngology, 1985, Miami, Florid. Excerpta Medica, Amsterdam, New York, Oxford.

[5] Fraenkel-Conrat H, Brandon BA, Olcott HS. The reaction of formaldehyde with proteins. IV. Participation of indole groups. J Biol Chem, 1947, 168(1): 99-118.

[6] Fraenkel-Conrat H, Olcott HS. Reaction of formaldehyde with proteins. VI. Cross-linking of amino groups with phenol, imidazole, or indole groups. J Biol Chem, 1948, 174(3): 827-843.

[7] Fraenkel-Conrat H, Olcott HS. The reaction of formaldehyde with proteins. V. Cross-linking between amino and primary amide or guanidyl groups. J Am Chem Soc, 1948, 70(8): 2673-2684.

[8] Shi SR, Cote C, Kalra KL, et al. Technique for retrieving antigens in formalin-fixed, routinely acid- decalcified, celloidin-embedded human temporal bone sections for immunohistochemistry. J Histochem Cytochem, 1992, 40(6): 787-792.

[9] Shi S-R, Tian Q. Development of an antigen retrieval technique for immunohistochemistry in archival celloidin-embedded sections. J Histochem Cytochem, 1993,41(7): 1121

[10] 王荣光．火棉胶包埋颞骨切片免疫组织化学技术 // 姜泗长主编．耳解剖学与颞骨组织病理学．北京：人民军医出版社，1999．

[11] Shi, SR, R.J. Cote, CR. Taylor, Antigen retrieval immunohistochemistry used for routinely processed celloidin-embedded human temporal bone sections: standardization and development. Auris Nasus Larynx, 1998, 25(4): 425-443.

[12] Ganbo T, Sando I, Balaban CD, et al. Immunohistochemistry of lymphocytes and macrophages in human celloidin- embedded temporal bone sections with acute otitis media. Ann Otol Rhinol Laryngol, 1997, 106(8): 662-668.

# 第九章 甲醛固定的冷冻组织切片

抗原修复技术发明以前，在大多数情况下，免疫组织化学要求必须应用新鲜或冷冻保存的细胞/组织做成细胞涂片或组织冷冻切片，进行免疫组织化学染色。长期以来，冷冻切片的免疫组织化学染色结果被用作金标准来评价染色的结果。为此，临床和基础研究实验室都必须相应地建立储存冷冻标本的设备以满足免疫组织化学染色的要求。多年来对免疫组织化学染色必须依赖冷冻切片的习惯，逐渐形成了把冷冻切片作为金标准的传统共识。冷冻切片的缺点很多，首先是，细胞形态学较差，远不如石蜡切片所提供的组织细胞形态好；其次，设备费钱，操作费时，而且极难转送冷冻保存的组织标本到外地会诊研究。此外，冷冻组织中的致病微生物是潜在的感染来源。

## 第一节 冷冻组织切片果真是金标准吗?

### 一、病理学界逐渐发生了一场潜移默化的思想认识转变

抗原修复技术自20世纪90年代初发表以来，获得了病理学界以及所有形态学领域的肯定和广泛推广使用。20多年来，其在免疫组织化学发展史上的里程碑意义已得到数以万计的文献证实。但是，冷冻切片作为金标准在免疫组织化学染色上的地位却未能改变。然而，在大量的文献报道了应用抗原修复技术所获得的优良免疫组织化学染色结果以来，国际病理学界逐渐发生了一场潜移默化的思想认识转变。仔细阅读近年来发表的病理学文献就会发现，绝大多数因应用抗原修复技术而获得的免疫组织化学染色结果均被认作可以信赖的准确结果，无须用冷冻组织切片加以对照。更有不少人直接把常规甲醛固定石蜡包埋（formaldehyde-fixed and paraffin embedded, FFPE）组织切片经抗

原修复技术处理后得到的免疫组织化学结果作为金标准，用来比较和判断最终要求的研究结果[1-2]。如 Shidham 等[1] 在筛选最佳的细胞学标本制备方法时，即应用了经过抗原修复处理的常规石蜡切片的免疫组织化学染色结果，并以此作为金标准比较了三种不同方法，获得了满意的结果。

## 二、抗原修复技术处理的醛类固定冷冻组织切片的免疫组织化学染色结果优于传统冷冻切片

回过头来有必要进一步提出一个问题：冷冻组织切片果真是金标准吗？作为金标准的冷冻组织切片要求必须用乙醇、丙酮等非交联性固定液固定冷冻组织切片，然后再进行免疫组织化学染色。从理论上讲，因其未经交联固定液固定，没有组织蛋白质分子结构的改变，应该比较完整地保存着组织抗原性——这就是丙酮等非交联性固定液固定冷冻组织切片可以作为金标准的根据。2005 年，Yamashita 等[3] 首先改用醛类固定液来固定冷冻组织并应用了抗原修复技术，获得了很好的免疫组织化学染色结果。他们比较了 22 种常用抗体对两组用不同的固定液——丙酮与甲醛——固定的冷冻组织切片的染色结果。结果证实，对于甲醛固定后加用抗原修复的冷冻切片，与丙酮固定的冷冻切片相比，大多数测试的抗体均可获得更好的免疫组织化学染色结果。尤其值得强调的是，有半数（11/22）对丙酮固定的冷冻组织切片出现阴性免疫组织化学染色结果的抗体，在应用甲醛固定后加用抗原修复的冷冻切片进行免疫组织化学染色时，却仍能够得到很满意的阳性染色结果。

## 三、我们的实验结果和结论

我们的实验室也不时会遇到类似的情况。如有一种不久前上市的单克隆抗体 GRP78，当用丙酮固定的新鲜细胞涂片时出现阴性免疫组织化学染色结果。如改用甲醛固定后加用抗原修复的新鲜细胞涂片进行免疫组织化学染色时，可以得到很满意的阳性染色结果。为了进一

步证实这个重要的研究课题，我们于 2008 年进行了比较研究[4]，选用新鲜人体大肠癌组织，同时制备 OCT 包埋的冷冻组织块和按常规 FFPE 的组织块以进行比较。另外，应用新鲜培养的 3 个细胞株（前列腺癌细胞株 LNCap 和 C42B，以及乳腺癌细胞株 MCF-7），均同时制备 OCT 包埋的冷冻组织块和按常规 FFPE 的组织块以佐证人体组织的结果。应用 6 种不同的方法固定冷冻组织切片：① 丙酮固定 10 分钟；② 乙醇固定 10 分钟；③ 中性甲醛固定 30 分钟；④ 中性甲醛固定 24 小时；⑤ 中性甲醛加氯化钙固定 30 分钟；⑥ 中性甲醛加氯化钙固定 24 小时。所有经甲醛固定的冷冻切片均须进行抗原修复处理。为进行免疫组织化学染色，共选用 26 种常用抗体，ABC 试剂和 DAB 显色。结果是：两种固定液（丙酮和甲醛固定）的冷冻切片半数以上（16/26，61.5%）显示免疫组织化学染色阳性结果相等。其余抗体中有 8 种抗体表现为：甲醛固定的冷冻切片阳性染色较好（30.8%）。仅有 2 种抗体显示丙酮固定的切片较好。大多数细胞质抗体（10/13）对两种固定液（丙酮与甲醛）表现出相同的免疫组织化学染色结果。然而，绝大多数细胞核抗体均以甲醛固定的冷冻切片染色最佳。总的来说，FFPE 组织切片的形态学和免疫组织化学染色效果最佳。

我们还发现，有些细胞核的免疫组织化学染色表现形式（如 p21）在经过丙酮或乙醇固定后的冷冻组织切片上可以出现极不规则的阳性染色结果，显示细胞核抗原易位到细胞质中（图 9-1A）。结合过去的研究报告可以认为，有些蛋白质，尤其是低分子蛋白质和脂蛋白质，容易被乙醇等凝固性固定液提取出组织，大约 13% 的组织内蛋白质可因丙酮固定而丢失[5-6]。而甲醛固定的冷冻切片的 p21 免疫组织化学染色阳性结果表现为细胞核形态完好，而且显示清晰的强阳性染色（图 9-1B）。

甲醛固定的另外一个突出的优点：经过抗原修复处理后的甲醛固定的冷冻切片的免疫组织化学染色背景很干净，远比丙酮或乙醇固定后的冷冻组织切片所得到的杂乱无章的背景要好得多。如图 9-2 所示，对膀胱癌冷冻组织切片进行 p21 免疫组织化学染色的结果比较：丙酮或乙醇固定后的冷冻组织切片以及未经抗原修复处理的甲醛固定的冷冻切片所得到的背景杂乱，显示多数不规则点状物（图 9-2A、B、C

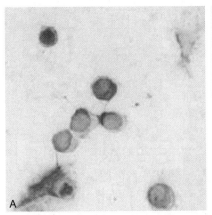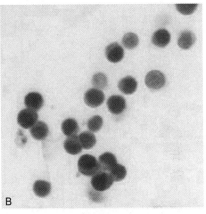

**图 9-1　对新鲜细胞株 MCF-7 进行 p21 免疫组织化学染色的比较。**（A）丙酮固定的标本：显示不规则的染色结果，表示 p21 蛋白质受到固定液的影响而溢出细胞核，流入细胞质或流出细胞外。（B）甲醛固定的细胞株标本经过抗原修复处理后，显示完好的细胞核阳性染色结果。原放大倍数为 400 倍。本图译自 Shi, et al. Am J Clin Pathol, 2008, 129: 358-366. 获得原出版社美国临床病理学会的授权

和 E）。但是，在经过抗原修复处理后，所有不规则点状物的背景全部消失（图 9-2D 和 F）。这一个十分有趣的现象，正巧验证了免疫组织化学染色在经过抗原修复处理的常规甲醛固定的石蜡切片上的同样表现：特异性阳性染色增强，而非特异性背景染色明显减弱或消失。

尽管抗原修复技术的分子机制至今尚不十分清楚，但在免疫组织化学染色的实践中，大量的文献已令人信服地证明了抗原修复的重要应用价值[7]。近代分子水平技术的研究已经证明：甲醛固定组织可以原位保持大多数组织中的蛋白质，如应用蛋白质质谱分析等方法。因甲醛固定所致的交联产物由于应用了一个极为简单而有效的抗原修复方法得以解救。这样，豁然开辟了崭新的局面：在应用现代分子生物技术的新时代，继续百年的历史传统，充分发挥石蜡组织宝库在今天个体化医学发展中不可取代的重要作用。

根据上述研究结果，传统上认为丙酮或乙醇固定后的冷冻组织切片是免疫组织化学染色的金标准的观念已经过时。在科学地评价免疫组织化学染色结果时，应该应用两种不同的固定液——非交联性的丙

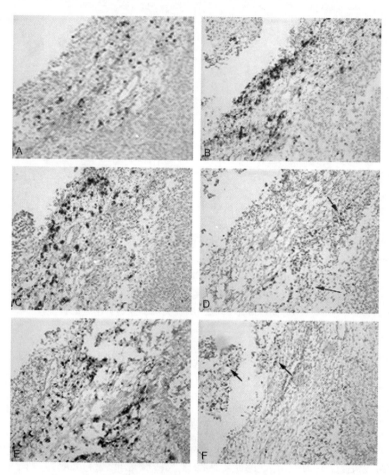

**图 9-2　不同的固定和免疫组织化学染色程序处理下，背景染色的比较。**应用 p21
对新鲜人体膀胱癌组织冷冻切片进行的免疫组织化学染色。（A）丙酮固定标本；（B）
乙醇固定标本；（C）甲醛固定 30 分钟；（E）甲醛固定过夜。由于未经抗原修复处
理，这些切片均显示出明显的非特异性背景染色。上述甲醛固定的标本经过抗原
修复处理后，背景很清晰，无非特异性背景染色。因此，p21 细胞核阳性染色结
果清晰可见（箭头）（D 和 F）。本图译自 Shi, et al. Am J Clin Pathol 2008,129:358-
366. 获得原出版社美国临床病理学会的授权

酮或乙醇固定液和甲醛固定液——分别固定冷冻组织切片；对甲醛固
定的冷冻组织切片，在进行免疫组织化学染色前应进行抗原修复处理。
只有综合两种切片的染色结果方可比较准确地判断染色结果的准确性。
从上述大多数文献资料来看，石蜡切片的免疫组织化学染色结果在多
数情况下，应该可以作为判断免疫组织化学染色结果的金标准[4]。

当然，应该记住，在分析染色结果时，如有不能解释的情况，如
丙酮或乙醇固定冷冻组织切片为阴性，而甲醛固定的冷冻组织切片经
抗原修复后获得阳性染色结果，为了排除假阳性的误差，必须应用其
他生化方法来加以证实，如免疫凝胶电泳。在上述我们的实验中，共
有4种抗体［GRP78、p21、p27、生存素（survivin）］出现了上述情况，
我们都应用免疫凝胶电泳法进行了确认（图9-3）。

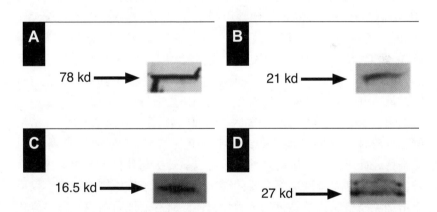

图9-3　免疫凝胶电泳显示我们检测的4种蛋白质：GRP 78（A）、p21（B）、生
存素（C）和 p27（D），均获得了与经过抗原修复处理的甲醛固定标本相应的印迹。
本图译自 Shi, et al. Am J Clin Pathol, 2008, 129: 358-366. 获得原出版社美国临床病
理学会的授权

# 第二节　临床应用

## 一、外科手术快速冷冻病理诊断

2008 年，Julling 等 [8] 应用醛类固定 456 例乳腺癌患者手术切除的827 个新鲜哨兵淋巴结，继以抗原修复和抗角蛋白抗体免疫组织化学染色，获得很满意的效果。总的来看，单独应用 HE 染色的灵敏性为56%；结合免疫组织化学染色则增至 71%。HE 加上免疫组织化学染色的诊断特异性为 100%。对比后期的石蜡切片，遗漏的阳性诊断从23% 减少到 17%。不仅如此，如上所述，甲醛固定加上抗原修复可以获得良好的组织形态和清晰的背景。他们的方法是：一张冷冻切片做HE 染色；另一切片固定于中性甲醛 1 分钟后，再固定于 Lillies AAF（醋酸、乙醇和甲醛的混合液）1 分钟，自来水冲洗 15 秒钟。切片置于 Tris-EGTA、pH 9.0 缓冲液中，在微波炉（1000W）中加热，从预热 60℃直至 100℃（大约 30 秒钟）。切片经过加有 Tween-20 的 Tris缓冲液（pH 7.6）（TBS）冲洗后，滴加角蛋白抗体（KL1 全角蛋白），37℃孵育 3 分钟，经 TBS 冲洗后，滴加抗鼠 Envision（DAKO），37℃孵育 3 分钟，经 TBS 冲洗后，DAB 显色（37℃，3 分钟），苏木素对比染色，即可镜检。应用这种方法可以显著提高外科手术快速冷冻病理诊断的阳性率，避免不必要的二次手术。由于抗原修复技术不仅可以增加免疫组织化学染色的灵敏性，还同时有效地阻断内源性过氧化酶的反应，使切片染色背景干净清晰易于作出准确的诊断，很值得推广。

## 二、开启免疫细胞化学在诊断细胞病理学上的契机

目前，免疫组织化学染色虽然已经广泛用于组织病理学并取得了突破性的成果，但是，在细胞病理学方面还远远没有达到组织病理学所取得的成就。其主要原因据推测是由于细胞学标本大都很小、很少，仅能满足诊断。只有当个别较大的标本能够满足制备细胞石蜡包埋块

时，才可供连续切片以提供免疫组织化学套餐染色的要求，免疫组织化学方可一展宏图为细胞病理学的准确诊断助一臂之力（参见第 5 章）。

### （一）乙醇等非交联性固定液制备的细胞标本也可以应用抗原修复。

细胞学涂片的固定液多应用乙醇。从理论上推断，乙醇固定的标本无须抗原修复处理就可以进行免疫组织化学染色。然而，Boon 等 [9] 在加热抗原修复技术问世后不久就成功地把加热抗原修复用于常规巴氏染色后的阴道细胞学涂片，由于高温加热可以褪去原有的巴氏染色，再应用增生细胞抗原 Ki-67 的相关抗体 MIB-1 进行免疫组织化学染色，获得了满意的染色结果，使一些细胞重叠的团块可以清楚地重新判断。他们把这一方法称为"精细调谐"。

最近，Marinsek 等 [10] 报告了 8 个欧洲国家组织的 10 个实验室之间对乳腺癌细针穿刺标本的免疫细胞化学的 ER、PR 染色结果评估。第一阶段未做任何硬性规定，各实验室的结果差异很大。第二阶段强调制片固定细胞以及抗原修复等具体要求后，情况大大改善。这一点证明了标准化的重要性。很有趣的一个问题是：他们应用甲醇作为细胞标本的固定液，却应用加热抗原修复，并且获得了良好的细胞核阳性染色结果。近年来，不少文献也提到，乙醇固定的组织或细胞在应用免疫组织化学染色时，应用加热抗原修复，可以增加阳性染色结果。Denda 等 [11] 报告了对 36 例乙醇固定的细胞涂片在经过巴氏染色证实诊断后，应用或不应用加热抗原修复等对比条件下，进行 43 种抗体的免疫组织化学染色的结果：全部 9 个细胞核抗体均显示最好的染色结果；大多数细胞质和细胞膜抗体均不需要抗原修复处理；尽管个别细胞质和细胞膜的抗体在经过加热处理后染色结果明显减退接近阴性，大多数抗体仍然得到了与不加热标本同样的染色结果。遗憾的是，他们没有同时加上甲醛固定细胞涂片标本作为重要的探讨课题。

### （二）可否应用甲醛固定细胞学标本？

进一步需要考虑的问题是：可否应用甲醛固定细胞学标本？如果可以，就可能在细胞病理学和组织病理学之间统一抗原修复免疫组织化学技术的程序和标准。早在 10 多年前，Suthipintawong 等 [12] 曾就此问题研究比较了 23 种不同的细胞标本固定方法对免疫细胞化学染色的影响。他们的结论是：细胞标本在 27℃ 条件下过夜固定于 0.1% 甲醛，继以 100% 乙醇固定 10 分钟，染色前应用微波炉抗原修复处理，可以获得最好的免疫细胞化学染色结果。2004 年，Gong 等 [13] 在对照相应的组织切片的雌激素受体（ER）免疫组织化学染色结果的条件下，仔细比较了应用抗原修复技术处理后的细胞学标本在检测 ER 的效果，有极显著的增加。甲醛固定的细胞学标本：ER 阳性率从未应用抗原修复处理的 31% 提高到应用抗原修复处理的 93%；以乙醇为主的 Carnoy 固定液（60% 乙醇，30% 氯仿，10% 冰醋酸）固定的细胞学标本：ER 阳性率从未应用抗原修复处理的 29.4% 提高到应用抗原修复处理的 93%。

2008 年，Fulciniti 等 [14] 仔细比较了应用两种不同固定方法制备的细针穿刺活检标本：乙醇湿固定法与甲醛后固定风干细胞标本。他们的结论是：甲醛固定的标本在经过加热抗原修复处理后可以获得最佳的和可靠的免疫组织化学染色效果。此外，在形态学方面，风干细胞标本也优于乙醇湿固定的细胞标本：便于观察较大而平整的细胞形态。Chivukula 等 [15] 也力主甲醛后固定风干细胞标本的方法。他们的研究证实，一些抗原，如 S-100 蛋白、Hep Par 1、总囊性疾病液体蛋白 -15（gross cystic disease fluid protein-15，GCDFP-15），在乙醇固定的细胞标本中都显示假阴性的结果，显然是由于乙醇等固定液所致的细胞内蛋白质外溢所致。

免疫细胞化学染色的标准化问题应该注意，由于细胞学标本制备方法很不统一，又缺少符合实际的细胞对照可供鉴定染色结果，特别需要注意准确判断免疫细胞化学染色的结果。有人发现，在 54 个石蜡包埋细胞块中应用 HER2 染色时，对 3 种不同的抗体只应用一种抗原修复程序时得到了不同的染色结果 [16]。由此可见，同免疫组织化学染色一样，必须通过配伍筛选实验达到标准化的目标（参见第 3 章）。

# 第三节　结　　语

抗原修复技术成功用于甲醛固定的新鲜或冷冻保存的细胞、组织标本，应该算得上一个较大的进步。不仅扩大了抗原修复技术的应用范围，而且可能开辟为临床服务的新项目，如在上述外科手术快速冷冻病理诊断和诊断细胞病理学领域，均展示出新生事物含苞待放的气势，很值得推广。加热抗原修复用于乙醇固定的细胞标本，似乎是对固有的甲醛固定以及加热抗原修复机制的挑战。目前对甲醛固定以及加热抗原修复机制尚无定论，乙醇固定的细胞或组织标本在经过加热抗原修复处理后，细胞核的免疫组织化学染色却能够出乎意料地一枝独秀；在惊喜之余，很值得深思。2012年，Eberhart等[17]应用冷冻小鼠视网膜组织经过4%甲醛固定15分钟、30分钟、1小时或3小时后，应用微波炉加热（80℃）5分钟、10分钟或20分钟作为抗原修复处理，然后进行免疫组织化学染色。他们证实：固定15分钟的组织，无须加热修复即可以获得最强的细胞核阳性染色结果；加热5分钟，阳性染色强度反而减弱；固定30分钟、1小时和3小时的组织标本必须依序分别加热修复处理5分钟、10分钟和20分钟才可以获得最强的阳性染色结果。他们认为，抗原修复处理对于细胞核蛋白质来说非常敏感，值得今后进一步研究。Kakimoto等[18]发现，未经固定的大鼠子宫新鲜组织切片对9种抗体（绝大多数为细胞核抗体）的免疫组织化学染色均为极弱的阳性；但是，同一未经固定的大鼠子宫新鲜组织切片经过加热抗原修复处理后，却显示出很强的阳性免疫组织化学染色结果。由此，他们提出了一个假说：加热可以解除分子结构内潜在的空间壁垒（natural steric barriers）。总之，加热抗原修复技术在冷冻切片上的应用不仅开辟了新的临床领域，而且，提出了不少新的研究课题。

石善溶

## 参 考 文 献

[1] Shidham VB, Lindholm PF, Kajdacsy-Balla A, Chang CC, Komorowski R. Methods of cytologic smear preparation and fixation. Effect on the immunoreactivity of commonly used anticytokeratin antibody AE1/AE3. Acta Cytol, 2000, 44(6): 1015-1022.

[2] Dabbs DJ. Diagnostic immunohistochemistry: theranostic and genomic applications. Philadelphia, 3rd ed. Philadelphia, PA, USA: Saunders, an imprint of Elsevier Inc., 2010.

[3] Yamashita S, Okada Y. Application of heat-induced antigen retrieval to aldehyde-fixed fresh frozen sections. J Histochem Cytochem, 2005, 53(11): 1421-1432.

[4] Shi SR, Liu C, Pootrakul L, et al. Evaluation of the value of frozen tissue section used as "gold standard" for immunohistochemistry. Am J Clin Pathol, 2008, 129(3): 358-366.

[5] Larsson LI. Immunocytochemistry: theory and practice. Boca Raton, FL: CRC Press, 1988.

[6] Eltoum I, Fredenburgh J, Myers RB, et al. Introduction to the theory and practice of fixation of tissues. J Histotechnol, 2001, 24(3): 173-190.

[7] Shi SR, Shi Y, Taylor CR. Antigen retrieval immunohistochemistry: review of research and diagnostic applications over two decades following introduction and future prospects of the method. J Histochem Cytochem, 2011, 59 (1): 13-32.

[8] Jylling AMB, Lindebjerg J, Nielsen L, Jensen J. Immunohistochemistry on frozen section of sentinel lymph nodes in breast cancer with improved morphology and blocking of endogenous peroxidase. Appl Immunohistochem Mol Morphol, 2008, 16(5): 482-484.

[9] Boon ME, Kok LP, Suurmeijeer AJH. The MIB-1 method for fine-tuning diagnoses in cervical cytology // Shi SR, Gu J, Taylor CR, eds. Antigen retrieval techniques: immunohistochemistry and molecular morphology. Natick, Massachusetts: Eaton Publishing, 2000, 7-70.

[10] Marinsek ZP, Nolde N, Kardum-Skelin I, et al. Multinational study of oestrogen and progesterone receptor immunocytochemistry on breast carcinoma fine needle aspirates. Cytopathol, 2013, 24(1): 7-20.

[11] Denda T, Kamoshida S, Kawamura J, et al. Optimal antigen retrieval for ethanol-fixed cytologic smears. Cancer (Cancer Cytopathol) , 2012, 120(3): 167-176.

[12] Suthipintawong C, Leong AS-Y, Vinyuvat S. Immunostaining of cell preparations:

a comparative evaluation of common fixatives and protocols. Diag Cytopathol, 1996, 15(2): 167-74.

[13] Gong Y, Symmans WF, Krishnamurthy S, Patel S, Sneige N. Optimal fixation conditions for immunocytochemical analysis of estrogen receptor in cytologic specimens of breast carcinoma. Cancer (Cancer Cytopathol) , 2004, 102(1): 34-40.

[14] Fulciniti F FC, Staiano M, La Vecchia F. Botti G. Demuru A. Magliulo G. Boon ME. Air-dried smears for optimal diagnostic immunocytochemistry. Acta Cytol, 2008, 52(2): 178-86.

[15] Chivukula M, Dabbs DJ. Immunocytology // Dabbs DJ, ed. Diagnostic immunohistochemistry: theranostic and genomic applications, 3rd ed. Philadelphia, PA: Saunders, an imprint of Elsevier Inc., 2010.

[16] Fetsch PA, Abati A. The effects of antibody clone and pretreatment method on the results of HER2 immunostaining in cytologic samples of metastatic breast cancer: A query and a review of the literature. Diagn Cytopathol, 2007, 35(6): 319-28.

[17] Eberhart A, Kimura H, Leonhardt H, Joffe B, Solovei I. Reliable detection of epigenetic histone marks and nuclear proteins in tissue cryosections. Chromosome Res, 2012, 20(7): 849-58.

[18] Kakimoto K, Takekoshi S, Miyajima K, Osamura RY. Hypothesis for the mechanism for heat-induced antigen retrieval occurring on fresh frozen sections without formalin-fixation in immunohistochemistry. J Mol Hist, 2008, 39(4): 389-399.

# 第十章　从组织切片中提取蛋白质

近年来，高通量的蛋白质分析技术不断提高和推广，如质谱分析法，能够显示从常规石蜡组织切片中提出的数以千计的蛋白质，这一令人叹为观止的研究途径引起了科学技术研究者的高度重视。数以千计的研究成果已经促成了一门崭新的学科：组织蛋白质组学。这门新生学科对于当前最热门的研究方向——个体化医学——投射了最强的光辉。在后基因组时代，组织蛋白质组学代表了学者们探讨控制疾病的生物标志物的基本手段。组织蛋白质组学已逐渐成为寻找有效的抗癌药物的首要途径。近年来，各种新创名词充分体现了众多研究者的热情和殷切期望。如"液体形态学"[1]、"图谱蛋白质组学"[2]、形象蛋白质组学（toponomics）[3]等。当然，近年来，、一系列分子生物学领域的研究飞速进展，肩并肩地与蛋白质组学一道站在生物医学科学的最前缘的《组学技术》（omics），如人类基因组、表观基因组（epigenome）、转录组、代谢组等都从不同的角度伸出它们的触角，寻找新的生物标记和提供研究的途径。鉴于蛋白质是细胞内外一切生命活动的主要基础，蛋白质组学的研究颇受学界关注。目前蛋白质组学研究课题正围绕着三个核心进行：基于蛋白质质谱分析、基于抗体、基于知识，也就是如何应用计算机技术收集整理国际范围的数以万计的研究信息，建立高通量的生物信息分析库，大大促进有效的生物标记的寻找[4]（参见第 14 章）。

在所有蛋白质组学的研究中，首当其冲的一个关键问题应该是：从细胞或组织标本中提取高质量的蛋白质。这一点已被公认[5]，尤其是如何从常规 FFPE 的组织中提取高质量的蛋白质，因为全球百余年来收集的石蜡标本的确是进行现代分子生物学水平研究的最宝贵资源。本章将重点讨论这一题目。

# 第一节　开发从常规石蜡
# 包埋的组织标本中提取蛋白质的方法

面对当前蛋白质质谱分析技术带来的高通量检测细胞或组织内成百上千的蛋白质的事实，学者们深受启发，力图开发一条从常规石蜡包埋的组织中提取蛋白质的有效方法，以期将质谱分析技术用于常规石蜡包埋的组织宝库。这一点恰如 20 多年前学者们在赞叹免疫组织化学染色由于抗原修复技术的广泛应用，开辟了免疫组织化学在诊断病理学上的新纪元的局面。免疫组织化学就其目标来看，也与蛋白质质谱分析的目标是一致的：分析和证实蛋白质在细胞或组织中的存在。因此，应用加热抗原修复技术的原理开发有效的从石蜡包埋组织中提取蛋白质的方法也就顺理成章了。1998 年，Ikeda 等 [6] 首先应用抗原修复的原理和高温加热的方法，从 FFPE 的组织中提取出 8 种蛋白质，并经蛋白质印迹方法证实它们的分子量介于 10～120kDa 之间。但是，他们未能在新鲜组织和石蜡包埋组织之间获得聚丙烯酰胺凝胶电泳所得蛋白质类型的一致性。2005 年，Yamashita 等应用粘贴在玻片上的 4μm 石蜡切片，首先用高压蒸锅加热 15 分钟，然后将切片浸入含有尿素和巯基乙醇的 2%SDS（十二烷基磺酸钠，sodium dodecyl sulfonate）溶液中提取蛋白质。他们获得了满意的结果，应用蛋白质印迹方法证实的蛋白质中有 2 种蛋白质只有经过加热方法提取的标本才能够显示印迹。

## 一、我们的系列研究

2005 年以来，我们进行了从常规石蜡包埋的组织中提取蛋白质的方法的系列研究。首先，重复了 Ikeda 的方法，对 15 例乳腺癌患者的石蜡切片（每片厚 10μm）进行了加热提取蛋白质的实验。实验结果不满意，蛋白质印迹很微弱。为了提高从石蜡包埋组织中提取蛋白质的质量，根据抗原修复技术的原理，特别是影响抗原修复效果的基本因素，我们应用配伍筛选实验的设计，测试了不同的加热温度和系列酸碱度的修复液（pH 为 2 ~ 9）以及是否添加 2%SDS 等各种修复条件。对多种不同甲醛固定时间的人体或大鼠石蜡包埋组织进行了反复比较，包括仔细测量提出蛋白质的量。

## （一）配伍筛选实验的结论

从这一配伍筛选实验的研究阶段中总结出以下的结论：

1. 石蜡切片浸在含有 2%SDS 的不同酸碱度（pH 2 ~ 9）的 Tris- 盐酸缓冲液中加热 100℃以后，可以经过蛋白质印迹显示出类似的印迹带型。但是，较低的 pH 值（pH 2.6）的效果较差，尤其是在合并 120℃的高温加热时。
2. 2%SDS 是修复液中很重要的因素。无论何种修复条件均需 SDS，否则，提取的蛋白质的效果很差。
3. 其他一些化学成分，如柠康酸酐（citraconic anhydride）或 0.1M 氢氧化钠等，对提取蛋白质的效果没有明显的影响。

## （二）合适的操作程序

基于配伍筛选实验的结论，我们制订了下述从常规石蜡包埋的组织中提取蛋白质的方法的程序：

1. 石蜡切片标本：将常规石蜡包埋的组织切片（厚 10μm）装入微型管内，加入辛烷（octane）1ml 并剧烈震动微型管以达到脱蜡的目的；再加入 0.075ml 甲醇，然后震动微型管使之混匀。经过离心，去除上层的辛烷和甲醇。已脱蜡的标本可以置入通风密闭箱内晾干。
2. 加热提取蛋白质：
   （1） 于装有晾干的已脱蜡的标本中加入含有 2%SDS 的 Tris- 盐酸缓冲液 50μl（20mmol，pH 7 或 9）。
   （2） 应用任何加热器将上述标本加热煮沸（100℃）20 分钟，然后转而放进 60℃的恒温箱内 2 小时。
   （3） 为验证所提取蛋白质的质量，离心后，取 2μl 上清液做亮度比色定量。其余的标本可以进行聚丙烯酰胺凝胶电泳（SDS-PAGE）以及蛋白质免疫印迹试验等，以检测所提取蛋白质的质量（所有实验均在同等条件下并用同一标本的新鲜组织做对照

进行 )。

### （三）结果比较

1. 从组织中提取的蛋白质的量：与从新鲜组织中提取的蛋白质的总量 11 524μg/ml 相比，尽管从常规石蜡包埋的组织中提取蛋白质的量（平均 10 022.6 μg/ml）明显低于前者，但仍然证实了加热修复的原理足以为进一步的研究开发出更有效的程序。

2. 用聚丙烯酰胺凝胶电泳进一步确认从常规石蜡包埋的组织中提取的蛋白质的量：任选 1 例肾癌切除标本，比较该例新鲜组织与 FFPE 组织同时提取蛋白质的聚丙烯酰胺凝胶电泳的结果（图 10-1）。图

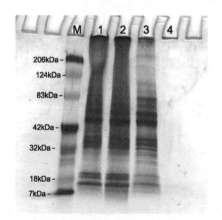

**图 10-1　聚丙烯酰胺凝胶电泳的结果。**第 1、2、4 行代表从石蜡包埋的肾癌组织中提出的蛋白质的凝胶电泳结果。第一行：应用上述加热修复提取蛋白质（Tris-盐酸缓冲液、pH 9＋2%SDS）的程序所获得的蛋白质；第二行：应用上述加热修复提取蛋白质的程序，仅将酸碱度改为 pH 7 所获得的蛋白质；第三行：从新鲜肾癌组织中提出的蛋白质；第四行：从没有应用加热修复的石蜡包埋的肾癌组织中提出的蛋白质的凝胶电泳结果，完全看不见任何印迹。由此显然可见，从新鲜组织提出的蛋白质能够得到最好的印迹图像。然而，石蜡包埋的肾癌组织在经过合适的加热抗原修复处理程序后，提出的蛋白质所得到的印迹图像仍然很清晰（第 1、2 行），非常接近新鲜组织所提出的蛋白质印迹图像（第 3 行）。标有《M》的行代表标准分子量（商品来源：Bio-Rad Inc. Cat# 161-0324; Hercules, CA, USA）。原图发表于 Shi, et al. J Histochem Cytochem, 2006, 54(6): 739-743. 复制本图获得原出版者的同意和授权

10-1 很清晰地可见，应用上述加热修复提取蛋白质的程序（包括修复液酸碱度 pH 7 和 pH 9 在内），从石蜡包埋组织中提出的蛋白质在聚丙烯酰胺凝胶电泳上显示的印迹类型与从新鲜组织提出者极相似。但是，图 10-1 中第四条所代表的从未应用加热修复处理的石蜡包埋组织中提出的蛋白质（很微量）完全看不见任何印迹。

### （四）蛋白质质谱分析对提取方法程序的鉴定

为了更准确地评估从石蜡包埋的肾癌组织中提取的蛋白质的量，我们和一组属于 Calibrant Biosystems 公司（Gaithersburg, Maryland, USA）的专门从事蛋白质质谱分析研究的学者们应用他们的最新质谱分析设备，对 4 组从同一例肾癌组织中提取的蛋白质标本进行了分析：标本 A＝应用上述加热修复（Tris- 盐酸缓冲液、pH 9＋2%SDS）程序提取蛋白质所获得的蛋白质；标本 B＝应用上述加热修复程序提取蛋白质、仅将酸碱度改为 pH 7 所获得的蛋白质；标本 C＝从新鲜肾癌组织中提取的蛋白质；标本 D＝从没有应用加热修复程序的石蜡包埋的肾癌组织中提取的蛋白质。所有标本均首先经过标准化的质谱分析前的处理程序，获得的质谱图通过计算机质谱库，如 Open Mass Spectometry Search Algorithm（OMSSA）（National Center for Biotechnology Information, Bethesda, MD），以确定各层次的多肽或蛋白质的排名。我们从质谱分析专家那里收到列有数以千计的蛋白质名单，这一长长名单的确定是基于国际人体蛋白质指数（2.28）有关多肽识别原则而得到的结果。欧洲生物信息研究所（http://www.ebi.ac.uk/IPI/IPIhuman.html）负责维持和提供上述人体蛋白质指数的服务。经过上述质谱分析后，从 4 个肾癌标本所得到的蛋白质总数统计如表 10-1 所示。

从表 10-1 所列的各项数据来看，经过上述在 pH 为 9 或 7 的缓冲液中高温加热修复程序所提取的蛋白质数均居首位，明显高于从新鲜组织中提取者。但按照常理分析，新鲜组织没有受到固定包埋等处理的负面影响，应该获得最高的蛋白质总数。我们认为可能是因为，本组新鲜组织为低温保存的标本，在储放过程中可能有人为因素等的影响，并且日后的冷冻切片处理操作等影响都可能导致蛋白质的自融。为了进一步核实这一不正常的现象，有必要应用配对的新鲜和固定包

表 10-1　4 个从肾癌组织中提取的蛋白质标本的质谱分析结果

| 标本 | 肽段匹配数<br>(total peptide hits) | 截然不同的肽<br>(distinct peptides) | 截然不同的蛋白质<br>(distinct proteins) | 修减后的蛋白质<br>(reduced proteins) |
|---|---|---|---|---|
| A | 12 855 | 3336 | 3263 | 1830 |
| B | 41 810 | 4811 | 3254 | 1962 |
| C | 25 770 | 3305 | 2404 | 1341 |
| D | 6 635 | 1714 | 1883 | 962 |

注：标本 A＝应用上述加热修复程序（Tris- 盐酸缓冲液 pH 9＋2%SDS）提取蛋白质所获得的蛋白质；标本 B＝应用上述加热修复程序、仅将酸碱度改为 pH 7 提取蛋白质所获得的蛋白质；标本 C＝从新鲜肾癌组织中提取的蛋白质；标本 D＝从没有应用加热修复的石蜡包埋的肾癌组织中提取的蛋白质。本表译自 Shi, et al. J Histochem Cytochem, 2006, 54(6): 739-743. 获得原出版社的授权

埋的细胞株标本在同一条件下进行提取蛋白质的比较研究。此外，另一个值得注意的现象是，从未经加热处理的石蜡切片中提取的蛋白质，尽管聚丙烯酰胺凝胶电泳没有显示任何印迹（图 10-1 第 4 行），然而，却出乎意料地被质谱分析法证实有相当可观的蛋白质数量（表 10-1 标本 D）。推断其中原委，很可能是由于所有标本都首先经过了标准化的质谱分析前的处理程序，其中的确包括较彻底的蛋白酶消化处理。毫无疑问，这一酶消化处理过程有效达到了部分修复抗原的目的。根据计算机数据库的进一步分析表明，表 10-1 所显示的蛋白质总数可以用图 10-2 表示 4 个标本之间的可重复性，显示出大部分蛋白质是同时存在于 4 组之间的。

　　根据基因本体论数据库分析，图 10-3 显示按照蛋白质的亚细胞分布情况。从图 10-3 可见 4 个标本尤其是标本 A～C 之间非常一致。没有经过高温加热的标本 D 显得差些。

　　尽管加热修复抗原的机制还不清楚，初步推断：高温加热在从常规石蜡切片中提取蛋白质的基本过程可能有双重的作用。第一方面，是抗原修复的作用，恰如加热修复用于免疫组织化学染色。这一点可以用来解释为什么经过加热与没有加热的标本之间，在蛋白质重复性或蛋白质的亚细胞分布比例之间均可见差异（图 10-2 和 10-3）。第二方面，加热可以大大提高从组织尤其是从常规石蜡包埋的组织中提取蛋白质的效益。在此基础上的进一步研究，不仅可能有助于开发更有

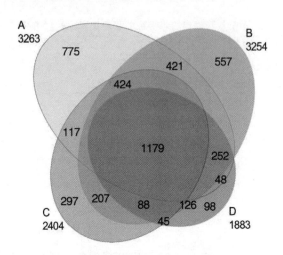

**图 10-2 图解 4 个蛋白质标本之间的可重复性（参见表 10-1）。**质谱分析证实的截然不同的蛋白质总数列于标本 A ~ D 的下方。虽然仍然有一些蛋白质未能与新鲜组织的蛋白质完全重叠，但大多数应用加热修复方法从石蜡包埋组织提取的蛋白质还是重叠在一起的。原图发表于 Shi, et al. J Histochem Cytochem, 2006, 54(6): 739-743. 复制本图获得原出版者的同意和授权

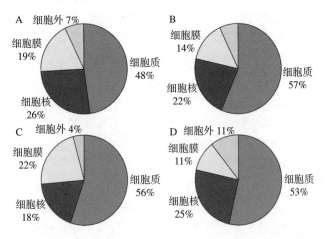

**图 10-3 图解显示表 10-1 列举的 4 种蛋白质，经过基因本体论数据库分析得到的蛋白质的亚细胞分布情况。**可见从石蜡组织提取的蛋白质的亚细胞分布情况（A、B 和 D）与从新鲜组织提取者十分接近，尽管没有应用加热修复的标本 D 不如应用加热修复的标本 A 和 B。原图发表于 Shi, et al. J Histochem Cytochem, 2006, 54(6): 739-743. 复制本图获得原出版者的同意和授权

效的、从组织中提取蛋白质的技术，而且可能有助于准确理解抗原修复技术的机制。

## 二、近代文献有关开发从石蜡包埋组织中提取蛋白质的方法和评估

### （一）高温加热所起的关键作用

Jiang 等 [7] 应用 40mmol Tris 加 6M 盐酸胍和 65mmol DTT、pH 8.2 修复液对甲醛固定的鼠肝进行了提取蛋白质的研究，比较了加热 100℃与不加热两组所得到的结果，见表 10-2。

表 10-2　高温加热在从甲醛固定的组织中提取蛋白质的必要性

| 加热 | 提取蛋白质的浓度（mg/ml） | 鉴定的蛋白质总数 | 根据至少 2 个独特的多肽鉴定的蛋白质 | 独特的多肽总数 |
| --- | --- | --- | --- | --- |
| 加热 100℃，30 分钟 | 10.9±0.87 | 827 | 470 | 3005 |
| 不加热 | 0.82±0.13 | 130 | 57 | 352 |

注：提取蛋白质的修复液：40mmol Tris 加 6M 盐酸胍和 65mmol DTT pH 8.2。均应用甲醛固定的鼠肝组织。

表 10-2 列出的实验数据足以令人信服地认识到高温加热在提高从甲醛固定的组织中提取蛋白质的效率上所起的关键作用。这一点恰如 20 多年前病理学研究者兴奋和惊异地看到抗原加热修复处理能够彻底改变过去的被动局面、使免疫组织化学染色在常规石蜡切片上所绽放的革命性突破场面一样。可以满怀信心地预期，也许再过 10 年，由于应用高温加热修复方法，从常规石蜡包埋的组织中提取蛋白质的途径所开辟的组织蛋白质组学时代与由此高温加热途径所产生的免疫组织化学领域有可能结合，肩并肩地在后基因组时代，为个体化医学研究创造多元化研究方面贡献这一简单有效技术的正能量（参见第 14 章）。

Jiang 等 [7] 考虑到，应用 SDS 作为提取蛋白质修复液的成分时会造成下一步进行质谱分析操作的困难，必须应用透析等方法除去过多

的 SDS。他们认为,除高温加热外,包括盐酸胍等化学成分在内的修复液也是一个重要因素。作者认为,修复液的酸碱度也很重要,恰如抗原修复用在免疫组织化学染色一样,加热条件、酸碱度和化学成分都会影响染色或提取蛋白质的效率,值得后来者深思。

然而,在大多数从常规石蜡组织中提取蛋白质的修复提取试剂液中,SDS 仍然是最常使用的化合物,在此基础上述并发了各种从石蜡切片中提取蛋白质的方法。2011 年,Tanca 等[8] 总结了 20 篇文献报道所发表的方法[6-7, 9-26]。首先,各种方法有一个共同点:高温加热是必要的条件。毫无疑问,这是基于抗原修复技术的基本原理而开发出来的技术之一。其次,大多数方法(13/20)均是在加热修复液中加入SDS。在 20 篇文献中,另有 4 篇应用了商品秘密修复液,它们完全有可能加有 SDS。从目前的研究资料来看,SDS 在加热提取石蜡包埋组织中的蛋白质效率方面所起到的作用是比较肯定的。

虽然加热抗原修复技术的机制尚未完全阐明,但大多数人认为,甲醛所引起的蛋白质分子结构的改变,即交联产物等,在高温抗原修复的条件下有可能得到恢复[27-29]。因而,高温加热处理顺理成章地被用作从石蜡切片中提取蛋白质的必要条件并取得了满意的成果,这一事实本身就更进一步支持上述对加热抗原修复机制推理的可能性。

### (二)需要进一步开发更有效的方法

基于组织蛋白质组学的新概念,高温加热抗原修复技术在常规石蜡切片的应用已经显示了极有意义的双重效益:免疫组织化学染色和蛋白质提取以进行蛋白质组学研究。正如 Tanca 等最近所指出的那样,成功地应用加热抗原修复技术可以从石蜡切片中全方位地解放蛋白质。

上述我们于 2006 年发表的应用抗原加热修复原理从石蜡切片中提取蛋白质的程序比较简单而有效,已被蛋白质质谱分析方法所证实[15]。Fowler 等[30] 比较了包括我们的方法在内的六种方法对提取蛋白质的效率,他们认为,我们报告的方法为最好。百尺竿头,更进一步。Fowler 等[31-34] 最近开发了进一步提高蛋白质提取的量和质的新技术,应用高压下(40 000psi,1psi=6.895kPa)加热的方法,取得了较好的成绩,研究还在进行中。

## 第二节 从石蜡组织提取的蛋白质可以进行质谱分析吗?

近年来,一系列的蛋白质质谱分析方法比较研究证明,对从石蜡组织中提取的蛋白质进行蛋白质质谱的分析结果可以基本上等同于从同一组织的冷冻切片提取的蛋白质质谱,因而应用从常规石蜡包埋组织中提取的蛋白质进行蛋白质组学研究是完全可行的(见表10-3)。

表10-3 从常规石蜡包埋组织和从配对新鲜组织中提取的蛋白质质谱分析之比较研究

| 作者 | 指标参数 | 结果 | | 结论 |
|---|---|---|---|---|
| | | 新鲜组织 | 石蜡包埋组织 | |
| Palmer-Toy 等<br>(2005)[14] | 蛋白质质谱分析所得的确信蛋白质总数 | 94 | 123 | 从石蜡组织提取的蛋白质完全可与从新鲜组织提取的蛋白质媲美 |
| Shi 等<br>(2006)[15] | 蛋白质质谱分析所得的确信蛋白质 | 2404 | 3263 | 两组中大多数蛋白质显示重叠,标绘分布(plot-distribu-tion)好 |
| Guo 等<br>(2007)[35] | 蛋白质质谱分析所得的确信蛋白质 | 3110 | 2733 | 从石蜡组织提取的蛋白质中83%与从新鲜组织提取的蛋白质相同 |
| Jiang 等<br>(2007)[7] | 蛋白质质谱分析 | 480 | 470 | 两组的蛋白质很相似。从石蜡组织提取的蛋白质极有价值 |
| Becker 等<br>(2007)[18] | 应用WB和RPPA等方法定量分析17例乳腺癌的HER2相对强度值 | 相对强度值=0.70 | 相对强度值=0.71 | 从蛋白质的量和质两方面来看,新鲜组织和常规石蜡包埋组织之间无明显差别 |

续表

| 作者 | 指标参数 | 结果 | | 结论 |
|------|----------|------|------|------|
| | | 新鲜组织 | 石蜡包埋组织 | |
| Addis 等（2009）[23] | 应用蛋白质质谱分析经过预分离剪切 SDS-PAGE 方法所显示的蛋白质印迹条纹 | 85 | 66 | 在 80% 前 50 个蛋白质中，新鲜组织和常规石蜡标本相同 |
| Sprung 等（2009）[22] | 蛋白质质谱分析确定的独特的多肽类 | 12 265 | 10 349 | 90% 的从常规石蜡包埋组织中提取的总蛋白质等同于从新鲜组织中提取者。因而应用从常规石蜡包埋组织中提取的蛋白质进行蛋白质组学研究是完全可行的 |

注：WB：蛋白质免疫印迹（western blot, WB）；SDS-PAGE：聚丙烯酰胺凝胶电泳；RPPA：反相蛋白质阵列定量技术（reverse phase protein array, RPPA）。本表译自 Shi S-R, et al. J Histochem Cytochem, 2011, 59(1)：13-32. 获得原出版社的授权

# 第三节　蛋白质提取方法的标准化

新生的组织蛋白质组学从一开始就必须高度重视组织细胞标本的制备和在其基础上的蛋白质提取方法的标准化。迄今为止，还没有一个有关从石蜡切片中提取蛋白质应该以何种原则作为标准化的依据的统一认识。我们的实验工作发现，在冷冻组织和石蜡切片标本提取蛋白质后，两种残留标本的外观表现截然不同，前者清澈透明，而后者尚可见残留部分组织。我们认为，这就是为什么从石蜡组织提取的蛋白质的总量要低于从冷冻组织提取的蛋白质总量。作者设计了一个简单的实验：对于同一个按常规固定包埋的猪肝组织，切成厚 5μm 的

连续切片，在每一个标本小管内分别装入 2 片切片（共为 10μm）。实
验共用 8 个标本小管。所有装有猪肝组织石蜡切片的 8 个标本小管均
按同一方法加入 0.5ml Tris-HCl 加 2%SDS 修复液，加热煮沸 20 分钟，
继以 60℃加热 40 分钟 [36]。离心后，小心取出上清液，用标准方法测量
每管石蜡切片标本提取的蛋白质的量。重新加入 0.5ml 修复液并重复上
述加热提取蛋白质的处理过程，如是反复重复提取操作，直至 8 个标本
小管中不见残存组织为止，共进行了 8 次提取处理。结果见表 10-4。

表 10-4　从猪肝组织石蜡切片中重复提取蛋白质（μg/μl）的结果

| 标本 | 第 1 次 | 第 2 次 | 第 3 次 | 第 4 次 | 第 5 次 | 第 6 次 | 第 7 次 | 第 8 次 | 总计 |
|---|---|---|---|---|---|---|---|---|---|
| 1 | 18.8 | 5.91 | 2.6 | 0.70 | 1.2 | 1.1 | 0.98 | 0.53 | 31.8 |
| 2 | 19.4 | 5.7 | 2.6 | 1.5 | 0.93 | 1.1 | 0.80 | 0.76 | 32.8 |
| 3 | 19.8 | 6.6 | 2.5 | 0.84 | 0.78 | 0.58 | 0.40 | 0.31 | 31.7 |
| 4 | 16.2 | 11.3 | 2.9 | 0.86 | 0.77 | 0.73 | 0.421 | 0.46 | 33.6 |
| 5 | 15.0 | 6.8 | 2.8 | 1.0 | 0.92 | 0.99 | 0.67 | 0.59 | 28.7 |
| 6 | 19.2 | 7.3 | 2.4 | 1.1 | 1.1 | 0.48 | 1.0 | 0.29 | 32.8 |
| 7 | 17.9 | 6.3 | 3.8 | 1.4 | 0.95 | 0.76 | 0.92 | 0.46 | 32.5 |
| 8 | 13.5 | 8.3 | 1.8 | 0.76 | 0.421 | 0.50 | 0.76 | 0.13 | 26.2 |

　　从表 10-4 可见，虽然在每次提取蛋白质的实验中，8 个测试的样
本之间存在着蛋白质的量方面的差异。但反复提取操作共 8 次后，当
绝大部分组织已被溶解时，从总计所有 8 次得到的蛋白质的量之和来
看，8 个样本之间无明显差别。

　　基于这个实验结论，作者提出了有关建立从石蜡组织切片中提取
蛋白质的标准化概念：石蜡组织切片标本的完全溶解液化（complete
solubilization）能作为提取蛋白质标准化的基本观察指标 。从表 10-4
还应该想到，如果只进行一次蛋白质提取操作，就像常规工作中一般
都只做一次那样，则除了如表中所见到的量上的差别以外，在蛋白质
频谱方面是否也会出现差异？因为这种质的方面的差异直接关系到蛋
白质谱的分析的精确性。我们通过对同一石蜡组织标本切取的连续切
片，比较了其第一次和第二次所得蛋白质的单向凝胶电泳（SDS-PAGE）

和免疫凝胶电泳对同样抗体的结果。我们发现，单向凝胶电泳所得蛋白质带型基本相同，仅第二次的样本比第一次的样本明显减弱，结合表 10-4 的资料表明，可能只存在量上的差异。当然，还需要进一步应用蛋白质谱的分析加以证实。

最近，国外有人提出用一种较新的反相蛋白质微阵列测量法（RPPA）来检测石蜡组织切片中作为分子标记的某些蛋白质的量，并且主张将其用于临床作为开展个体化癌症治疗的依据[18]。果真如此，则上述建立在石蜡组织切片标本的完全溶解液化论点上的、对从石蜡组织切片中提取蛋白质的标准化的认识，应该是非常必要的研究课题。这里必须要强调的一个关键点是：当测定一个从石蜡切片提取的特定蛋白质时，其是否与提取总蛋白质的量有密切关系？换言之，如果比较只提取 1 次和重复提取 8 次或更多次的 2 种标本，从这两者所测得的一个特定蛋白质的量之间是否会存在明显差别？在将反相蛋白质微阵列测量法应用于临床前，必须查清这个问题。

在作者提出完全溶解液化论点，从而建立从石蜡组织切片中提取蛋白质的标准化问题之前，有人已经发表过类似的观点。Giavalisco 等[37]报告，应用三步法循序应用不同的溶液提取植物的蛋白质，可以获得比单独一次提取更多的蛋白质。最近，Ericsson 等[38]强调了最大限度地溶解和提取组织中的蛋白质以保证蛋白质质谱分析的要求。他们指出，由于迄今尚无一种能够预测组织内所含蛋白质总量的方法，必须首先溶解组织，才可测定蛋白质的量。因此，目前只能用组织溶解的百分率来估计相应的蛋白质总量。

由此可见，进一步探讨更有效率的从石蜡切片中提取蛋白质的方法确属当务之急。Fowler 等[33-34]最近创新地应用一种崭新的方法：将石蜡包埋组织置于很高的静水压（40 000psi，1psi=6.895kPa）之下进行高温加热修复处理，大大提高了从石蜡切片中提取的蛋白质的量和质。但由于设备特殊，目前尚难推广。我们所用的重复提取法虽属有效，但颇费时费事。Jiang 等[7]报告了一种修复液由几种化合物混合的方法：40mmol Tris、6M 盐酸胍、65mmol DTT、酸碱度 pH 8.2，石蜡组织切片在此修复液中加热煮沸后，可以达到组织完全溶解。我们反复试用过这一方法，尽管全部石蜡组织切片的确可以完全溶解，但是，无法将提取的蛋白质从溶液中沉淀制备成固体的蛋白质。如果勉强这样做，大部分的蛋白质即会丢失，可以从原有的 42.1μg/μl 降低到 5.2μg/μl。无论如何，这个方法仍然给我们带来了希望。需要进一步研究以开发有效的从石蜡组织中完全提取蛋白质的方法。

# 第四节　结　语

高温加热作为抗原修复技术的基本因素，相继成为常规石蜡切片免疫组织化学染色以及从石蜡包埋组织中提取蛋白质的关键方法。它们恰似一对孪生子，正在成为解放沉睡于数以万计的石蜡包埋组织标本中的蛋白质的强有力手段。抗原修复在常规石蜡切片免疫组织化学染色方面的应用价值已被全世界数以万计的文献证实。随着进一步开展从石蜡包埋组织中提取蛋白质的研究，这一简单的技术也必将成为组织蛋白质组学的重要基石。为了从一开始就能够使从石蜡包埋组织中提取蛋白质的方法建立在标准化的基点之上，有必要提出以下几个问题供进一步研究参考：① 由于存在于细胞或组织中的蛋白质总量只能在把蛋白质从组织或细胞中提取出来以后才可以测量得到，因此，应该要求提取组织或细胞中的全部蛋白质，这一点应该作为标准化的基本点；② 我们建议从石蜡组织切片中提取蛋白质的标准化的原则建立在石蜡组织切片标本完全溶解液化这一简单可行的方法上，基于此点，今后应该进一步探讨更有效的提取蛋白质的方法；③ 在完全提取的和不完全提取的蛋白质标本之间进行比较研究，应用双向凝胶电泳、免疫凝胶电泳以及质谱分析等方法确定两者在质量方面可能存在的差别；④ 准确评估质谱分析前所应用的蛋白酶消化处理，以回答一个问题：这一酶消化处理可否补偿不完全提取的蛋白质标本之不足而达到质谱分析的要求？归结起来，首先，需要继续研究开发简单有效、能够完全溶解全部石蜡包埋组织切片从而达到全部提取蛋白质的方法。这正是符合我国古训工欲善其事，必先利其器的真谛。

石善溶

# 参 考 文 献

[1] Becker K-F, Taylor CR. 'Liquid morphology': Immunochemical analysis of proteins extracted from formalin fixed paraffin embedded tissues: combining proteomics with immunohistochemistry. Appl Immunohistochem Mol Morphol, 2010, 19(1): 1-9.

[2] Ahrens CH, Brunner, E., Qeli, E., et al. Generating and navigating proteome maps using mass spectrometry. Nat Rev Mol Cell Biol, 2010, 11: 789-801.

[3] Pierre S, Scholich K. Toponomics: studying protein-protein interactions and protein networks in intact tissue. Mol Biosyst, 2010, 6: 641-647.

[4] Honda K, Ono M, Shitashige M, et al. Proteomic approaches to the discovery of cancer biomarkers for early detection and personalized medicine. Jpn J Clin Oncol, 2012, 1-7.

[5] Saravanan RS, Rose JKC. A critical evaluation of sample extraction techniques for enhanced proteomic analysis of recalcitrant plant tissues. Proteomics, 2004, 4: 2522-2532.

[6] Ikeda K, Monden T, Kanoh T, et al. Extraction and analysis of diagnostically useful proteins from formalin-fixed, paraffin-embedded tissue secitons. J Histochem Cytochem, 1998, 46: 397-404.

[7] Jiang X, Jiang X, Feng S, et al. Development of efficient protein extraction methods for shotgun proteome analysis of formalin-fixed tissues. J Proteome Res, 2007, 6: 1038-1047.

[8] Tanca A, Pagnozzi D, Addis MF. Setting proteins free: progresses and achievements in proteomics of formalin-fixed, paraffin-embedded tissues. Proteomics Clin. Appl., 2011, 6: 1-15.

[9] Hara A, Sakai N, Yamada H, et al. Immunoblot analysis of the placental form of glutathione S-transferase in protein extracted from paraffin-embedded human glioma tissue. J Cancer Res Clin Oncol, 1993, 119: 493-496.

[10] Layfield R, Bailey K, Dineen R, et al. Application of formalin fixation to the purification of amyloid proteins. Anal Biochem, 1997, 253: 142-144.

[11] Prieto DA, Hood BL, Darfler MM, et al. Liquid TissueTM: proteomic profiling of formalin-fixed tissues. BioTechniques, 2005, 38(Supplement): S32-S35.

[12] Chu W-S, Liang Q, Liu J, et al. A nondestructive molecule extraction method allowing morphological and molecular analyses using a single tissue section. Lab Invest, 2005, 85(11): 1416-1428.

[13] Crockett DK, Lin Z, Vaughn CP, et al. Identification of proteins from formalin-fixed paraffin-embedded cells by LC-MS/MS. Lab Invest, 2005, 85: 1405-1415.

[14] Palmer-Toy DE, Krastins B, Sarracino DA, et al. Efficient method for the proteomic analysis of fixed and embedded tissues. J Proteome Res, 2005, 4: 2404-2411.

[15] Shi S-R, Liu C, Balgley BM, et al. Protein extraction from formalin-fixed, paraffin-embedded tissue sections: quality evaluation by mass spectrometry. J Histochem Cytochem, 2006, 54(6): 739-743.

[16] Hwang S-I, Thumar J, Lundgren DH, et al. Direct cancer tissue proteomics: a method to identify candidate cancer biomarkers from formalin-fixed paraffin-embedded archival tissues. Oncogene, 2007, 26(1): 65-76.

[17] Rahimi F, Shepherd CE, Halliday GM, et al. Antigen-epitope retrieval to facilitate proteomic analysis of formalin-fixed archival brain tissue. Anal Chem, 2006, 78: 7216-7221.

[18] Becker K-F, Schott C, Hipp S, et al. Quantitative protein analysis from formalin-fixed tissues: implications for translational clinical research and nanoscale molecular diagnosis (p). J Pathol, 2007, 211(3): 370-78.

[19] Chung J-Y, Lee S-J, Kris Y, et al. A well-based reverse-phase protein array applicable to extracts from formalin-fixed paraffin-embedded tissue. Proteomics Clin Appl, 2008, 2: 1539-1547.

[20] Nirmalan NJ, Harnden P, Selby PJ, et al. Development and validation of a novel protein extraction methodology for quantitation of protein expression in formalin-fixed paraffin-embedded tissues using western blotting. J Pathol, 2009, 217(4): 497-506.

[21] Tian Y, Gurley K, Meany DL, et al. N-linked glycoproteomic analysis of formalin-fixed and paraffin-embedded tissues. J. Proteome Res, 2009, 8: 1657-1662.

[22] Sprung RWJ, Brock JW, Tanksley JP, et al. Equivalence of protein inventories obtained from formalin-fixed paraffin-embedded and frozen tissue in multidimensional liquid chromatography-tandem mass spectrometry shotgun proteomic analysis. Mol Cell Proteomics, 2009, 8(8): 1988-1998.

[23] Addis MF, Tanca A, Pagnozzi D, et al. Generation of high-quality protein extracts from formalin-fixed, paraffin-embedded tissues. Proteomics, 2009, 9(15): 3815-3823.

[24] Ostasiewicz P, Zielinska DF, Mann M, et al. Proteome, phosphoproteome, and N-glycoproteome are quantitatively preserved in formalin-fixed paraffin-embedded tissue and analyzable by high-resolution mass spectrometry. J Proteome Res, 2010, 9(7): 3688-3700.

[25] Azimzadeh O, Barjaktarovic Z, Michaela A, et al. Formalin-fixed paraffin-embedded (FFPE) proteome analysis using gel-free and gel-based proteomics. J Proteome Res, 2010, DOI: 10.1021/pr1004168.

[26] Nirmalan NJ, Hughes C, Peng J, et al. Initial development and validation of a novel extraction method for quantitative mining of the formalin-fixed, paraffin-embedded tissue proteome for biomarker investigations. J Proteome Res, 2011, 10: 896-906.

[27] Bogen SA, Vani K, Sompuram SR. Molecular mechanisms of antigen retrieval: antigen retrieval reverses steric interference caused by formalin-induced cross-links. Biotech Histochem, 2009, 84(5): 207-215.

[28] Mason JT, Fowler CB, O'Leary TJ. Study of Formalin-fixation and heat-induced antigen retrieval // Shi SR, Taylor CR, eds. Antigen retrieval immunohistochemistry based research and diagnostics: John Wiley & Sons, 2010, 253-285.

[29] Yamashita S, Okada Y. Mechanisms of heat-induced antigen retrieval: analyses in vitro employing SDS-PAGE and immunohistochemistry. J Histochem Cytochem, 2005, 53(1): 13-21.

[30] Fowler CB, Cunningham RE, O'Leary TJ, et al. 'Tissue surrogates' as a model for archival formalin-fixed paraffin-embedded tissues. Lab Invest, 2007, 87: 836-646.

[31] Fowler CB, Chesnick IE, Moore CD, et al. Elevated pressure improves the extraction and identification of proteins recovered from formalin-fixed, paraffin-embedded tissue surrogates. PLoS ONE, 2010, 5(12): e14253.

[32] Fowler CB, Cunningham RE, Waybright TJ, et al. Elevated hydrostatic pressure promotes protein recovery from formalin-fixed, paraffin-embedded tissue surrogates. Lab Invest, 2008, 88(2): 185-195.

[33] Fowler CB, O'Leary TJ, Mason JT. Techniques of protein extraction from FFPE tissue/cells for mass spectrometry // Shi SR, Taylor CR, eds. Antigen retrieval immunohistochemistry based research and diagnostics: John Wiley & Sons, 2010, 335-346.

[34] Fowler CB, Waybright TJ, Veenstra TD, et al. Pressure-assisted protein extraction: a novel method for recovering proteins from archival tissue for proteomic analysis. J Proteome Res 2012;11(4):2602-2608.

[35] Guo T, Wang W, Rudnick PA, et al. Proteome analysis of microdissected formalin-fixed and paraffin-embedded tissue specimens. J Histochem Cytochem, 2007, 55(7): 763-772.

[36] Shi SR, Taylor CR, Fowler CB, et al. Complete solubilization of formalin-fixed, paraffin-embedded tissue may improve proteomic studies. Proteomics Clin Appl, 2013, 7 (3-4): 264-272.

[37] Giavalisco P, Nordhoff E, Lehrach H, Gobom J, Klose J. Extraction of proteins from plant tissues for two-dimensional electrophoresis analysis. Electrophoresis, 2003, 24: 207-216.

[38] Ericsson C, Nister M. Protein extraction from solid tissue. Methods Mol Biol, 2011, 675: 307-312.

# 第十一章　从组织切片中提取 DNA/RNA

早在 1985 年，从事分子病理诊断技术的研究者就开始认识到从甲醛固定石蜡包埋（formaldehyde-fixed and paraffin embedded, FFPE）的组织中提取 DNA/RNA 以供近代分子生物学技术研究的必要性。最初应用的方法主要包括：二甲苯脱蜡、酶消化、加上一系列的化合物（如苯 - 氯仿等）的纯化处理以及乙醇沉淀析出 [1-2]。当时，尽管加热100℃已被用作从 FFPE 组织中提取 DNA/RNA 所进行 PCR 扩增技术的第一步，但人们并未认识到应用加热可以作为从 FFPE 的组织中提取 DNA/RNA 的重要手段。

1995 年，高温加热成功地用于提高核酸原位杂交在石蜡切片上的染色效果 [3]。这一事实有力地证明了作为修复抗原的高温加热方法，也有可能用作修复核酸的一种类似手段。与此同时，有人开始尝试应用高温加热来提高和简化从石蜡组织切片中提取核酸的技术 [4-5]。但是，从一开始，人们并未认识到高温加热在从石蜡组织中提取核酸中可以起主要作用，可以被用来取代常规使用的酶消化处理步骤。Frank 等 [6] 仔细比较了加热和蛋白水解酶 K 在从石蜡切片中提取 DNA 中的效率后发现，二者所得结果相似。Coombs 等 [7] 比较了 10 种不同的从组织中提取 DNA/RNA 的方法，结论为：组织在一种含有 0.5% Tween 20、Tris-EDTA、Chelex-100 的修复液中，加热 90℃ ~ 99℃可以显著提高提取 DNA/RNA 的效率。

我们比较了甲醛与蛋白质以及甲醛与核酸的化学反应形式（图11-1）后发现，二者很相似。在申请到研究基金后，我们用了 5 年时间对这一个专题进行了一系列研究。

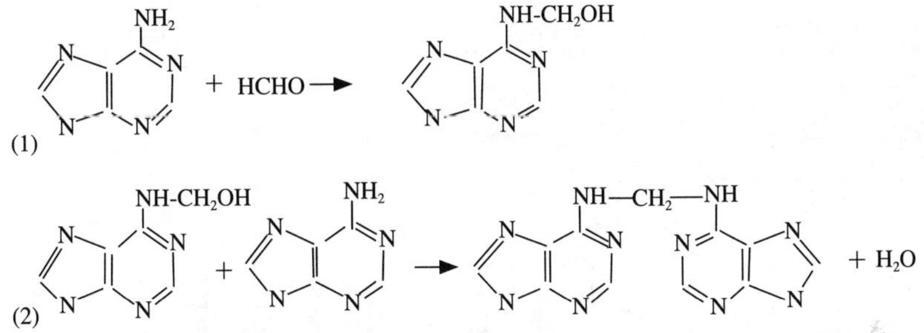

**图 11-1　以腺嘌呤为例，图示甲醛和核酸之间的化学反应酷似甲醛与蛋白质之间的化学反应。**（A）化学反应的第一步：添加反应形成羟甲基衍生物——羟甲基腺苷酸（methylol adenytic acid）。（B）化学反应的第二步：缩合反应将添加反应形成羟甲基衍生物与另一个腺嘌呤缩合形成一个稳固的产物——亚甲基双腺苷酸。原图发表于 Shi, et al. Appl Immunohistochem Mol Morphol, 2001, 9(2): 107-116. 复制本图获得原出版者的同意和授权

# 第一节　基于加热抗原修复<br>原理开发从石蜡包埋组织中提取 DNA

在加热抗原修复广泛成功用于免疫组织化学染色的感召和启示下，加上甲醛与蛋白质以及甲醛与核酸的化学反应形式极为相似（图11-1）这一事实从理论上的支持，再根据高温加热成功用于提高核酸原位杂交在石蜡切片上的染色效果这一事实（参见第七章第二节），我们从一开始就设计了以配伍筛选实验为基础的一组实验：检测加热温度和修复液酸碱度对提取 DNA 的效率相关因子。结果发现，与抗原修复用于免疫组织化学的情况极为相似，高温加热和碱性修复液可以提高从石蜡包埋组织中提取 DNA 的质量和数量[8]。

## 一、动态热循环 PCR 证实 DNA 的质量

我们通过吴琳博士（Roche Molecular Systems, Inc., Alameda, California）应用的一种准确的定量检测 DNA 的方法——动态热循环 PCR（Kinetic Thermocycling, KTC-PCR）——对一组人体 p53 基因外

显子（exon）2、3、4 的 PCR 产物进行了加热与不加热方法提取的
DNA 的定量分析比较（图 11-2）。从图 11-2 可以证明，加热方法提取

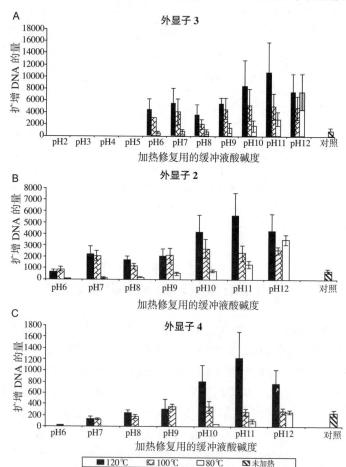

图 11-2　为了鉴定从常规石蜡切片中提取的 DNA 的实用价值，应用动态热循环
PCR 定量测得的可以放大的基因组 DNA 产量和不加热对照组以及在不同修复条
件下所得结果的比较。上图为人体 p53 基因外显子 3，中图为外显子 2，下图为外
显子 4。由于修复液的 pH≤5 时完全没有 DNA 的 PCR 产物，故略去。3 个图的
结果均显示：应用高温加热和较高的酸碱度进行修复处理可以获得较好的效果。
注意比较不加热的对照组，加热方法确实提供了从石蜡组织切片中成功提取 DNA
的途径，值得进一步研究。原图发表于 Shi, et al. J Histochem Cytochem, 2002,
50(8): 1005-1011. 复制本图获得原出版者的同意和授权

的 DNA，尤其是在较高 pH 修复液中煮沸加热，明显地优于不加热的方法。由此可见，加热修复所发挥的作用在蛋白质和核酸之间可能存在着极为相似的机制。虽然加热方法可以产生高质量的 DNA，如上所述，但加热方法所得的产量仍低于不加热的酶消化方法。进一步观察比较应用两种方法后的石蜡组织切片标本就可以发现，加热提取 DNA后，大部分标本仍完好如初。而酶消化方法可长达 2 天以上且可以不断添加酶试剂，以保证完全消化组织的目标。从这一点来考虑，必须进一步开发更有效的加热方法以提高组织标本的溶解度，这与前章所述从石蜡组织中提取蛋白质的情况很类似。

## 二、从石蜡组织中提取 DNA 的简便有效的方法

为了探讨合宜的方法，我们已比较了应用多种不同的修复液配合各种加热条件进行处理的结果 [9]。综合起来我们认为，最简便有效的方法是：将石蜡切片置于 0.1M 的氢氧化钠或氢氧化钾溶液中煮沸 20分钟。这一方法是基于上述根据配伍筛选实验为基础的一组实验结果而得出的。根据过去发表的文献，氢氧化钠溶液曾经用于从细菌中 [10]、从植物中 [11]、从全血中 [12] 或其他新鲜组织中 [13-15] 提取 DNA。但是，将石蜡组织切片置于氢氧化钠溶液中应用高温加热来提取 DNA 尚无报告，我们的上述方法应为首次。氢氧化钠溶液可能是通过溶解细胞膜而增加一些氨基酸如天冬氨酸（aspertic）、谷氨酸（glutamic）、半胱氨酸（cysteic）、酪氨酸（tyrosine）的残基离子化来达到蛋白质的溶解，与此同时，DNA 的分子结构在碱性溶液中能够保持稳定 [12,14]。应用高温加热置于氢氧化钠溶液中的石蜡组织切片提取 DNA 的方法，可使所有石蜡组织切片均溶解，可与酶消化处理的结果媲美。氢氧化钠溶液的浓度应该是 0.1M。低浓度的氢氧化钠溶液，如 0.01M，只能得到很差的效果。Rudbeck 和 Dissing[14] 证明了氢氧化钠溶液浓度的重要性，他们应用≥0.1M 的氢氧化钠溶液在≥70℃加热条件下，可以于 5 分钟内完全溶解血块；但如用 0.02M 的氢氧化钠溶液，虽然加热 24 小时仍无效果。我们证实了 0.1M 的氢氧化钠溶液为合适的提取 DNA 的修复液。

　　至于应用碱性溶液的机制，可能因为强碱能够使蛋白质变性和水解而导致细胞膜和核膜破裂，并可能打断甲醛固定引起的蛋白质交联结构。根据上述甲醛与蛋白质和核酸在化学反应方面的相似现象，这就不难理解为什么二者对加热处理产生的反应基本上相同。

　　Sato 等[16] 比较了几种提取 DNA 的方法后发现，用微波炉加热远比其他基于化学试剂的方法所得效果更好。他们认为，微波炉加热法具有简便易行、减少污染并可提供较高质量的 DNA 而能够产出较长序列的 PCR 产物。Ferrari 等[17] 也证明，应用于 0.1M 的氢氧化钠溶液中加热石蜡包埋的牛脑组织切片 121℃，可以满意地用 PCR 检查出牛脑组织中的 5 型疱疹病毒。

## 第二节　应用微阵列比较基因组杂交法进一步研究加热法所提取的 DNA 质量

　　微阵列比较基因组杂交法是一种高通量的检查分析基因组的方法，可以通过 DNA 核酸序列以及复制数目等的细微变化来比较正常和不同病变类型的比较基因组杂交（CGH）图像，从而提供分子病理水平的诊断资料，这在发展个体化医学的今天颇具意义。但是，文献报道有关比较基因组杂交法用于常规石蜡组织的 DNA 标本仍存在分歧。为此，我们邀请加州大学旧金山分校的比较基因组杂交研究所对下述实验设计进行比较分析。

　　整个实验设计是建立在对比同源组织标本提取 DNA 的三种不同材料：① 新鲜冷冻组织标本；② 常规 FFPE 组织标本应用加热方法提取 DNA ；③ 常规 FFPE 组织标本应用不加热的方法提取 DNA。第一步实验，根据配伍筛选实验的原理，加上比较基因组杂交分析比较不同的修复液效果之后，确定应用于 0.1M 的氢氧化钠溶液中煮沸石蜡切片提取 DNA 的简便有效方法做进一步的实验。随机选择配好的 9 种人体癌组织标本，包括淋巴结、乳腺、肾、肾上腺、膀胱、结肠和卵巢。按照上述方法，仔细比较了从新鲜冷冻组织标本、常规 FFPE 组织标本应用加热方法以及不加热方法所提取的 DNA 在 CGH 图像方面的差异。按照双盲法的要求，比较 3 种 DNA 标本的 CGH 评分结果。评分标准为从 1~4 分：1 分为最好，依次递减，4 分为最差。一个属于良好分数的 CGH 结果应该有以下一些特点：在一个观察点（如某一个染色体臂）所得的标准差在 Gains 应该是＞0.2；在正常为 0.0；在 Loses 是＜0.2。结果为：应用加热方法提取的 DNA 显示了最佳的 CGH 分数，加热方法提取的 DNA 经 CGH 分析证实为满意的结果。从图 11-3 可见，从石蜡组织切片所得到的 DNA 标本在 CGH 图像方面与从新鲜冷冻组织所得 DNA 标本极为相似。带着将免疫组织化学用于石蜡切片的同样迫切愿望，分子生物学研究者们也殷切地期望把微阵列比较基因组杂交法用于常规石蜡切片。为此，需要：① 改进从石蜡切片中提取 DNA 的方法以提高效率；② 改良扩增 DNA 的方法。

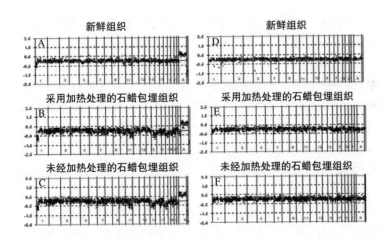

图 11-3 比较从新鲜组织或常规石蜡包埋组织中提取的 DNA 所得的 CGH 图像：（A~C）淋巴结转移癌；（D~F）未分化小细胞癌。CGH 评分方法如正文所述。本图显示：从新鲜组织中提取的 DNA 获得最好的 2 分。两种方法从石蜡包埋组织中提取的 DNA 均为 3 分。感谢加州大学旧金山分校的 CGH 研究所的 Waldman 教授以及 Sandy DeVries 提供 CGH 资料。原图发表于 Shi S-R, Taylor CR. Extraction of DNA/RNA from formalin-fixed, paraffin-embedded tissue based on the antigen retrieval principle // Shi S-R, TaylorR CR, eds. Antigen retrieval immunohistochemistry based research and diagnostics. Hoboken, New Jersey, 2010: 47-71. 复制本图获得原出版者 John Wiley & Sons, Inc. 的同意和授权

在第一个方面，如上所述，已经认识到加热修复处理确能提高从石蜡切片中提取的 DNA 的质量，这一点已为核酸原位杂交方法所证实[3, 18-20]。此外，有一些学者也证明，加热方法所提取的核酸标本可以提高反转录 PCR（RT-PCR）的产物[7, 21]。

从石蜡切片中开发加热提取 DNA 的技术方法，不仅具有简便、优质的特点，还提供了一条有效地应用于某些情况下的独特方法[17]。至于从石蜡切片中提取的 DNA 的质量，已通过 KTC-PCR 和微阵列比较基因组杂交法等现代生物分子科学方法所证实。

## 第三节　潜在性的问题和今后的研究方向

近年来有些学者报告，甲醛固定可能导致个别的 DNA 序列发生改变。Williams 等[22] 发现，从石蜡切片中提取的 DNA 可能有 1/500 的人工突变率；这一人工突变率与提取 DNA 时所使用的石蜡组织数量成反比。换言之，所应用的组织愈少，人工突变率愈多。不过，他们也认为，应用一些进一步比较的方法可以区别人工突变和病理性突变。Quach 等[23] 也报告了类似的人工突变现象。他们认为，可以应用 Taq DNA 聚合酶原位合成反应来正确阅读石蜡切片中提取的 DNA。他们强调，对于分析石蜡切片中提取的 DNA 标本，如果是小样本或 PCR 产物的克隆时，应该很小心。

基于上述潜在性的问题，未来的一个有价值的研究题目是：建立石蜡组织的实验模型，探讨这类人工突变的发生率，以及开发有效消除这类人工突变的修复方法。Fang 等[24] 报告了一种分步脱水加临界点干燥的方法，从 70 年长时间甲醛固定的动物组织中成功提取了高质量的 DNA（＞194Kb），这是一个有力的启示。Koshiba 等[25] 建立了 λ 嗜菌体 DNA 模型并对不同的固定液进行了比较研究，证实，在 4℃ 条件下用甲醛固定组织可以提供高质量的 DNA 以作分析之用。此外，他们发现，如用含有 4M 的尿素的溶解组织的缓冲液来提取 DNA，可以获得高分子量的 DNA 产物。

## 第四节　开发从石蜡组织中应用加热提取 RNA 的方法

继上述从石蜡组织切片中成功地提取 DNA 之后，RNA 可否从石蜡组织切片中成功提取出来以满足临床和研究工作的需要，也成为我们实验室的一项主要研究课题。但是，由于 RNA 很容易因为固定包埋组织等处理而退化和破碎，一向被认为不太可能从石蜡组织切片中成功提取，或者只能提取较小的 RNA 碎片。尽管如此，人们仍寄希望于从石蜡组织切片中提取 RNA，因其在回顾性分子表现类型方面颇具重要价值。近年来，有不少文献相继报道了从石蜡组织切片中提取 RNA 的可行性 [26-29]。

Masuda 等 [30] 设计了应用合成 oligo RNA 经过甲醛固定的一组实验模型，以探讨甲醛固定所引起的 RNA 分子改变以及挽救的方法。他们应用 70℃加热处理从实验模型中提取的 RNA 的方法得到以下的结论：从正确固定处理的常规石蜡组织标本中可以成功提取大部分的 RNA，虽然这种方法提取的 RNA 会因固定所致的改变而不能直接用于合成 cDNA 或 RT-PCR，但半数以上的这类改变属于简单的加甲基变化，仅需于 Tris-EDTA 缓冲液（10mmol Tris-HCL、pH 7.0、1mmol EDTA）中加热处理即可恢复。根据上述研究结论，除了要考虑甲醛固定组织所致的因素外，还要考虑造成组织中的 RNA 发生分子结构改变以及破碎成小片的重要因素和组织固定前的组织自溶，即所谓的"温热缺血时间"。由于组织在离体后，组织中的 RNA 酶瞬间就可能分解 RNA。由此可见尽早固定组织的必要性。Hamatani 等 [21] 对 Masuda 等的加热修复方法对从长期存放的石蜡组织中提取的 RNA 应用柠檬酸缓冲液（pH 4）加热修复后可以显著提高 RT-PCR 的效率进行了研究，他们证实，从存放时间长达 21 年的石蜡组织标本中提取的 RNA，尽管小于 60bp，经过加热修复处理，RT-PCR 的扩增率仍可达到 80% 以上。

# 第五节　我们所进行的以加热修复<br>为基础的从石蜡组织中提取 RNA 的研究

## 一、建立一个细胞株的实验模型

首先，建立一个细胞株（人乳腺癌 MBA-MB-486 细胞株）的实验模型[31]。将培养增殖的细胞株按照下述三个方面建立模型标本，以保证严格的科学实验对比：① 作为阳性对照的新鲜细胞团块，直接由离心沉淀所得，存放于 -70℃备用；② 冷冻包埋的细胞块，将离心沉淀的培养细胞株用 OCT（一种商品冷冻包埋剂，厂商名：Miles Laboratories, Elkhart, In., USA）包埋细胞团块，经常规快速冷冻处理后，存放于 -70℃以供冷冻切片之用；③ 常规 FFPE 的细胞团块，收集较多的培养细胞，离心沉淀为数个细胞团块，分别固定于中性甲醛液内 6 小时、12 小时、24 小时和 3 天、7 天、30 天，以比较不同的固定时间对 RNA 的可能影响。此外，为了进一步证实培养细胞株的结果，同时收集人体乳腺癌手术切除的新鲜组织按照上述冷冻和常规 FFPE 的配对比较原则建立并列的实验模型。

## 二、提取 RNA 的方法

**（一）对于冷冻细胞 / 组织标本，应用 Trizol 试剂。**

**（二）对于石蜡包埋细胞 / 组织标本，应用两种方法：加热方法与不加热方法对比。**

1. 加热从石蜡组织中提取 RNA 的方法：根据配伍筛选实验的原理，我们比较了各种不同加热温度、加热时间长短以及修复液的酸碱度等基本因素，找到了合适的加热从组织中提取 RNA 的方法：切取 4 张 10μm 厚的石蜡切片，经脱蜡处理后，加 500μl Briton-Robinson 缓冲液（pH 7.4），加热煮沸 20 分钟，置于室温下冷却 5 分钟。再加上

Trizol 的常规处理（参见附录）。

2. 不加热从石蜡组织中提取 RNA 的方法，首先，在 56℃下，用蛋白酶消化经脱蜡处理的石蜡组织切片过夜。然后，按 Trizol 的常规处理。

我们比较过合并使用加热和不加热两种方法从石蜡组织中提取 RNA 的结果，发现没有任何好处。

### （三）评价各种方法的效益

选择 10 个人体基因的 mRNA 序列以做成 PCR 的引物，在同等实验条件下进行 RT-PCR，用来比较各类从不同的组织标本中提取出来的 RNA 扩增的结果。把上述实验模型①作为阳性对照的新鲜细胞团块和人体乳腺癌手术切除的新鲜组织作为阳性对照组，应用蒸馏水取代 cDNA 作为阴性对照。为准确计，所有实验均重复 3 次。结果如图 11-4 所示，RT-PCR 显示的应用加热和不加热两种方法从 MDA 细胞株和人体乳腺癌组织石蜡标本中提取的 RNA 的扩增的结果基本相似，也与阳性对照组的结果一致。值得注意的是,有些 RT-PCR 条带（band）只出现在加热提取的 RNA 标本，如 B2M（7 天）、p53（30 天）、乳腺丝抑蛋白（Maspin）、（24 小时）、HER2（30 天）、（MDA 细胞株）；在乳腺癌组织石蜡标本方面，可见 EGFR（24 小时）显示的条带。从这点出发也许可能得到一个初步印象：加热提取 RNA 的方法可能提供修复 RNA 的作用，很值得进一步研究开发。我们上述实验中的所有阴性对照均为阴性表现。

应用加热方法提取的 RNA 可以获得较大的 RT-PCR 产物（461 bp），其他的文献报道也支持这一结果。至于测试的基因里有一个（hMAM）几乎全为阴性，尚待进一步观察。

近年来，从石蜡组织中提取 RNA 的重要意义与日俱增。从石蜡组织中提取 RNA 的可用性也不断被公认。Chung 等 [32] 在应用常规方法从石蜡组织中提取 RNA 之前，先应用自动脱蜡机加热 95℃，获得较好的效果。他们发现，RNA 的产量与加热的温度相关，95℃的产量＞80℃的产量。

目前，大量的文献已经证明，即使应用显微解剖石蜡组织中的单

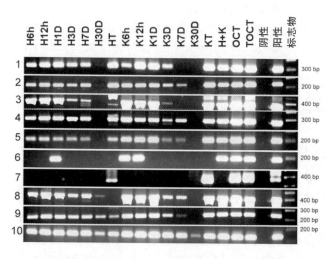

图 11-4 从人乳腺癌 MBA-MB-486 细胞株的实验模型的、包括甲醛固定不同时间的石蜡包埋细胞中应用加热或不加热方法提取的 RNA，与从同一细胞株的新鲜标本中提取的 RNA 进行 10 个基因 RT-PCR 扩增产物的比较。图左方数字代表10 个测试用的基因：① B2M；② mucine；③ CK19；④ p53；⑤ p27；⑥ 乳腺丝抑蛋白（maspin）；⑦ hMAM；⑧ EGFR；⑨ HER2；⑩ CK7。细胞株实验模型标本的制备条件和提取 RNA 的方法列于表的最上方，H6h：细胞固定于 10% 中性甲醛（NBF）6 小时，应用加热方法提取 RNA；H12h：细胞固定于 NBF12 小时，应用加热法提取 RNA；H1D、H3D、H7D、H30D：细胞固定于 NBF 1 天、3 天、7 天、30 天应用加热方法提取 RNA；HT：应用加热方法从常规石蜡包埋组织中提取的 RNA；K6h、K12h、K1D、K3D、K7D、K30D：K 表示应用不加热而只应用蛋白酶 K( proteinase K )提取 RNA，其余数字代表与上述相同的固定时间。KT：应用不加热的方法从常规石蜡包埋的组织中提取的 RNA；H+K：序贯合并使用加热和不加热两种方法提取的 RNA；OCT：从包埋于 OCT 中的新鲜细胞株提取的 RNA；TOCT：从包埋于 OCT 中的新鲜组织标本提取的 RNA；Negative：阴性对照（无引物）；Positive：阳性对照为已知确含所测基因的标本。表的右方所列 bp 数字为应用 RNA 标准分子量所指示的每个 RNA 扩增产物的分子量。原图发表于 Shi S-R, Taylor CR. Extraction of DNA/RNA from Formalin-Fixed, Paraffin-embedded Tissue Based on the Antigen Retrieval Principle // Shi S-R, Taylor CR, eds. antigen retrieval immunohistochemistry based research and diagnostics. Hoboken, New Jersey, 2010, 47-71. 复制本图获得原出版者 John Wiley & Sons,Inc. 的同意和授权

个细胞，也可能进行 RT-PCR 分析 [33-36]。最近的一些报告证明，一种荧光标记技术可以用于建立从石蜡组织中提取的微小 RNA 的基因分析资料 [37]。

# 第六节 结 语

根据作为组织固定液的甲醛在与同时存在于细胞、组织内的蛋白质或核酸相遇而发生化学反应时所显示出来的高度相似性，再加上众多实验研究报告证实，核酸原位杂交呈现在组织切片上的阳性信号能够由于应用加热抗原修复的基本原理和方法而显著增强，近年来，应用加热方法从常规石蜡包埋的组织中提取 DNA/RNA 的研究逐渐开展。本章所介绍的研究资料虽尚待进一步探讨加以完善，但是，从已经获得的成果来看，是大有前途的研究方向。放眼全球，如果百余年来收藏的巨大石蜡包埋组织宝库能与 DNA/RNA 和蛋白质科学技术发展领域整合于一体，绝对是充满无限生机的新方向。

石善溶

## 参 考 文 献

[1] Dubeau L, Chandler LA, Gralow JR, et al. Southern blot analysis of DNA extracted from formalin-fixed pathology specimens. Cancer Res, 1986, 46(6): 2964-2969.

[2] Goelz SE, Hamilton SR, Vogelstein B. Purification of DNA from formaldehyde-fixed and paraffin-embedded tissue. Biochem Biophys Res Commun, 1985, 130(1): 118-126.

[3] Sibony M, Commo F, Callard P, et al. Enhancement of mRNA in situ hybridization signal by microwave heating. Lab Invest, 1995, 73(4): 586-591.

[4] Banerjee SK, Makdisi WF, Weston AP, et al. Microwave-based DNA extraction from paraffin-embedded tissue for PCR amplification. Biotechniques, 1995, 18(5): 768-770.

[5] Faulkner SW, Leigh DA. Universal amplification of DNA isolated from small regions of paraffin-embedded, formalin-fixed tissue. BioTechniques, 1998, 24(1):

47-50.

[6] Frank TS, Svoboda-Newman SM, Hsi ED. Comparison of methods for extracting DNA from formalin-fixed paraffin sections for nonisotopic PCR. Diag Mol Pathol, 1996, 5(3): 220-224.

[7] Coombs NJ, Gough AC, Primrose JN. Optimisation of DNA and RNA extraction from archival formalin-fixed tissue. Nucleic Acids Res, 1999, 27(16): e12-e17.

[8] Shi S-R, Cote RJ, Wu L, et al. DNA extraction from archival formalin-fixed, paraffin-embedded tissue sections based on the antigen retrieval principle: heating under the influence of pH. J Histochem Cytochem, 2002, 50(8): 1005-1011.

[9] Shi S-R, Datar R, Liu C, et al. DNA extraction from archival formalin-fixed, paraffin-embedded tissues: heat-induced retrieval in alkaline solution. Histochem Cell Biol, 2004, 122(3): 211-218.

[10] Birnboim HC, Doly J. A rapid alkaline extraction procedure for screening recombinant plasmid DNA. Nucleic Acids Res, 1979, 7(6):1513-1523.

[11] Wang H, Qi M, Cutler AJ. A simple method of preparing plant samples for PCR. Nucleic Acids Res, 1993, 21(17): 4153-4154.

[12] Klintschar M, Neuhuber F. Evaluation of an alkaline lysis method for the extraction of DNA from whole blood and forensic stains for STR analysis. J Foren Sci, 2000, 45(3): 669-673.

[13] Kulski JK, Pryce T. Preparation of mycobacterial DNA from blood culture fluids by simple alkali wash and heat lysis method for PCR detection. J Clin Microbiol, 1996, 34(8): 1985-1991.

[14] Rudbeck LD, J. Rapid, Simple Alkaline Extraction of Human Genomic DNA from Whole Blood, Buccal Epithelial Cells, Semen and Forensic Stains for PCR. BioTechniques, 1998, 25(4): 588-592.

[15] Valsecchi E. Tissue boiling: a short-cut in DNA extraction for large-scale population screenings. Mol Ecol, 1998, 7(9): 1243-1245.

[16] Sato Y, Sugie R, Tsuchiya B, et al. Comparison of the DNA extraction methods for polymerase chain reaction amplification from formalin-fixed and paraffin-embedded tissues. Diag Mol Pathol, 2001, 10(4): 265-271.

[17] Ferrari HF, Luvizottob MCR, Rahald P, et al. Detection of bovine Herpesvirus type 5 in formalin-fixed, paraffin-embedded bovine brain by PCR: a useful adjunct to conventional tissue-based diagnostic test of bovine encephalitis. J Virol Methods, 2007, 146(1-2): 335-340.

[18] Gu J, Farley R, Shi S-R, et al. Target retrieval for in situ hybridization // Shi　S-R, Gu J, Taylor CR, eds. Antigen retrieval techniques: immunohistochemistry and

molecular morphology, 1st ed. Natick, Massachusetts, USA: Eaton Publishing, 2000, 115-128.

[19] Oliver KR, Heavens RP, Sirinathsinghji DJS. Quantitative comparison of pretreatment regimens used to sensitive in situ hybridization using oligonucleotide probes on paraffin-embedded brain tissue. J Histochem Cytochem, 1997, 45(12): 1707-1713.

[20] Shi S-R, Cote RJ, Taylor CR. Antigen retrieval techniques: current perspectives. J Histochem Cytochem, 2001, 49(8): 931-937.

[21] Hamatani K, Eguchi H, Takahashi K, et al. Improved RT-PCR amplification for molecular analyses with long-term preserved formalin-fixed, paraffin-embedded tissue specimens. J Histochem Cytochem, 2006, 54(7): 773 -780.

[22] Williams C, Pontén F, Moberg C, et al. A high frequency of sequence alterations is due to formalin fixation of archival specimens. Am J Pathol, 1999, 155(5): 1467-1471.

[23] Quach N, Myron GF, Shibata D. In vitro mutation artifacts after formalin fixation and error prone translesion synthesiss during PCR. BioMed Central (www.biomedcentral.com/1472-6890/4/1), 2004, 4(1): Quach 1-11.

[24] Fang S-G, Wan Q-H, Fujihara N. Formalin removal from archival tissue by critical point drying. BioTechniques, 2002, 33(3): 604-611.

[25] Koshiba M, Ogawa K, Hamazaki S, et al. The effect of formalin fixation on DNA and the extraction of high-molecular-weight DNA from fixed and embedded tissues. Path Res Pract, 1993, 189(1): 66-72.

[26] Jackson DP, Lewis FA, Taylor GR, et al. Tissue extraction of DNA and RNA and analysis by the polymerase chain reaction. J Clin Pathol, 1990, 43(6): 499-504.

[27] Krafft AE, Duncan BW, Bijwaard KE, et al. Optimization of the isolation and amplification of RNA from formalin-fixed, paraffin-embedded tissue: The Armed Force Institute of Pathology experience and literature review. Mol Diagn, 1997, 2(3): 217-230.

[28] Liu H, Huang X, Zhang Y, et al. Archival fixed histologic and cytologic specimens including stained and unstained materials are amenable to RT-PCR. Diag Mol Pathol, 2002, 11(4): 222-227.

[29] Rupp GM, Locker J. Purification and analysis of RNA from paraffin-embedded tissues. Biotechniques, 1988, 6(1): 56-60.

[30] Masuda N, Ohnishi T, Kawamoto S, et al. Analysis of chemical modificaiton of RNA from formalin-fixed samples and optimization of molecular biologyy applications for such samples. Nucleic Acids Res, 1999, 27(22): 4436-4443.

[31] Shi S-R, Taylor CR. Extraction of DNA/RNA from formalin-fixed, paraffin-embedded tissue based on the antigen retrieval principle // Shi S-R, Taylor CR, eds. Antigen retrieval immunohistochemistry based research and diagnostics. Hoboken, New Jersey, USA: John Wiley & Sons, 2010, 47-71.

[32] Chung J-Y, Braunschweig T, Hewitt SM. Optimization of recovery of RNA from formalin-fixed, paraffin-embedded tissue. Diagn Mol Pathol, 2006, 15(4): 229-36.

[33] Bernsen MR, Dijkman HB, de Vries E, et al. Identificatin of multiple mRNA and DNA sequences from small tissue samples isolated by laser-assisted microdissection. Lab Invest, 1998, 78(10): 1267-1273.

[34] Lehmann U, Bock O, Glockner S, et al. Quantitative molecular analysis of laser-microdissected paraffin-embedded human tissues. Pathobiol, 2000, 68(4-5): 202-208.

[35] Lindeman N, Waltregny D, Signoretti S, et al. Gene transcript quantitation by real-time RT-PCR in cells selected by immunohistochemistry-laser capture microdissection. Diagn Mol Pathol, 2002, 11(4): 187-192.

[36] Specht K, Richter T, Muller U, et al. Quantitative gene expression analysis in microdissected archival formalin-fixed and paraffin-embeddded tumor tissue. Am J Pathol, 2001, 158(2): 419-429.

[37] Hasemeier B, Christgen M, Kreipe H, et al. Reliable microRNA profiling in routinely processed formalin-fixed paraffin-embedded breast cancer specimens using fluorescence labelled bead technology. BMC Biotechnol, 2008, 8: 90, doi: 10.1186/472-6750-8-90.

# 第三篇　基于抗原修复技术的进一步研究方向

# 第十二章　抗原修复技术机制的研究

　　加热抗原修复技术的问世堪称免疫组织化学发展史上的里程碑。它不仅在免疫组织化学染色的领域中引领了一场革命性的演变，在免疫组织化学染色等方面表现出其无可比拟的优势和令人瞩目的成果，而且在一系列后续的不断扩大的应用范畴内开启了应用现代分子生物学技术从已存档的甲醛固定石蜡包埋（formaldehyde-fixed and paraffin embedded, FFPE）的组织宝库中发掘更多生物信息的历程。继免疫组织化学染色之后，加热抗原修复技术的基本原理已经成功应用于包埋前/后免疫电镜染色、核酸原位杂交、原位末端标记法显色、甲醛固定的冰冻切片荧光染色以及从石蜡包埋组织中提取核酸或蛋白质等一系列现代分子生物学技术（参见本书第二篇）。近年来，加热抗原修复技术结合图像质谱分析技术已经能够在常规石蜡切片上直接观察数以百计乃至千计的蛋白质分布图谱（参见本书第 14 章）。来自全球病理学、解剖学、组织胚胎学、形态学、细胞学、分子生物学、蛋白质组学、兽医学等多学科的研究资料有力地证明了：这一极为简单的抗原修复的方法确实提供了释放石蜡组织中的核酸、蛋白质等高分子结构成分和生物信息的新途径，开启了为病理学家和形态学家步入分子病理学和分子诊断学的大门。然而，有关这一极为有效技术的作用机制，至今仍不完全清楚。近 10 年来，为了有助于继续深化研究、充分开发加热抗原修复技术的作用，美国和日本等国对此技术的作用机制从不同的角度、采取不同的研究手段进行了分析探讨，力图阐明其中潜在的玄机。石善溶教授和 Clive R. Taylor 教授合著的专著《基于抗原修复免疫组织化学的研究和诊断》中的第四部分抗原修复技术的分子机制，详细阐述了有关研究和可能的机制。本书编者为了使读者充分了解这方面的信息，经原出版社 John Wiley & Sons, Inc. 的授权，专门翻译了该书第四部分（第 251-331 页，John Wiley & Sons, Inc., Hoboken, New Jercy, USA, 2010.）。在此，对原出版社和原作者一并表示衷心感谢。

# 第一节 甲醛固定和加热抗原修复的研究

## 一、介绍

1991 年，石善溶教授等学者开创性地发现：甲醛固定石蜡包埋的组织切片在缓冲液中经短时高温孵育（抗原修复法，antigen retrieval，AR），可以明显地改良免疫组织化学染色效果[1]。然而，在 22 年（译者注：该文撰写于 2010 年以前，原著为 15 年）后的今天，加热抗原修复法（heat-induced antigen retrieval，HIAR）仍然在很大程度上属于凭经验以取得较好染色效果的技术，常常需要从实验结果与纠正错误中对一些关键参数进行优化[2-3]。因此，要想进一步改良抗原修复法，我们应对甲醛固定组织的化学特性和微波加热抗原修复的分子机制有一个更深入的了解。

一般认为，用甲醛固定的组织其免疫反应性降低是由甲醛诱导蛋白质交联所致，而且此交联可在很多层面上影响蛋白质的免疫反应性。组织中高浓度的蛋白质可与其他溶质形成一个致密的、不规则网络状的交联（凝胶状）形式[4-5]，并可阻止抗体渗透到相应抗原的位置[6]。即使这个主要的屏障可以在免疫组织化学过程中被酶或化学处理部分地破坏，甲醛固定的其他效应仍可阻止抗原和抗体的相互作用。甲醛固定后，抗原与相邻分子处于分子交联方式，所以抗体与抗原结合的抑制是通过屏蔽靶抗原表位与特异性抗体结合的占位现象（即排除体积效应后的位阻抑制）来实现的。蛋白质的免疫反应性还可进一步通过甲醛固定导致的靶抗原表位氨基酸残基的化学修饰、蛋白质静电荷的中和以及蛋白质二级或三级结构的改变而减弱。

尽管已有许多科学家试图揭示抗原修复法是如何导致抗原暴露的[1, 7-8]，但目前并未完全弄清楚其具体机制。正是由于机体组织切片中所含内容过于繁杂，迄今人们未能详细地了解其中每个单一蛋白质/抗原的特征。这里我们应用一种简化的方法，即通过分析某个单一蛋白质的化学和构象特质，研究甲醛固定和抗原修复的过程，以及该蛋白质免疫反应所涉及的其他因子，从而加深对抗原修复的具体机制的认识[9-12]。在本章中，我们小结了甲醛固定、乙醇脱水、加热处理对牛胰核糖核酸酶 A 的结构、功能和免疫反应性属性影响的研究。这种研究方法的优点可以归结为：由简入繁，以点带面，以基础化学为框架，解释诸多已观察到的和已报道的与加热诱导抗原修复机制相关的现象。其策略在于：将经抗原修复后组织中复杂的行为机制转变为易理解的、仅为甲醛处理后的某一蛋白质的特性。这种研究方法的缺点在于：它只是想当然地应用单一蛋白质代表已被极度简化的组织固定法和抗原修复法。但是，不可置疑的是，这种研究提供了一个直接证据，即甲醛导致的蛋白质交联产物可以由于加热修复而逆转，这一可靠的实验结果恰恰可以反映组织切片上抗原修复后的强阳性免疫组织化学染色效应。此研究结果显示，加热诱导的抗原修复法的核心机制是：恢复正常的蛋白质化学成分、静电电荷耦合以及去除抗原-抗体结合的空间屏障；伴随加热诱导抗原修复所致的蛋白质变性则有助于充分暴露针对特异性抗体的线性抗原表位。

## 二、甲醛与蛋白质的反应

Fraenkel-Conrat 及其同事的早期工作[13-15]以及 Metz 团队后来的研究工作[16-17]已经确认：多肽或氨基酸经甲醛溶液处理后的四类化学修饰物。如图 12-1 所示，这些修饰物为：羟甲基化合物（hydroxymethyl）、希夫碱化合物（Schiff-bases）、4-咪唑烷酮化合物（4-imidazolidinone）和亚甲基键（methylene bridges），它们相互交联。当甲醛和初级氨基酸或硫醇基组（如赖氨酸和半胱氨酸）混合发生反应后，迅速形成羟甲基和席夫碱这两类化合物。这些化合物反应易于逆转，但人们并不清楚它们究竟在其中起了什么作用，即便有作用，也很可能只是造成了抗原决定簇的屏蔽作用。4-咪唑烷酮化合物极有可能通过席夫碱介导在蛋白质的 N 末端形成[18]，但这又不太可能在屏蔽抗原表位中起一个非常重要的作用。关于免疫反应性，甲醛诱导的主要蛋白质修饰是亚甲基键的交联形成。这个过程由甲醛诱发，与赖氨酸的 ε-氨基基团或

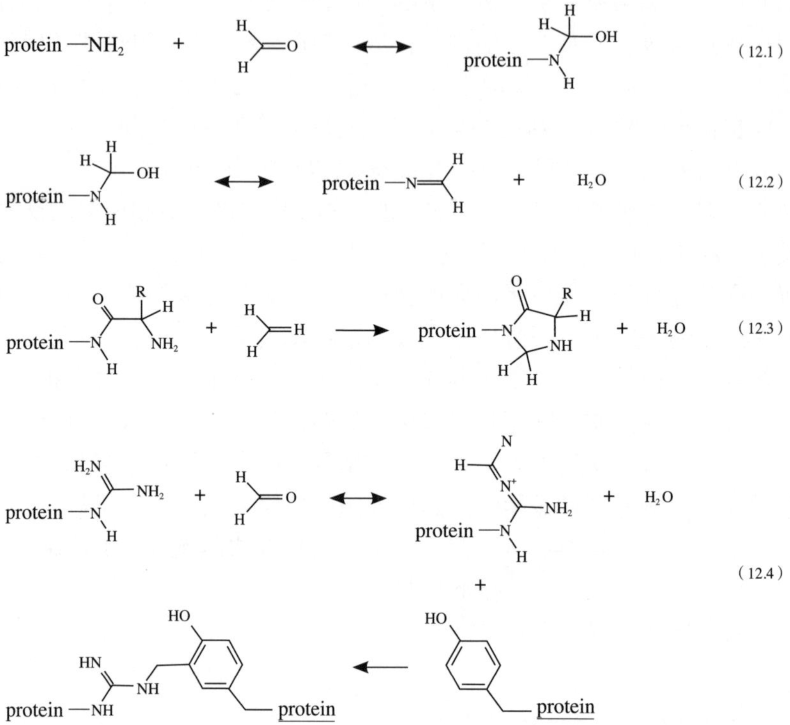

**图 12-1　甲醛与多肽和氨基酸的相互反应。**当多肽或氨基酸被甲醛溶液处理后显示出四种类型的反应产物。这些反应物是羟甲基化合物（反应 12.1）、希夫碱化合物（反应 12.2）、4- 咪唑烷酮化合物（反应 12.3）和亚甲基键（相互交联）（反应 12.4）。本图来自原作者 Mason J. 等的未发表资料，首次见于 Shi S-R, Taylor CR. Antigen Retrieval Immunohistochemistry Based Research and Diagnostics. Hoboken, New Jersey: John Wiley & Sons, 2010. 本图已经获得授权复制

半胱氨酸的 β- 硫醇基基团快速反应。至于赖氨酸，其生成的羟甲基组存在于质子化的席夫碱（$-N^+H=CH_2$）和高活性亲电体（$-NH-C^+H_2$）的微量平衡，然后通过亲核攻击，在第二个反应形成亚甲基键（$-CH_2-$）[19]。氨基酸是第二反应的亲核物质，包括酪氨酸、精氨酸、天冬酰胺、谷氨酰胺、组氨酸和色氨酸。Metz 等学者的综合研究证明，初级氨基基团之间不存在亚甲基键[16]。

　　如图 12-1 所示，第二种类型的蛋白质交联反应是：在二级结构的

氨基和羰基的化合物之间发生曼尼希（Mannich）反应[20]，如图 12.1 中的反应 12.4。这个过程始于甲醛与二级结构氨基（如精氨酸的侧链）之间形成一个亚胺离子的反应（反应 12.5）。

$$R-N^+H^2-R' + H_2C=O \leftrightarrow RR'-N^+H-CH_2OH \leftrightarrow H_2C=N^+RR' + H_2O$$

（反应 12.5）

然后，这个亚胺离子与烯醇（乙烯醇）化合物（如侧链的酪氨酸）形成一个交联反应（反应 12.6）。

$$H_2C=N^+RR' + R''-COH=CH_2 \leftrightarrow R''-C=O-CH_2CH_2NRR' + H^+$$（反应 12.6）

这种交联在碱性 pH 溶液中加热时，可发生逆转[21]。赖氨酸和半胱氨酸通过席夫碱介导在邻位酪氨酸的酚基位置也可以形成交联[16]。在甲醛水溶液中，<1% 的溶质以甲醛形式存在[22-23]，其余的成分主要是水化甲二醇（$HOCH_2OH$），即有不同长度合适水平的二价聚甲醛（$HO(CH_2O)nH$，$n=2\sim8$）。这些聚甲醛与 ε-赖氨酸的氨基基团反应可形成乙醚交联，对热稳定，但可解聚于酸性介质中[24]。Metz 等[16] 还探讨了蛋白质交联的其他例子。

上述的多数反应是通过对短肽和氨基酸的研究而认定的。Metz 等[17] 研究了甲醛与一个单独的完整蛋白质的反应，即将胰岛素置于甲醛液中孵育，经蛋白酶水解后，获得了修饰后的肽段，然后对这些肽段进行了液相色谱质谱分析。他们确认了四个内部的肽段相互交联，两个在半胱氨酸和酪氨酸残基之间，一个在赖氨酸和酪氨酸残基之间，还有一个在谷氨酰胺和半胱氨酸残基之间。此外，他们发现，在 A 和 B 段的 N 末端，部分转换为 4-咪唑烷酮化合物。当胰岛素在甘氨酸存在的情况下被甲醛处理，16 个反应氨基酸中仅有 8 个被修饰，此结果表明，在特定氨基酸残基的反应和交联形成过程中，蛋白质构象可能起重要作用。这进一步揭示了甲醛处理的胰岛素单体可形成异质群体，同时还需考虑甲醛诱导蛋白质交联的数量和位置。

目前仍无较全面的研究来探讨甲醛溶液处理后，乙醇、二甲苯或石蜡是如何影响蛋白质特性的。然而，在 Rait 等[25] 的一个相关研究中，他们检查了乙醇孵育对已接受过甲醛溶液处理的 2'-脱氧腺苷的影响。质谱分析显示，存在着除了羟甲基化合物外的 $N^6$-羟乙基化合物。该结果提示，组织脱水会导致分子脱水并可将羟甲基变成希夫碱。在这一机制中，大部分无水乙醇作为介质，可有效地吸收分子脱出的水，以充足的亲核物质与席夫碱反应，生成羟乙基衍生物。此外，初级结构的氨基基团之间的交联是通过亚甲基双核苷酸形成的。如上所述，这种亚甲基键在甲醛溶液中是不可能形成的。

## 三、甲醛处理后核糖核酸酶形成分子内部与分子间的交联

牛胰核糖核酸酶 A 是一个由 124 个氨基酸组成的多肽[26]。其中精氨酸、天冬酰胺、谷氨酰胺、组氨酸、赖氨酸、丝氨酸和酪氨酸原则上均可与甲醛反应而被修饰。核糖核酸酶 A 的全部赖氨酸残基（10个）可与甲醛发生反应[27]。十二烷基硫酸钠 - 聚丙烯酰胺（SDS-PAGE）的梯度凝胶电泳结果显示（如图 12-2），随着 10% 中性甲醛孵育的时间的延长，核糖核酸酶 A 内部分子间的交联形成就越多。第二泳道显示，核糖核酸酶 A 仅仅与甲醛孵育 20 分钟就出现了二聚体、三聚体和四聚体。第 3 ~ 7 泳道显示，核糖核酸酶 A 与甲醛孵育 9 天后，由 2 ~ 9个蛋白质交联组成的低聚物稳定累加，以至停留在凝胶顶部的高分子量低聚物片段（≥10 个蛋白质交联）明显增加。同时如图 12-2 所示，增加分子内部交联的结果是：第 3 ~ 7 泳道在约 14.4 kDa 的单体片段带处染色强度明显减少，而相对于第一泳道未经处理的酶，第 2 ~ 7 泳道则增加了甲醛修饰的单体核糖核酸酶 A 的迁移率。在缺乏二硫键时（由于 SDS-PAGE 的还原状态），甲醛处理的酶因甲醛造成分子内部交联，所以比天然酶更紧密，因此其在凝胶上的位置略低于天然蛋白酶。这些发现证实，甲醛处理可引起分子内部和分子之间蛋白质的交联，交联程度随组织蛋白质暴露于甲醛时间的延长而增加[10, 28]。

## 四、甲醛对核糖核酸酶 A 热性能的影响

一般情况下，蛋白质交联能够限制生物聚合物构象的柔性，还能够稳定它们的二级、三级和四级结构，对抗高温变性作用[29]。我们使用差示扫描量热法（DSC）来观察比较核糖核酸酶 A 样品加热后所

引起的构象转变。其特征表现如图 12-2 所示。本节一中简要介绍了 DSC 生物物理方法，以便读者了解该方法。在图 12-3（A）中，示踪 1 是天然核糖核酸酶 A 的热吸收示意图，在 65.1℃（热变性转化温度，Td）中性磷酸盐缓冲液中发生的热变性转换。示踪 2 和示踪 3 分别显示在 10% 甲醛中分别固定 2 天和 6 天，再结合透析去除甲醛后，核糖核酸酶 A 的热变性曲线。此图显示在较高温度下，交联可以改变蛋白质变性的性质。图 12-3（B）的数据显示，在整个孵育过程中，核糖核酸酶 A 的 Td 随时间增加而变化，热稳定性增加主要发生在与甲醛反应的第一个 24 小时内。

通过使用体积排阻凝胶色谱法，将核糖核酸酶与甲醛孵育形成

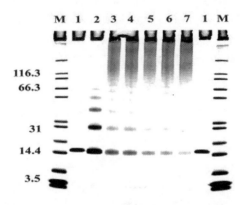

**图 12-2 核糖核酸酶 A 的 SDS-PAGE 凝胶结果展示**。第 1 泳道：未用甲醛处理；第 2 泳道：与 10% 的甲醛缓冲液在 23℃孵育 20 分钟；第 3 泳道：与第二泳道同样条件处理，但孵育 1 天；第 4 泳道：同样条件孵育 2 天；第 5 泳道：同样条件孵育 3 天；第 6 泳道：同样条件孵育 6 天；第 7 泳道：同样条件孵育 9 天；M 泳道：分子量标准参照物（kDa 值）。6.5mg/ml 的核糖核酸酶 A 样品在通过磷酸盐缓冲液（PBS）中的快速薄膜透析处理后，可以完全除去甲醛。首先让其在含有二硫苏糖醇和十二烷硫酸锂中 70℃变性 10 分钟，在预制的 4%～12% 梯度的 Bis-Tris 聚丙烯酰胺凝胶上分离核糖核酸酶，形成的不同大小的低聚物。凝胶每条道的上样槽内需装满足量的蛋白质，使高分子量低聚物清晰可见，因而每条道之间的条带强度不用参照一个共同的尺度标准化。详情见 Rait 等的研究[10]。本图来自 Rait VK, O'Leary TJ, Mason JT, Modeling formalin fixation and antigen retrieval with bovine pancreatic ribonuclease A: I. Structural and functional alterations. Lab Invest, 2004, 84: 292-299. 获得 Macmillan Publishers Ltd: [Laboratory investigation] 的授权

图 12-3  （A）在 pH 7.4 和 23℃条件下，天然核糖核酸酶 A 的热吸收（示踪 1）；天然核糖核酸酶 A 与 10% 甲醛缓冲液孵育 2 天（示踪 2）；天然核糖核酸酶 A 与 10% 甲醛缓冲液孵育 6 天( 示踪 3 )。所有的样品都在 75mmol 磷酸钾缓冲液中( pH 7.4 )透析后做示差扫描量热法分析。（B）在 pH 7.4 和 23℃条件下，样品与 10% 甲醛缓冲液孵育时间的长短决定了已透析核糖核酸酶 A 的变性温度（Td）。（C）以片段大小分离的甲醛处理的核糖核酸酶 A 凝胶色谱热吸收。示踪 1：单体；示踪 2：双聚体；示踪 3：≥5 个蛋白质交联的低聚物。蛋白质浓度人约为 0.5mg/ml。热变性转化温度（Td）的定义：与蛋白质吸热变性转化相关的过热微量吸收的最大温度。详细介绍见 Rait 等的文章 [10]。由于未能获得原出版者的授权书，该图不能复制。请读者查阅参考文献 #10

的低聚物混合物分馏出，从而研究甲醛处理过的核糖核酸酶分子内与分子间热性能的相互影响，以及其分子间交联的形成。这样可以完全分开单体、二聚体以及由≥5 个蛋白质交联组成的混合低聚物，如图 12-4，SDS-PAGE 胶（泳道 1～3）所示。图 12-3（C）为用 DSC 法分析单体、二聚体和较大低聚物的蛋白质片段对温差的反应。修饰过的

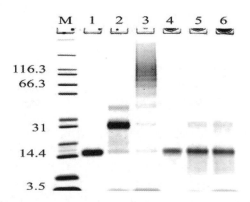

图 12-4    SDS-PAGE 显示甲醛处理的核糖核酸酶在 DSC 仪扫描之前（第 1~3 泳道）与 DSC 仪扫描之后（第 4~6 泳道）( 如图 12-3（C）所示）。第 1 泳道和第 4 泳道：单体；第 2 泳道和第 5 泳道：二聚体；第 3 泳道和第 6 泳道：≥5 个蛋白质交联混合的低聚物；M 泳道：分子质量标记（如图 12-2 所示）。详细内容见 Rait 等的文章 10。本图来自 Rait VK, O'Leary TJ, Mason JT, Modeling formalin fixation and antigen retrieval with bovine pancreatic ribonuclease A: I. Structural and functional alterations. Lab Invest, 2004, 84: 292-299. 本图复制获得 Macmillan Publishers Ltd: [Laboratory investigation] 的授权

核糖核酸酶单体（示踪 1）与较大的低聚物（示踪 2 和示踪 3）的 Td 的温差不同只有 2℃ ~ 3℃。这表明，分子内交联主要影响蛋白质的热稳定性。下述实验支持这一假设。在一个核糖核酸酶内已经拥有四对二硫键交叉连接：Cys26-Cys84、Cys40-Cys95、Cys58-Cys110、Cys65-Cys72。酶变异的实验结果[30] 显示，如果将一对交联的丙氨酸残基换成两个独立的胱氨酸，仅只删除一个交联（Cys26-Cys84 或 Cys58-Cys110）就可引起热变性温度降低近 40℃。图 12-4 为 SDS-PAGE 胶所示样品在 DSC 仪扫描之前（第 1 ~ 3 泳道）和 DSC 仪扫描之后（第 4 ~ 6 泳道）的结果。结果表明，加热到大约 100℃，几乎完全消除了核糖核酸酶低聚物的交联产物。在 SDS-PAGE 胶上没有任何条带低于单体核糖核酸酶的条带提示，当加热到 100℃时，并没有引起肽键水解而导致蛋白质片段的断链。

这些温度分析研究是为了建立一个加热诱导抗原修复与甲醛诱导蛋白质内部分子交联两者之间的直接关系[10, 28, 31]。甲醛处理可提供蛋白质的热稳定特征，但这一稳定性不足以抵抗 ≥100℃的蛋白质热变性；而加热抗原修复的常规温度为 100℃[32-34]。这一发现所涉及的机制我们会在本节六中进一步讨论。

## 五、甲醛对核糖核酸酶电离状态的影响

核糖核酸酶 A 是等电点( isoelectric point, pI )为 9.45 的碱性蛋白质。它在中性 pH 溶液中带正电荷[35]。然而，当带正电的赖氨酸侧链极向转换，会变成不带电的。羟甲基化合物可望降低甲醛处理的核糖核酸酶 A 的 pI 值。进一步的研究结果见图 12-5，5% 甲醛处理的核糖核酸酶的等电点聚焦（isoelectric focusing，IEF）凝胶电泳分析。图 12-5（A）表明了 pI 值被转换到 pH 6.0 ~ 7.4 的范围。图 12-5（B）显示了 IEF 凝胶电泳核糖核酸酶蛋白质片段的分离。核糖核酸酶中 ≥3 个蛋白质分子交联的低聚物被分组在 pH 值的下限范围内，进而提示其涉及碱性氨基酸残基的分子间交联。大量的离散带出现在图 12-5（B），反映了样品蛋白质片段的微观不均质性，类似于甲醛处理胰岛素的结果[17]（已在本节第 2 段中描述过）。于是，甲醛处理导致蛋白质电

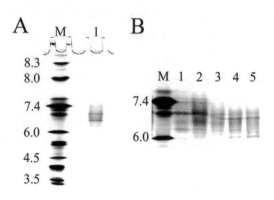

图 12-5　IEF 凝胶电泳显示的甲醛处理的核糖核酸酶 A 蛋白质片段的分离（A）及其片段（B）。（A）M 泳道：IEF 的标记（pI）；第 1 泳道：未经甲醛处理的核糖核酸酶 A。（B）第 1 泳道：单体；第 2 泳道：二聚体；第三泳道：三聚体；第 4 泳道：四聚体；第 5 泳道：五聚体。使用 5% 的预制聚丙烯酰胺凝胶跑的 IEF 凝胶电泳（pI 3～10）结果。（B）显示单个低聚物的 pI 范围大于那些未降解样品，因为是将高浓度的蛋白质上样于这些泳道。而（A）是一个未降解样品的微量组分。结果显示，在 pI 极端值下，低聚物的染色强度增加。可参阅 Rait 等文献 [10]。本图复制自 Rait VK, O' Leary TJ, Mason JT, Modeling formalin fixation and antigen retrieval with bovine pancreatic ribonuclease A: I. Structural and functional alterations. Lab Invest, 2004, 84: 292-299. 获得 Macmillan Publishers Ltd: [Laboratory investigation] 的授权

荷中和是由于甲醛与带电荷氨基酸的侧链反应，如甲醛可致赖氨酸分子交联或形成化合物（羟甲基根）。

　　Boenisch 等的研究 [36-38] 指出，在加热诱导的抗原修复中，电荷中和对抗原表位的屏蔽和恢复免疫反应性方面可能起到了非常重要的作用。抗原抗体结合的动力学主要是从两种蛋白质互补的表面电荷来推动的，包括在抗原表位和抗体结合部位氨基酸侧链上静电荷的相互吸引 [37]。因此，加热诱导抗原修复的机制可能是基于：甲醛所致组织蛋白质形成分子交联和低聚物耦合的蛋白质静电荷是可以被逆转的 [38]。因为静电荷似乎主要通过蛋白质电荷中和而造成影响抗原抗体结合的有害作用，这种影响只是动力学的改变，而不是热力学的改变 [38]。在某些情况下，可通过增加抗体孵育时间或抗体浓度使染色敏感度恢复，

其染色强度相当于抗原修复后的染色强度[38-41]。相关研究发现，当应用高离子强度（如 $Na^+$ 离子）的缓冲液作为抗体稀释液时，可能可以屏蔽靶抗原上的负电荷，导致染色强度减弱[36, 42-43]。虽然加热抗原修复法可恢复正常蛋白质的电荷，在抗原反应性的恢复中起极其重要的作用，但是，Sompuram 等人[20]证明，由于分子间交联的存在，附近的抗原表位可能会拒绝特异性抗体通过立体屏蔽与目标抗原相结合。因此，只有同时应用电荷复原和分子交联解除的方法才能恢复甲醛固定蛋白质的抗原反应性。

## 六、甲醛对核糖核酸酶 A 二级结构和三级结构的效应

通过使用循环二色性（CD）旋光分光法，检测甲醛处理对核糖核酸酶结构特性的影响。在前面第二段中，简要介绍了循环二色性（CD）旋光分光法，以便读者了解这些生物物理方法。核糖核酸酶二级结构是由一个长的四股绞合反平行的 β- 板层和三个短的 α- 螺旋组成的[44]，使核糖核酸酶呈一个 α + β 的蛋白质结构类型。核糖核酸酶 A（6.5mg/ml）在 10% 甲醛溶液中固定 9 天后，由循环二色性（CD）旋光分光法在远紫外区（波长 170～240nm）检查核糖核酸酶蛋白质的二级结构（如图 12-6A）。由此产生的变化通过差异光谱（示踪 3）表现是从甲醛处理核糖核酸酶 A 的频谱（示踪 2）减去天然酶的频谱（示踪 1）计算出的。其负带强度的减少和相关的正带强度的减少都提示一个敏感的二级结构的扰动。类似的细微变化，由一开始就可以观察到的天然酶错序转换所致，极可能与螺旋 I（残基 3～13）和主要疏水蛋白质核心的相互作用松散有关[45]。图 12-6B 示，应用 CD 旋光分光法在近紫外区（240～350nm）检查甲醛处理对核糖核酸酶 A 三级结构的影响。部分在 283nm 位置的条带属于已暴露酶的酪氨酸残基[46]。因此，核糖核酸酶 A 与 10% 甲醛孵育 9 天，凝胶上的条带强度会降低 10%。这反映出此处理在酪氨酸残基带来的小扰动，影响了该酶的二级和 / 或三级结构[46-47]。总而言之，甲醛处理给核糖核酸酶二级和三级结构带来的这些变化其结果是很微妙的。结论的关键点是从这些光学光谱研究中得出的：甲醛处理后仍保留了核糖核酸酶二级和三级结构的基本完

图 12-6 （A）远紫外 CD 光谱：天然核糖核酸酶 A（示踪 1）；与 10% 甲醛缓冲液（pH 7.4）23℃孵育 9 天再透析的核糖核酸酶 A（6.5mg/ml）（示踪 2）；两者的差异光谱（示踪 3）。（B）近紫外 CD 光谱：天然核糖核酸酶 A（示踪 1）；与 10% 甲醛缓冲液（pH 7.4）23℃孵育 9 天后再透析的核糖核酸酶 A（6.5mg/ml）（示踪 2）；两者的差异光谱（示踪 3）。详见 Rait 等文章[10]。由于未能获得原出版者的授权书，不能复制该图。请读者查阅参考文献 #10

整[10]。这一结果与早期红外光谱学研究高浓度甲醛处理蛋白质的结果相同[9]。

甲醛处理核糖核酸酶结构的热效应如图 12-7（A）（远紫外区）和图 12-7（B）（近紫外区）所示。在图 12-7（A）和（B），示踪 1：与 10% 甲醛缓冲液（pH 7.4）23℃孵育 9 天的核糖核酸酶 A（6.5mg/ml），快速透析去除多余甲醛后的光谱；示踪 2：是相同的样品以 5℃／分钟加热至 95℃，保持 10 分钟温度平衡后的光谱。这个光谱类似于 95℃加热处理的天然核糖核酸酶 A 的光谱（结果未在此文显示）。

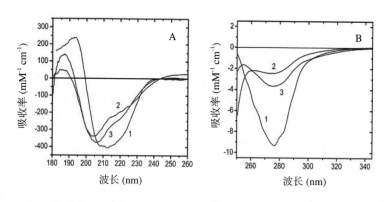

图 12-7 （A）远紫外 CD 区和（B）近紫外 CD 区。示踪 1：核糖核酸酶 A（6.5mg/ml）与 10% 甲醛缓冲液（pH 7.4）孵育 9 天后，在 23℃快速透析去除多余甲醛后的光谱；示踪 2：示踪 1 的样品以 5℃／分钟速率加热到 95℃，维持 10 分钟温度平衡后的光谱；示踪 3：示踪 2 的样品，从 95℃起以 5℃／分钟速率冷却至 23℃，维持 10 分钟温度平衡后的光谱。本图来自 Fowler, CB 和 Mason, JT 的未发表资料，首次见于 Shi S-R, Taylor CR. Antigen retrieval immunohistochemistry based research and diagnostics. Hoboken, New Jersey: John Wiley & Sons, 2010. 本图复制已经获得授权

95℃处理的远紫外光谱显示，大量 β- 板层二级结构仍然保留，但是，通过在 222nm[48] 的强度减少，α- 螺旋构象明显丢失。95℃处理的近紫外光谱通过熔融球蛋白显示三级结构完全瓦解[49]；示踪 3 为示踪 2 的样品冷却至 23℃的光谱。后两个光谱图揭示了蛋白质的二级结构或三级结构几无复原。

总之，在室温下甲醛的处理不会显著干扰核糖核酸酶的天然结构。如实验结果所示，它还可增加蛋白质的变性温度阈值，有助于稳定蛋白质因加热所引起的变性作用。然而，如 DSC 和 CD 旋光分光光谱所示，在增高抗原修复的温度时，甲醛处理并不能有效地稳定核糖核酸酶，防止蛋白质热变性。如本节四图 12-4 所示，这有可能是加热导致甲醛形成的分子交联和化合物发生了逆转反应。甲醛处理的核糖核酸酶 A 加热至 95℃并维持 10 分钟后再冷却，是不会恢复蛋白质的天然结构的，尤其是蛋白质的三级结构。

这些影响蛋白质结构的发现对揭示加热抗原修复机制有着重要的意义。加热处理甲醛修饰的蛋白质在 ≥100℃的高温下会逆转甲醛化合物和分子交联，从而暴露天然蛋白质的化学成分，并且不会造成一级结构的损伤（即肽链的断开）。然而，这种逆转伴随着蛋白质的二级结构的部分丧失和三级结构的几乎完全丧失。而且自然冷却后，这些蛋白质的二、三级结构也不能再复原。一些研究结果表明，通过甲醛处理导致蛋白质变性和加热修复使甲醛化合物和分子交联逆转，可以部分恢复蛋白质的天然构象，从而提高抗原的免疫反应性[29, 32]。然而，Rait 等[10] 根据他们的研究并不同意这个观点。相反，他们支持 Bogen 实验室提出的模型，认为应用于甲醛固定石蜡包埋组织切片的抗体是选择识别连续线性抗原的抗体，而不是识别抗原表位构象的抗体[21]。研发的抗变性蛋白质的抗体可能也是识别蛋白质短连续氨基酸的抗原表位[50]。在这个模型中，为恢复免疫反应性，加热诱导的抗原修复仅需重现和暴露蛋白质的一级氨基酸序列。由于不需要蛋白质结构重折叠，这种模式能够兼容通过加热或变性剂（如尿素或盐酸胍）使蛋白质发生不可逆转变性的抗原修复法。它更进一步地提示，变性蛋白质通过暴露具有免疫原性的线性多肽序列（通常多埋藏在蛋白质内部），可增强其免疫反应性[28, 51]。观察未固定的新鲜冷冻组织切片，加热抗原修复法可增强染色强度这个概念得以支持[52]。最后，研究人员的关注点落在了最佳加热诱导抗原修复时加热温度和时间之间的反向关系。他们发现，为达到最优的加热抗原修复效果，加热温度和加热时间成反比，即加热的温度越高，所需的加热时间就越短[32]。这种关系直接来源于甲醛逆转反应和驱使这些反应所需的能量而派生的温度依赖性动力学速率常数。

## 七、甲醛处理的核糖核酸酶 A 活性的恢复

DSC 和 SDS-PAGE 的研究指出，上述甲醛处理后核糖核酸酶 A 的蛋白质交联等修饰可在高温加热过程中发生显著逆转。这表明，长时间加热甲醛处理的蛋白质，特别是在孵育温度低于天然蛋白质的热变性温度时（Td 约为 65℃），能够恢复蛋白质的免疫反应性和功能。为了检验该假说，用甲醛处理过的核糖核酸酶 A 通过透析去除过量的游离甲醛，然后逐渐升温加热孵育，最后以最小量的底物（胞嘧啶 2',3' - 环磷腺苷）反应来检验酶活性的复原程度。如图 12-8（A）所示，在乙酸乙二胺四乙酸（TAE）缓冲液（pH 7.0）中孵育,50℃时开始发生酶活性复原反应，但速率仅为 1.2%/ 小时。当温度升高至 65℃时，酶活性复苏率为 3.5%/小时。图 12-8B 示，65℃时 pH 对酶活性复苏的影响。酸性介质提供了比中性或碱性介质更快、更完备的酶活性复原[10]。值得注意的是，在碱性缓冲液中进行抗原修复所产生的免疫反应通常比在酸性缓冲液中产生的更强[53]。对这些看似矛盾的结果可能解释是，某些甲醛修饰的抗

图 12-8 （A）在 50℃（0~2 小时）和 65℃（2~4 小时）甲醛处理核糖核酸酶 A 在 TEA 缓冲液（pH 7.0）中酶活性恢复的时间曲线。（B）65℃甲醛处理核糖核酸酶 A 在不同 pH 值的 TAE 缓冲液中酶活性恢复的时间曲线。实验前的准备工作是：将所有的核糖核酸酶 A 通过透析去除多余甲醛。核糖核酸酶 A 的活性检测，如 Crook 等[54]文献所述，用胞嘧啶 2',3' - 环磷腺苷作为底物，由比色仪测定两者反应程度而确定。需注意的是，在 65℃孵育时，曲线斜率降低（接近天然核糖核酸酶 A 的变性温度）。这种活性丢失可能是因为在 65℃复原时核糖核酸酶 A 蛋白质变性的竞争效应。详情可见 Rait 等[10]的研究。由于未能获得原出版者的授权书，不能复制该图。请读者查阅参考文献 #10

原在酸性介质中易变性，从而掩盖了其在低 pH 值时的高效去修饰性（较详细的讨论见本节的十四）。核糖核酸酶 A 活性的恢复可能是因为蛋白质的分子交联在高温无甲醛的缓冲液中会被逆转所致。

## 八、甲醛处理对核糖核酸酶 A 免疫反应性的影响

加热抗原修复法能够成功地恢复核糖核酸酶 A 的功能活性，这提示此方法也能很好地修复核糖核酸酶 A 的免疫反应性。使用捕获酶联免疫吸附测定法（ELISA）比较天然核糖核酸酶 A 与在 10% 中性甲醛缓冲液孵育 1 天后 PBS 透析去除游离甲醛的核糖核酸酶 A 的免疫反应性。甲醛处理的核糖核酸酶 A，通过分子筛析凝胶色谱分析法分馏出的组分，再经过酶联免疫吸附测定法检测[11]。这些研究结果如图12-9 所示。图 12-9 的曲线 1、2 和 3 分别对应：天然的核糖核酸酶 A（OD50＝2.7ng/ml）、甲醛处理未分馏的核糖核酸酶 A（OD50＝12.2ng/ml）和从后者分馏出的单体（OD50＝11.5ng/ml）的滴定。曲线 1 和 3的 OD50 值相差 4.3 倍，这是因为核糖核酸酶 A 固定时发生分子内交联其免疫反应性降低；即使抗原二级和三级结构基本未受损害，这种情况仍可发生（已在本节六中论述）。对交联二聚体的滴定，获得的OD50 值是 9.3ng/ml（曲线 4）；而对交联三聚物的滴定，获得的 OD50值是 11.2ng/ml（曲线 5）。每个低聚物抗原表位的数量减少和抗体因分

**图 12-9** 捕获酶联免疫吸附测定法对天然的核糖核酸酶 A 和甲醛处理过的核糖核酸酶 A 的测试结果。右边组图：天然核糖核酸酶 A（曲线 1）和未分馏的甲醛处理的核糖核酸酶 A（曲线 2）。左边组图：单体分馏的甲醛处理的核糖核酸酶 A。单体（曲线 3）、二聚物（曲线 4）、三聚物（曲线 5）、四聚物（曲线 6）和≥5 个交联蛋白质的低聚物混合物（曲线 7）。酶联免疫吸附测定板在 4℃包被抗牛胰核糖核酸酶 A 的单克隆抗体（1μg/ml），然后用牛血清白蛋白封闭非特异性结合。抗原由 PBS稀释成不同浓度，100μl 不同浓度的抗原液加入孔中，37℃孵育 1 小时。PBS 清洗后，再孵育辣根过氧化物酶标记的抗核糖核酸酶 A 抗体（1：4000，兔多克隆抗体），室温 1 小时。PBS 清洗后，用 2,2"- 联氮双二铵盐（3- 乙基苯并噻唑啉 -6- 磺酸，2,2'-azino-di-3-ethylbenzthiazoline-6-sulphonate）和过氧化氢混合液检测核糖核酸酶的免疫反应性。在 405nm 波长下，检测吸亮度。详见 Rait 等的文章[11]。由于未能获得原出版者的授权书，该图不能复制。请读者查阅参考文献 #10

子间交联的空间位阻升高这一平衡改变，导致了蛋白质从单体到交联三聚物的 OD50 值呈非线性模式，但是，这些变化很小。这说明对于短小的低聚物，分子间交联所形成的物理性空间位阻的效应是微不足道的。曲线 6（OD50＝18.3ng/ml）和曲线 7（OD50 ＝29.6ng/ml）分别是四聚物和含有交联分子＞5 个的低聚物混合物。这两条曲线向高浓度的转变很快速，这表明当每个低聚物交联蛋白质的数量增加至四个以上时，抗原表位的屏蔽由于体积占位效应会变得更加显著。

由捕获酶联免疫吸附测定法选定的甲醛处理核糖核酸酶 A 分馏的低聚物（见图 12-9 曲线 3～7）揭示，平台值的增加伴随着分馏的交联分子数量的增加，这由每个结合位点抗原表位增加的比例所决定；换句话来说，是由低聚物表面抗原表位的密度来决定。因此，天然未处理的和甲醛处理但未分馏的核糖核酸酶 A 的滴定其曲线平台值几乎相同（图 12-9 曲线 1 和 2）。这一情况是偶然结果。这由甲醛处理的核糖核酸酶 A 样品中低聚物的特定组分导致。

上述结果表明，甲醛引起的蛋白质分子内修饰可显著降低蛋白质的免疫反应性，但是，未彻底破坏其免疫反应性。≥4 个蛋白质分子的交联可聚合组成大蛋白质，更大地破坏蛋白质的免疫反应性。这些实验观察结果与理论推导一致的地方是：不考虑甲醛对抗原表位结构的影响，用它固定组织会减少抗原抗体的接触和结合[55-56]。这与 Morgan 等[7, 57]的发现一致，即钙离子连同甲醛可形成笼状结构，通过立体屏蔽阻挡抗体与靶抗原表位结合。虽然乙二胺四乙酸（EDTA）可提高钙螯合，改善某些抗原免疫组织化学的染色强度[57]，但它对许多其他抗原无效[58-59]。由此表明，选择性的钙效应仅对限量的抗体和抗原有益[59]。最后，抗原表位的立体屏蔽也解释了为什么使用蛋白水解酶（如胰酶、蛋白酶 K 和链霉蛋白酶等）抗原修复法，无论是单独使用还是与加热抗原修复法结合使用均可获得成功[60]。蛋白水解消化既可以在组织中"切除"阻止抗体向靶抗原进入的蛋白质，也可以通过去除多肽片段的分子交联来减少空间阻碍[33]。但是，当靶抗原表位本身可以被酶消化时，这种方法不适用[61-62]。氧化剂，如过氧化氢和碘酸钠[63]，以及腐蚀剂，如甲醇中的氢氧化钠[64]，像淬灭剂一样，也可以与蛋白质和其他组织成分发生化学反应性。

## 九、甲醛处理核糖核酸酶 A 免疫反应性的复原

将甲醛固定的核糖核酸酶 A 在 TAE 缓冲液（pH 4）中高温孵育，以恢复其免疫反应性，然后再进行捕获酶联免疫吸附测定的检测分析[11]。用两种不同的甲醛固定核糖核酸酶 A，从而形成不同的低聚物。其中一个核糖核酸酶 A 形成含≥5 个分子间交联的低聚物（10% 甲醛低聚物），另一个核糖核酸酶 A 含有大量单体和<5 个分子间交联的低聚物（5% 甲醛低聚物）。前者由 6.5mg/ml 的核糖核酸酶 A 于 10% 中性甲醛缓冲液中固定 9 天而形成；后者由 1mg/ml 核糖核酸酶 A 于 5% 中性甲醛液中固定 1 天而形成。固定完成后，PBS 透析去除多余甲醛。如图 12.10 所示，10% 甲醛低聚物主要由有七个或更多的交联蛋白质组成（第 2 泳道），而 5% 甲醛低聚物则有大量修饰后单体、二聚体和三

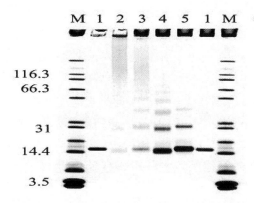

图 12-10　SDS-PAGE 实验，天然核糖核酸酶 A（第 1 泳道）、10% 中性甲醛液固定核糖核酸酶 A9 天（第 2 泳道）、5% 中性甲醛液固定核糖核酸酶 A 1 天（第 4 泳道）。甲醛处理的样品再在 65℃的 TAE 缓冲液（pH 4）中 4 小时去修饰。第 3 泳道：10% 甲醛低聚物；第 5 泳道：5% 甲醛低聚物；M 泳道：分子质量标记（kDa）。详见 Rait 等人文章[11]。本图来自 Rait VK, Xu L, O'Leary TJ, et al. Modeling formalin fixation and antigen retrieval with bovine pancreatic RNaseA II. Interrelationship of cross-linking, immunoreactivity, and heat treatment. Lab Invest, 2004, 84(3): 300-306. 复制本图获得 Macmillan Publishers Ltd:[Laboratory investigation] 的授权

聚体（第 4 泳道）。两个样品分别在 TAE 缓冲液（pH 4）中 65℃孵育4 小时，从而打断大分子间交联，见 10% 的甲醛低聚物（第 2 泳道和第 3 泳道）和 5% 甲醛低聚物（第 4 泳道和第 5 泳道）。与未经处理的核糖核酸酶 A 一样，上述孵育也恢复了修饰单体的活性（第 1 泳道）。

图 12-11A 为 5% 甲醛低聚物。图 12-1B 为 10% 甲醛低聚物在65℃孵育可发生结构性变化，使样品恢复部分免疫反应性。在这两张图中，曲线 1 是未加热的天然酶，曲线 2 是未加热的甲醛处理的核糖核酸酶 A，曲线 3 是在 65℃的 TAE 缓冲液（pH 4）中加热 4 小时的核糖核酸酶 A。图 12-10 示，65℃加热恢复了核糖核酸酶 A 的免疫反应性。这与破坏甲醛所致的分子交联相关。图 12-10 和 12-11 的数据直接证明了甲醛交联的逆转与加热抗原修复后蛋白质免疫反应性恢复之间的关系 [1, 11]。通过比较 10% 和 5% 甲醛的低聚物可知，最初固定时，核糖核酸酶 A 形成的交联越多，4 小时 65℃孵育所恢复的抗原免疫反应性越低。因此，标准化免疫组织化学染色过程 [31] 必须从固定时间的标准化开始，因为固定时间决定了蛋白质交联的程度。然而，这对那些已存档的甲醛固定石蜡包埋组织没有作用。Bogen 的模型 [20] 认为，免疫组织化学染色所用的抗体主要识别连续线性抗原表位，因此对蛋白质 / 抗原变性不敏感。如果这一观点成立，那么它能够支持石善溶教授等的实验结果和观点 [65]；也就是说，认真仔细地优化加热抗原修复法，就能够克服固定因素对免疫染色强度的影响。

## 十、固定对复原组织中核糖核酸酶 A 活性的影响

上述研究表明，当核糖核酸酶 A 在水溶性介质中，甲醛处理后的酶活性和蛋白质免疫反应性可以恢复。为了深入研究，通过以下几种方

图 12-11　捕获酶联免疫吸附测定的实验结果。（A）天然核糖核酸酶 A（曲线 1）和中性甲醛缓冲液固定 1 天的核糖核酸酶 A（1mg/ml）（曲线 2），再在 65℃的TAE 缓冲液（pH 4）中 4 小时去修饰（曲线 3）。（B）天然核糖核酸酶 A（曲线1）和核糖核酸酶（6.5mg/ml）在 10% 中性甲醛缓冲液中孵育 9 天（曲线 2），再在 65℃ TAE 缓冲液（pH 4）中 4 小时去修饰（曲线 3）。详见 Rait 等人的文章 [11]。由于未能获得原出版者的授权书，不能复制该图。请读者查阅参考文献 #11

法来研究猪胰腺组织核糖核酸酶 A 活性的恢复能力。参照 Crook 等[54]所用方法，在预冷的缓冲液中将新鲜的猪胰腺（500mg）制成组织匀浆，并立即用底物胞嘧啶 2', 3' - 环磷腺苷显色，最后比色仪检测核糖核酸酶的活性。比色仪检测所得数值定义为相对活性范围（Y 轴）的 100% 酶活性（图 12-12）。另一实验为，将 500mg 的胰腺组织固定于 10% 中性甲醛缓冲液 24 小时后，比色仪检测核糖核酸酶 A 的活性。与预期一样，比色仪读取的数值与空白对照（10% 甲醛）的数值相近。这一数值定义为相对活性范围的 0% 酶活性（如图 12-12 所示）。固定的胰腺组织用预冷的 100 倍匀浆液的缓冲液透析 2 次，每次 2 小时，然后，立即检测核糖核酸酶 A 的活性。结果表明，核糖核酸酶 A 的相对活性只有 17%，且进一步透析不能改变此相对活性值（见曲线 1）。

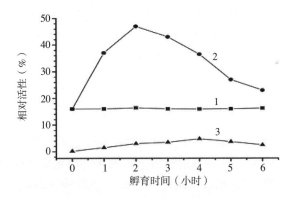

图 12-12　**猪胰腺组织核糖核酸酶 A 活性的相对复原曲线。**曲线 1：甲醛固定组织，匀浆处理后，在超量缓冲液中透析；曲线 2：甲醛处理组织，匀浆和透析去除游离甲醛后，65℃加热；曲线 3：FFPE 胰腺组织 65℃加热后，组织经过逆向处理后，在预冷缓冲液中匀浆，用 100 倍匀浆液体积的预冷缓冲液透析 2 次，每次 2 小时。透析缓冲液：10mmol 磷酸钾＋10mmol 氯化钾＋100mmol 甘氨酸（pH 4）。胰腺组织先经过挤压，再用组织匀浆器做成匀浆。所有的组织匀浆都于 1.5ml EP 管中离心（2000rpm，5 分钟），由分光亮度仪读取吸收光值，核糖核酸酶 A 的活性由比色仪测定底物胞嘧啶 2', 3' - 环磷腺苷的 OD 值来决定[54]，所有的结果都来自定标为 500mg 的组织。本图来自原作者 Fowler, CB 和 Mason, JT 的未发表资料，首次见于 Shi  S-R, Taylor CR. Antigen retrieval immunohistochemistry based research and diagnostics. Hoboken, New Jersey: John Wiley & Sons, 2010. 已经获得授权复制此图

固定和透析后的组织于 pH 4 的缓冲液中 65℃加热 6 小时，每小时核糖核酸酶 A 的相对活性值见曲线 2。加热 2 小时达到最大相对活性值，为 47%，之后会逐步降低；加热 6 小时相对活性约为 22%。这种双相行为的原因还不清楚，有可能与蛋白质的变性有关（在本节六中讨论），也可能是因为组织中蛋白酶的重新激活导致核糖核酸酶 A 降解。

上述研究中，胰腺组织匀浆一直悬浮在充足的水溶液中。同时甲醛固定的胰腺组织也通过正常的组织学处理制成 FFPE 组织块。当组织处理逆转水化后，在同样预冷的缓冲液中制备组织匀浆，用 100 倍匀浆液体积的预冷缓冲液透析 2 小时后，再 65℃加热 6 小时（pH 4），其中每 2 小时核糖核酸酶 A 的相对活性如图 12-12 的曲线 3 所示。与曲线 2 相似，曲线 3 也有双相趋势，核糖核酸酶 A 最大的相对活性值在 4 小时，但是，相对活性值较低，约为 5%。结果表明，在水溶液中，甲醛与蛋白质发生的初始化学变化并不能代表组织后续处理过程中这些分子的化学状态。在有机溶剂和无水条件下，甲醛与蛋白质化合物也会发生进一步反应，而这些变化不会发生在水溶液中。

## 十一、乙醇脱水对甲醛交联逆转的影响

为了解前面提到的甲醛化合物的额外修饰，第一步研究是将单独固定于 10% 中性甲醛缓冲液的核糖核酸酶 A 与固定后再在 100% 乙醇中脱水的核糖核酸酶 A 进行比较[12]。10% 甲醛液中固定，1mg/ml 核糖核酸酶 A 溶液进行 SDS-PAGE 凝胶电泳。结果显示，核糖核酸酶 A 呈分子间交联组成的蛋白质混合物，其中 25% 为单体，21% 为二聚体，18% 为三聚体，15% 为四聚物，10% 为五聚体，11% 为六聚体（图 12-13，第 2 泳道）。快速透析去除甲醛不会降低蛋白质交联的程度（数据没有在此显示）。但是，在含 2%SDS 的 20mmol Tris-HCl（pH 4）的缓冲液的甲醛处理样品，经 100℃加热 20 分钟，随后 60℃加热 2 小时，可使核糖核酸酶 A 的单体增加 4 倍，约占总蛋白质的 92%（第 3 泳道）。我们模拟了组织学所用 FFPE 组织处理过程中的经典乙醇脱水步骤[66]：甲醛处理的核糖核酸酶 A，沉淀后与 100% 乙醇孵育 1 小时、24 小时

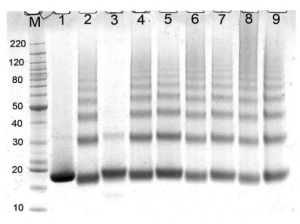

**图 12-13　抗原修复前 / 后甲醛固定的核糖核酸酶 A 的蛋白质 SDS-PAGE 凝胶检测**。M 泳道：分子量标志；第 1 泳道：天然核糖核酸酶 A；第 2 泳道：甲醛处理核糖核酸酶 A 后，快速透析去除多余甲醛；第 3 泳道：第 2 泳道甲醛处理的核糖核酸酶 A 在含 2%SDS 的 20mmol HCl 缓冲液（pH 4）中进行抗原修复；第 4、6 和 8 泳道：甲醛处理的核糖核酸酶 A 在 100% 乙醇中分别孵育 1 小时、24 小时或 1 周；第 5、7 和 9 泳道：甲醛固定的核糖核酸酶 A 乙醇处理 1 小时、24 小时或 1 周，在含 2%SDS 的 20mmol HCl 缓冲液（pH 4）进行抗原修复。加热抗原修复方法为：核糖核酸酶 A 样品经 100℃加热 20 分钟后，60℃加热 2 小时。详见 Fowler 等的论文 [12]。本图来自 Fowler CB, O' Leary TJ, Mason JT: Modeling formalin fixation and histological processing with bovine ribonuclease A: effects of ethanol dehydration on reversal of formaldehyde-induced cross-links. Lab Invest, 2008, 88(7): 785-79. 本图获得 Macmillan Publishers Ltd:[Laboratory investigation] 的授权

或 1 周，再进行 SDS-PAGE 凝胶实验。结果显示，甲醛固定结合乙醇脱水处理的蛋白质交联与仅甲醛处理的样品相似，也呈现高度的交联性（第 4、6 和 8 泳道）。然而，样品在 Tris-SDS 缓冲液中 100℃加热 20 分钟，再 60℃加热 2 小时后，甲醛诱导的分子交联无逆转（第 5、7 和 9 泳道），其中，在总蛋白质中的比例是：26% 为单体，23% 为二聚体，18% 为三聚体，14% 为四聚物，11% 为五聚体，8% 为六聚体。

## 十二、固定和乙醇脱水对蛋白质结构的影响

用 CD 旋光分光法对天然核糖核酸酶 A、甲醛固定的核糖核酸酶 A 和甲醛固定结合乙醇处理的核糖核酸酶 A 的结构特性进行检测。图 12-14 曲线 1 显示，天然核糖核酸酶 A 在 PBS 缓冲液中校正的 CD 远紫外光谱。频谱展示最小的峰值大约为 212nm，伴有一个以大约 220nm 为中心的较宽的似肩部分，这是在 10% 甲醛液中固定 1 周后天然核糖核酸酶 A 的一个典型 α＋β 蛋白质构象 [48]。此图的结果显示，蛋白质的二级结构没有明显改变（曲线 3），本节六也证明了这点。另外，当天然核糖核酸酶 A 与乙醇孵育 1 周，除去乙醇后，可在 PBS 缓冲液中恢复核糖核酸酶 A 的原有结构（曲线 2）。然而，如果甲醛固定的核糖核酸酶 A 与乙醇孵育 1 周后，在 PBS 溶液中水化（曲线 4），则显色带的强度明显降低，且在约 215nm 处出现一个单负峰，这是纯 β 蛋白质构象 [67]。我们也分别观察了天然的、甲醛固定的以及甲醛固定和 80% 乙醇水溶液处理的核糖核酸酶 A 样品的光谱。这三个蛋白质均呈最小的可溶性（数据未显示）。图 12-14B 显示，天然核糖核酸酶 A 经乙醇处理 1 周（曲线 2）或经 10% 甲醛液处理 1 周（曲线 3），与天然核糖核酸酶 A 在 PBS 缓冲液中（曲线 1）相比，在溶剂校正的 CD 近紫外线光谱上无明显差异。然而，甲醛处理的核糖核酸酶 A 经乙醇处理 1 周，再在 PBS 缓冲液中水化，负带强度降低了 60%（曲线 4）。由于这一光谱与熔球蛋白光谱 [49] 相似，这些变化有可能是由蛋白质三级结构的破坏引起。

图 12-14　乙醇对核糖核酸酶 A 结构的影响：0.65mg/ml RNase A 远紫外 CD 光谱（A）和近紫外线 CD 光谱（B）。曲线 1：PBS 缓冲液中的天然核糖核酸酶 A；曲线 2：100% 乙醇孵育 1 周后 PBS 溶液水化的核糖核酸酶 A；曲线 3：10% 甲醛液固定 1 周的核糖核酸酶 A；曲线 4：10% 甲醛液固定、100% 乙醇孵育 1 周后 PBS 溶液水化的核糖核酸酶 A。详见 Fowler 等的文章 [12]。由于未能获得原出版者的授权书，不能复制该图。请读者查阅参考文献 #12

## 十三、乙醇脱水对抗原修复的影响

当乙醇浓度≥80％时，天然的和甲醛固定的核糖核酸酶A都经历了从天然α＋β构象到近乎全部为β构象的结构转变。在高乙醇浓度下，从天然构象过渡到全β构象是大部分可溶性蛋白质的特点[68-70]。它是由乙醇以及相关的乙醇与主肽链的不利反应导致水溶性结构断裂而形成的[71]。在这种情况下，大多数蛋白质形成β-板层来隔绝肽键和溶剂，而非极性侧链暴露于乙醇中[67]。前面核糖核酸酶A的研究显示，二级结构的转变通常伴随着大量三级结构的破坏[72]。这个新蛋白质构象的进一步稳定是通过立体兼容疏水性β-板层形成分子间氢键来维持的[73]并进一步导致蛋白质的广泛聚合[69,74]。这样的β-板层聚合可以应对蛋白质结构的大量改变。除乙醇可介导外，还可以由其他蛋白质介导形成淀粉样纤维结构[68]。因此，我们的研究结果表明，甲醛化合物和交联并不抑制后续乙醇处理的核糖核酸酶A的构象变化。以上结果提示了一个重要的含义，即尽管甲醛导致蛋白质分子内和分子间形成交联，但是，甲醛固定的核糖核酸酶A仍然维持着较高程度的构象灵活性。

本研究描述了蛋白质修复能够逆转天然核糖核酸酶A在乙醇中形成的蛋白质聚集，但是，甲醛固定、乙醇处理的核糖核酸酶A形成的蛋白质聚集只能逆转一部分[12]。对于这个现象存在几种可能的解释。一个可能的解释是：甲醛化合物的形成造成了氨基酸电荷中和，进而增加了蛋白质表面的疏水性，使得蛋白质易于形成聚合结构。我们以前的研究表明，甲醛处理可降低核糖核酸酶A的pI（从9.2~7.4，见本节五）。为了研究这种可能性，Fowler等[12]用50M过量的氰基硼氢化钠处理甲醛固定的核糖核酸酶A溶液。结果表明，在中性pH时，氰基硼氢化钠可以减少各种各样的有机功能基群，包括希夫碱组和羟甲基组[75-77]。SDS-PAGE凝胶实验结果表明，与未经氰基硼氢化钠处理的核糖核酸酶A相比，氰基硼氢化钠处理甲醛固定的核糖核酸酶A后，再孵育乙醇后，核糖核酸酶A分子间交联明显减少，仅有单体、二聚体和三聚体（数据未显示）。在含2％SDS的20mmol Tris-HCl（pH 4）、100℃加热20分钟，再60℃加热2小时，只有蛋白质单体（~99％）被修复。氰基硼氢化钠处理甲醛固定的核糖核酸酶A，可减少甲醛化合物甲基修饰，进而增加蛋白质的疏水性。甲醛固定核糖核酸酶 A 中的单体经氰基硼氢化钠处理后大多数可恢复，这与蛋白质聚合的稳定性主要依赖强疏水键的预测相反。

综上所述，甲醛诱导的核糖核酸酶 A 分子交联在乙醇中很难逆转，主要是因为当它们出现在蛋白质聚合物时，已被隔绝在分子间形成的空间兼容的疏水性 β- 板层内 [12]。这些可能是由于蛋白质内部存在交联重排、潜在甲醛化合物的新交联以及与甲醛反应的氨基酸侧链。后者之所以可能会发生，是因为在 β- 板层共平面方向的侧链可能会提供一个更有利的几何构象，与 α- 螺旋构象相比，更易形成甲醛的交联（实验数据未发表）。用高于其展开的转变温度加热甲醛固定的核糖核酸酶以增加甲醛的分子间交联表明，分子间额外的交联的形成来源于先前隐藏的甲醛化合物亚基团或与甲醛反应的氨基酸侧链 [10]，这个结论获得以前研究成果的进一步支持。另一个有作用的因素是：乙醇的脱水效应，它可通过甲基化合物向活性希夫碱基的媒介转化，此反应涉及水分子的丢失 [25]（见本节二的讨论）。

总之上述的工作表明，乙醇脱水步骤在组织病理 FFPE 组织的复杂的免疫反应性恢复中具有关键作用 [12]。这个发现也被参照于其他使用 FFPE 组织切片的免疫组织化学研究所证实 [23, 78]。此外，这些研究还表明，与乙醇相比，二甲苯和石蜡对免疫反应性而言具有较小的损伤作用。除去甲醛诱导的分子交联，乙醇诱导的蛋白质构象重排也可通过氢键和范德瓦耳斯（Van der Waals）相互作用，形成大量立体兼容的疏水性 β- 板层，稳定蛋白质聚合。这样的 β- 板层需要大量的能量来诱导有效的再水化，以维持在这些板层内的甲醛交联和甲醛修饰后的再生游离蛋白质单体。当使用极其高的温度（≥100℃）[79-80] 或在合适温度下升高流体静力压时 [81]，所需的能量才可能被引入。

## 十四、抗原修复机制的总评论

自 20 余年前抗原修复法创立 [1]，现已经发展为许多不同的技术，涉及一系列化学和物理因素，如加热、离子强度、缓冲液的 pH 值、清洁剂、促溶剂、金属离子、螯合剂、蛋白水解酶、氧化剂和洗涤剂

等 [31-33, 82]。尽管大家已经推荐了几种机制 [33]，但是尚未形成一个共识，即抗原修复法具体是如何工作的，以及为什么会有如此卓越的成效 [83]。至今似乎仍不太可能将其基于一个统一的模式，并将技术步骤确定下来。相反，某些介质可能对所有抗原修复法普遍适用，而另一些则限于特定抗原、抗体和组织的组合。蛋白质甲醛化合物和交联的逆转，几乎从根本上肯定了抗原修复技术是成功的。这一逆转恢复了正常蛋白质的静电荷和去除了抗原抗体结合的立体屏蔽。虽然这也可以缓慢地发生在室温下过量缓冲液中 [38]，但加热作为一种极优的媒介，可提供用化学方法转化这些甲醛修饰物所需的能源。其他介质可能可以协同加热作用，以促进免疫反应性的复原，例如，通过化学的或蛋白质的水解消化 [84-85]，从组织沉淀或扩散蛋白质 [82]，允许抗体更好渗透的组织水化 [12, 85]，去除二价离子复合物 [7, 57]，打通组织内的生理管道 [9, 31]，加热移去残余的石蜡 [86]。

　　下面的一系列事件可形成加热诱导抗原修复法的核心。首先，组织必须重新水化，使甲醛化合物和交联可进入水 [12, 85]。其必要性在于：① 提供水分子参加甲醛修饰的化学逆转；② 允许酸性或碱性催化剂在缓冲液中进入甲醛修饰物；③ 通过水中扩散让抗体进入靶抗原的表位。其次，相当一部分的甲醛化合物和分子交联必须通过化学反应逆转。逆转过程需达到三个重要目标：① 重建原化学成分的抗原表位；② 复原蛋白质的静电荷，特别是在抗原表位；③ 移除阻挡抗体接近靶抗原表位的立体壁垒。如前所述，加热是一个最有效的中介方法，既可驱动化学逆转，也可诱导组织再水化。另外，近期发现的升高静水压力也可起到协同加热的作用 [81]。

　　抗原修复的温度是由天然的抗体抗原相互作用所决定的。对于连续的线性抗原表位，高温（≥100℃）将促进蛋白质变性，这可能是为了便于让它们的抗体接近这些已存在的线性抗原 [20, 87]。组织切片与促溶剂（如尿素或盐酸胍盐）的处理，会通过打断氢键、破坏疏水性和范德瓦耳斯相互作用促进蛋白质变性 [33]。类似的，洗涤剂（如 SDS）可促进蛋白质变性和水化作用，还能促进蛋白质的溶解和除去从组织中扩散出来的蛋白质 [88-90]。相比之下，在缺乏蛋白质变性剂或洗涤剂的情况下，在较低温度（≤60℃）下，加热组织切片对抗体识别抗原表位构象可能会产生极好的效果[10]。

其他抗原修复介质，如二价离子螯合物[7]、甲醛清除剂如柠康酸酐[91]、金属离子1或蛋白水解酶[60]，在某些情况下可以增强抗原修复效果。然而，这些应用程序并不是通用的，在某些案例甚至可能会抑制免疫染色。如上所述，除去立体屏障（即限制抗体与抗原表位结合）的目标是抗原修复的关键组成部分[11, 55-56]。在这种情况下，加热可使交联逆转或蛋白质水解，改良从组织切片扩散出的蛋白质提取，打开组织切片上的生理孔或管道，允许抗体更好地渗入[9, 31]。组织切片内打开孔或管道的生理过程也可解释超声为何也可作为抗原修复法适度成功的方案之一[92]。

成功地应用加热诱导抗原修复法需要调节修复缓冲液的 pH 值。依据免疫染色效果的比较分析研究，石善溶教授等[31, 93]发现了 pH 值的三种模式：① 抗原修复是不依赖于 pH 值的（稳定型）；② 抗原修复的改善随着 pH 值的加大而提升；③ 最佳抗原修复率发生在低或高的 pH 值（V 型）。在另一项研究中，Emoto 和他的同事们[42]证明，他们研究的大多数抗原显示最佳染色时所进行的抗原修复法不是在酸性溶液（∼ pH 3.0）、就是在碱性溶液（∼ pH 9.5）。抗原在碱性溶液（∼ pH9.5）中表现出最佳的复苏状态。他们认为，变性蛋白质在 pH 的两极表现出最大的静电荷，因此，抗原表位的屏蔽是由多肽的疏水引力造成的。支持这个模型的研究发现，当使用高离子强度缓冲液（如氯化钠）实施加热诱导的抗原修复法时，就像多肽通过离子屏蔽时静电斥力的减少，可使免疫组织化学染色强度减少。

然而，通常用于加热诱导抗原修复法的两个有关缓冲液 pH 值的重要副作用常常容易被忽略，这点能够极大地影响 pH 依赖性的组织化学染色的抗原修复。首先，许多缓冲液的 pH 值有着对温度的依赖性，特别是用于加热诱导抗原修复的 Tris-HCl[94-95]。例如，一个缓冲液在室温下，pH 为 6；而在 120℃时，pH 值可降为 3.06（Tris）[94]、5.24（磷酸盐）[96]或 5.69（柠檬酸）[95]。120℃的温度被认为是强热抗原修复[80]，使用微波炉[97]、压力锅[98]或蒸锅[99]时常常达到此温度。第二个问题涉及温度导致蛋白质降解反应，后者可发生在温度≥100℃时[100-102]。在酸性 pH 条件下，降解反应主要是谷氨酰胺或天冬氨酸残基的脱氨作用，天冬氨酸残基羧酸酯端的肽键水解从而形成内部的酸酐[101]。在中性pH条件下，降解反应主要是脱氨基反应和硫醇催化的二硫键交换。在碱性pH条件下，降解反应主要是二硫键交换和胱氨酸残基的β消除反应。我们已经观察到由蛋白质替代组织的模型，天冬氨酸解离反应是发生在加热至80℃～100℃的抗原修复缓冲液（pH 4）[81, 90]。如果抗原表位被包含在其中一个对热不稳定的氨基酸残基，则这种热诱导降解反应会影响抗原恢复的能力。在抗原修复法中，天冬氨酸残基的断裂可带来严重的不良后果，以致影响对散在的抗原多肽片段的提取，造成可以导致抗原表位的丢失。这就可以解释一些属于上升型pH依赖性的抗原，其免疫反应性在经过加热修复后的提高是随着pH值的加大而提升的现象[93]（正如本节七中提到的）。因而，抗原修复法的这一pH值依赖的因素可能由于存在于蛋白质的抗原表位或其附近的某些对于温度不稳定的氨基酸残基而更加复杂化。

　　总之，这些核心组分构成了抗原修复的机制，加热抗原修复法已开始成为免疫组织化学技术的关注焦点。对这些核心成分的深入研究是必需的，只有深入研究才能更好地理解特定组织和抗原抗体配对的多样变异性。这种知识，反过来，将引致抗原修复法改进并克服组织固定的变量影响以及促进临床实验室之间的标准化。

## 十五、生物物理的方法

### （一）差示扫描量热法

　　扫描量热计依据是升温还是降温来测量热流进入（吸热）或流出（放热）一个物质的量。在差示扫描量热法，相对于参照物来测量热流，对于一个蛋白质通常包括用于制备蛋白质溶液的透析缓冲液。在分析一个蛋白质时，差示扫描量热法（DSC）检测热容（Cp）的变化，即从温度诱导蛋白质构象的变化，比如蛋白质结构的展开（蛋白质变性）。在DSC法蛋白质的热容单位被定义为卡路里/（度·摩尔）。蛋白质在展开时，热容曲线可产生一个峰值，与温度是反向的，但在参照的缓冲液中没有相应的热容改变发生。在这个峰下的区域是蛋白质展开的焓值（ΔH），单位为卡路里/摩尔。在蛋白质展开到过渡为天然蛋白质，其与变性蛋白质的状态是处在一个热力动态的平衡。当天然蛋白质与变性蛋白质的量为等量时，这一温度被称为变性转化温度（Td）。一个双态蛋白质展开过渡时（天然蛋白质或展开的蛋白质在此时只有一种形式存在），典型的 Td 温度对应于最大的峰值。蛋白质热变性期间作用于热吸收的因素有：疏水的作用、范德瓦耳斯相互作用、氢键的改变、离子结合的改变和构象熵的改变。蛋白质交联（如二硫键或甲醛交联）需要能量去打断连接，从而也就增加了蛋白质变性的温度。由此，这些因素提供了天然状态的稳定以抵抗增加温度的无序化效应。对于量热法和蛋白质变性的综述可查阅 Splink[103]、Stelea[104] 和 Klink[30] 等人的学术论文。

## （二）循环二色性分光亮度计

循环极向光的特点是由电场矢量决定的，其长度是恒定的，但传播方向的旋转形成不是右手螺旋或左手螺旋。一个光学活性的物质（像蛋白质）在左和右极向光中显示不同的吸收率。这种吸收差异是波长依赖性的，被称为循环二色性（CD）。一种以波长函数测量蛋白质 CD 的仪器称为 CD 分光亮度计。CD 中给出了单位吸收率（$mmol^{-1} \cdot cm^{-1}$）或摩尔椭圆率（度 $\cdot cm^2 \cdot 10^{-1}$）。对于蛋白质，CD 谱通常分为两个区域：远紫外区（170～240nm）和近紫外区（240～350nm）。在远紫外区对蛋白质的二级结构敏感，每个二级结构的元素都有一个独特的远紫外 CD 谱。α- 螺旋构象在 208nm 和 222nm 光谱图中具有强烈的负吸收带以及在 191nm 的强大正吸收带。β- 板层构象只有在 217nm 的中等强度负吸收带和在 195nm 的中等强度正吸收带。一个不规则的螺旋具有在 197nm 的强烈负吸收带。大多数蛋白质包含一个二级构象的结合，形成一个独特的远紫外 CD 谱。数学法可以用来计算一个蛋白质远紫外 CD 谱，给出一个 α- 螺旋、β- 板层和蛋白质构象中随机出现元素的百分比估算。

在近紫外线的区域，主要从酪氨酸的侧链可以间接评估蛋白质的三级结构。这个酪氨酸是对称的，有着非常弱的光学活性。然而，在天然蛋白质，大多数酪氨酸残基将面向一个环境中的空间，但酪氨酸侧链周围的电场梯度是不对称的。这一扭曲了的酪氨酸环的电子位移在近紫外线区形成了一个强烈的负吸收带。当蛋白质由于热变性而展开时，会丢失酪氨酸侧链固定的方向，获得有效地构象自由度，使酪氨酸残基周围的电场梯度处于平均化水平。结果，远紫外 CD 带强度大大减弱。蛋白质的近紫外线 CD 区可被用来区分蛋白质的天然和变性状态。关于蛋白质的 CD 旋光分光法的综述可查阅 Kelly[105]、Price[106] 和 Woody[107] 等人的文献。

Jeffrey T. Mason、Carol B. Fowler 和 Timothy J. O'Leary 著

王筠　李静　颜美玲　周游　黄国韦　顾江 译　李静　黄瑾 校

## 参 考 文 献

[1] Shi SR, Key ME, Kalra KL. Antigen retrieval in formalin-fixed, paraffin-embedded tissues: an enhancement method for immunohistochemical staining based on microwave oven heating of tissue sections. J Histochem Cytochem, 1991, 39(6): 741-748.

[2] Shi SR, Cote RJ, Yang C, et al. Development of an optimal protocol for antigen retrieval: a 'test battery' approach exemplified with reference to the staining of retinoblastoma protein (pRB) in formalin-fixed paraffin sections. J Pathol, 1996, 179(3): 347-352.

[3] Miller RT, Swanson PE, Wick MR. Fixation and epitope retrieval in diagnostic immunohistochemistry: a concise review with practical considerations. Appl Immunohistochem Mol Morphol, 2000, 8(3): 228-235.

[4] Ellis RJ. Macromolecular crowding: obvious but underappreciated. Trends Biochem Sci, 2001, 26(10): 597-604.

[5] Verkman AS. Solute and macromolecule diffusion in cellular aqueous compartments. Trends Biochem Sci, 2002, 27(1): 27-33.

[6] Hopwood D. Microwaves and heat in aldehyde fixation: model experiments with bovine serum albumin. Methods, 1998, 15(2): 119-122.

[7] Morgan JM, Navabi H, Schmid KW, et al. Possible role of tissue-bound calcium ions in citrate-mediated high-temperature antigen retrieval. J Pathol, 1994, 174(4): 301-307.

[8] Shi SR, GU J, Turrens JF, et al. Development of the AR technique: Philosophical and theoretical basis // Shi SR, Gu J, Taylor CR, eds. Antigen retrieval techniques:

immunohistochemistry and molecular morphology. Natick, Massachusetts: Eaton Publishing, 2000.

[9] Mason JT, O'Leary TJ. Effects of formaldehyde fixation on protein secondary structure: a calorimetric and infrared spectroscopic investigation. J Histochem Cytochem, 1991, 39(2): 225-229.

[10] Rait VK, O'Leary TJ, Mason JT. Modeling formalin fixation and antigen retrieval with bovine pancreatic ribonuclease A: I. Structural and functional alterations. Lab Invest, 2004, 84(3): 292-299.

[11] Rait VK, Xu L, O'Leary TJ, et al. Modeling formalin fixation and antigen retrieval with bovine pancreatic RNaseA II. Interrelationship of cross-linking, immunoreactivity, and heat treatment. Lab Invest, 2004, 84(3): 300-306.

[12] Fowler CB, O'Leary TJ, Mason JT. Modeling formalin fixation and histological processing with bovine ribonuclease A: Effects of ethanol dehydration on reversal of formaldehyde-induced cross-links. Lab Invest, 2008, 88(7): 785-791.

[13] Fraenkel-Conrat, Olcott HS. Reaction of formaldehyde with proteins; cross-linking of amino groups with phenol, imidazole, or indole groups. J Biol Chem, 1948, 174(3): 827-843.

[14] Fraenkel-Conrat, Mecham DK. The reaction of formaldehyde with proteins; demonstration of intermolecular cross-linking by means of osmotic pressure measurements. J Biol Chem, 1949, 177(1): 477-486.

[15] Fraenkel-Conrat H, Brandon BA, Olcott HS. The reaction of formaldehyde with proteins. IV. participation in indole groups, Gramicidin. J Biol Chem, 1947, 168(1): 99-118.

[16] Metz B, Kersten GFA, Hoogerhout P, et al. Identification of formaldehyde-induced modifications in proteins: reactions with model peptides. J Biol Chem, 2004, 279(8): 6235-6243.

[17] Metz B, Kersten GFA, Baart GJ, et al. Identification of formaldehyde-induced modifications in proteins: reactions with insulin. Bioconjug Chem, 2006, 17(3): 815-822.

[18] Fowles LF, Beck E, Worrall S, et al. The formation and stability of imidazolidinone adducts from acetaldehyde and model peptides. A kinetic study with implications for protein modification in alcohol abuse. Biochem Pharmacol, 1996, 51(10): 1259-1267.

[19] Kunkel GR, Mehrabian M, Martinson HG. Contact-site cross-linking agents. Mol Cell Biochem, 1981, 34(1): 3-13.

[20] Sompuram SR, Vani K, Messana E, et al. A molecular mechanism of formalin

fixation and antigen retrieval. Am J Clin Pathol, 2004, 121(2): 190-199.

[21] Sompuram SR, Vani K, Hafer LJ, et al. Antibodies immunoreactive with formalin-fixed tissue antigens recognize linear protein epitopes. Am J Clin Pathol, 2006, 125(1): 82-90.

[22] Fox CH, Johnson FB, Whiting J, et al. Formaldehyde fixation. J Histochem Cytochem, 1985, 33(8): 845-853.

[23] Guhl B, Ziak M, Roth J. Unconventional antigen retrieval for carbohydrate and protein antigens. Histochem Cell Biol, 1998, 110(6): 603-611.

[24] Tome D, Naulet N, Martin GJ. Application de la RMN a l'etude des reactions du formaldehyde avec les fonctions aminees de l'alanine et de la lysine en fonction du pH du milieu. J Chim Phys, 1982, 79: 361-368.

[25] Rait VK, Zhang Q, Fabris D, et al. Conversions of formaldehyde-modified 2'-deoxyadenosine 5'-monophosphate in conditions modeling formalin-fixed tissue dehydration. J Histochem Cytochem, 2006, 54(3): 301-310.

[26] Raines RT. Ribonuclease A. Chem Rev, 1998, 98(3): 1045-1066.

[27] Brown LR, Bradbury JH. Proton-magnetic-resonance studies of the lysine residues of ribonuclease A. Eur J Biochem, 1975, 54(1): 219-227.

[28] Yamashita S, Okada Y. Mechanisms of heat-induced antigen retrieval: analyses in vitro employing SDS-PAGE and immunohistochemistry. J Histochem Cytochem, 2005, 53(1): 13-21.

[29] Volkin DB, Klibanov AM. Minimizing protein inactivation//Creighton TE, ed. Protein function: a practical approach.1989; New York, NY: IRL Press.

[30] Klink TA, Woycechowsky KJ, Taylor KM, et al. Contribution of disulfide bonds to the conformational stability and catalytic activity of ribonuclease A. Eur J Biochem, 2000, 267(2): 566-572.

[31] Shi S-R, Cote RJ, Taylor CR. Antigen retrieval immunohistochemistry: past, present, and future. J Histochem Cytochem, 1997, 45(3): 327-343.

[32] Shi S-R, Cote RJ, Taylor CR. Antigen retrieval techniques: current perspectives. J Histochem Cytochem, 2001, 49(8): 931-937.

[33] D'Amico F, Skarmoutsou E, Stivala F. State of the art in antigen retrieval for immunohistochemistry. J Immunol Methods, 2009, 341(1-2): 1-18.

[34] Shi S-R, Cote RJ, Taylor CR. Antigen retrieval immunohistochemistry and molecular morphology in the year 2001. Appl Immunohistochem Mol Morphol, 2001, 9(2): 107-116.

[35] Tanford C, Hauenstein JD. Hydrogen ion equilibria of ribonuclease. J Am Chem Soc, 1956, 78: 5287-5291.

[36] Boenisch T. Formalin-fixed and heat-retrieved tissue antigens: a comparison of their immunoreactivity in experimental antibody diluents. Appl Immunohistochem Mol Morphol, 2001, 9(2): 176-179.

[37] Boenisch T. Heat-induced antigen retrieval: what are we retrieving? J Histochem Cytochem, 2006, 54(9): 961-964.

[38] Boenisch T. Heat-induced antigen retrieval restores electrostatic forces: prolonging the antibody incubation as an alternative. Appl Immunohistochem Mol Morphol, 2002, 10(4): 363-367.

[39] Pearse AGE. Histochemistry: theoretical and applied, 1980, Livingstone, Edinburgh: Churchill.

[40] Puchtler H, Meloan SN. On the chemistry of formaldehyde fixation and its effects on immunohistochemical reactions. Histochem, 1985, 82(3): 201-204.

[41] Elias JM. Immunohistopathology: a practical approach to diagnosis. 1990, Chicago: ASCP Press.

[42] Emoto K, Yamashita S, Okada Y. Mechanisms of heat-induced antigen retrieval: does pH or ionic strength of the solution play a role for refolding antigens? J Histochem Cytochem, 2005, 53(11): 1311-1321.

[43] van Oss CJ, Absolom DR. Nature and thermodynamics of antigen-antibody interactions// Atassi MZ, van Oss CJ, Absalom DR, eds. Molecular Immunology, 1984, New York: Marcel Decker.

[44] Wlodawer A, Bott R, Sjölin L. The refined crystal structure of ribonuclease A at 2.0 Å resolution. J Biol Chem, 1982, 257(3): 1325-1332.

[45] Navon A, Ittah V, Laity JH, et al. Local and long-range interactions in the thermal unfolding transition of bovine pancreatic ribonuclease A. Biochemistry, 2001, 40(1): 93-104.

[46] Woody RW, Dunker AK. Aromatic and cysteine sidechain circular dichroism in proteins// GD Fasman, ed. Circular dichroism and the conformational analysis of biomolecules, 1996, New York: Plenum Press.

[47] Katakura Y, Kumamoto T, Iwai Y, et al. Fluorescence polarization study of a salt bridge between a single-chain Fv and its antigen ribonuclease A. Mol Immunol, 1997, 34(10): 731-734.

[48] Kelly SM, Jess TJ, Price NC. How to study proteins by circular dichroism. Biochem Biophys Acta, 2005, 1751(2): 119-139.

[49] Peng Z, Kim PS. A protein dissection study of a molten globule. Biochem, 1994, 33(8): 2136-2141.

[50] Brown D, Lyndon J, Tilley SA, et al. Antigen retrieval in cryostat tissue sections

and cultured cells by treatment with sodium dodecyl sulfate (SDS). Histochem Cell Biol, 1996, 105(4): 261-267.

[51] Yasuda K, Yamashita S, Aiso S, et al. Immunohistochemical study of gamma-glutamyl transpeptidase with monocloncal antibodies. I. Preparation and characterization of monoclonal antibodies to gamma-glutamyl transpeptidase. Acta Histochem Cytochem, 1986, 19: 589-592.

[52] Kakimoto K, Takekoshi S, Miyajima K, et al. Hypothesis for the mechanism for heat-induced antigen retrieval occurring on fresh frozen sections without formalin-fixation in immunohistochemistry. J Mol Histol, 2008, 39(4): 389-399.

[53] Taylor CR, Shi S-R, Chen C, et al. Comparative study of antigen retrieval heating methods: microwave, microwave and pressure cooker, autoclave, and steamer. Biotech Histochem, 1996, 71(5): 263-270.

[54] Crook EM, Mathias AP, Rabin BR. Spectrophotometric assay of bovine pancreatic ribonuclease by the use of cytidine 2', 3'-phosphate. Biochem J, 1960, 74: 234-238.

[55] Bell PB, Jr., Rundquist I, Svensson I, et al. Formaldehyde sensitivity of a GFAP epitope, removed by extraction of the cytoskeleton with high salt. J Histochem Cytochem, 1987, 35(12): 1375-1380.

[56] Montero C. The antigen-antibody reaction in immunohistochemistry. J Histochem Cytochem, 2003, 51(1): 1-4.

[57] Morgan JM, Navabi H, Jasani B. Role of calcium chelation in high-temperature antigen retrieval at different pH values. J Pathol, 1997, 182(2): 233-237.

[58] Yamashita S, Okada Y. Application of heat-induced antigen retrieval to aldehyde-fixed fresh frozen sections. J Histochem Cytochem, 2005, 53(11): 1421-1432.

[59] Shi SR, Cote RJ, Hawes D, et al. Calcium-induced modification of protein conformation demonstrated by immunohistochemistry: What is the signal? J Histochem Cytochem, 1999, 47(4): 463-470.

[60] Ward JM, Erexson CR, Faucette LJ, et al. Immunohistochemical markers for the rodent immune system. Toxicol Pathol, 2006, 34(5): 616-630.

[61] Pileri SA, Roncador G, Ceccarelli C, et al. Antigen retrieval techniques in immunohistochemistry: comparison of different methods. J Pathol, 1997, 183(1): 116-123.

[62] van Hecke D. Routine immunohistochemical staining today: choices to make, challanges to take. J Histotechnol, 2002, 25: 45-47.

[63] Holm R, Farrants GW, Nesland JM, et al. Ultrastructural and electron immunohistochemical features of medullary thyroid carcinoma. Virchows Arch A Pathol Anat Histopathol, 1989, 414(5): 375-384.

[64] Shi SR, Cote C, Kalra KL, et al. A technique for retrieving antigens in formalin-fixed, routinely acid-decalcified, celloidin-embedded human temporal bone sections for immunohistochemistry. J Histochem Cytochem, 1992, 40(6): 787-792.

[65] Shi SR, Liu C, Taylor CR. Standardization of immunohistochemistry for formalin-fixed, paraffin-embedded tissue sections based on the antigen-retrieval technique: from experiments to hypothesis. J Histochem Cytochem, 2007, 55(2): 105-109.

[66] Bratthauer GL. Processing of tissue specimens. Methods Mol Biol, 1999, 115: 77-84.

[67] Cao A, Hu D, Lai L. Formation of amyloid fibrils from fully reduced hen egg white lysozyme. Protein Sci, 2004, 13(2): 319-324.

[68] Dobson CM. Protein misfolding, evolution, and disease. Trends in Biochem Sci, 1999, 24(9): 329-332.

[69] Tanaka S, Oda Y, Ataka M, et al. Denaturation and aggregation of hen egg lysozyme in aqueous ethanol solution studies by dynamic light scattering. Biopolymers, 2001, 59(5): 370-379.

[70] Yan YB, Zhang J, He HW, et al. Oligomerization and aggregation of bovine pancreatic ribonuclease A: characteristic events observed by FTIR spectroscopy. Biophysical J, 2006, 90(7): 2525-2533.

[71] Pace CN, Trevino S, Prabhakaran E, et al. Protein structure, stability and solubility in water and other solvents. Philosophical Transactions of the Royal Society B: Biol Sci, 2004, 359: 1225-1235.

[72] Kamatari YO, Konno T, Kataoka M, et al. The methanol-induced transition and the expanded helical conformation in hen lysozyme. Protein Sci, 1998, 7(3): 681-688.

[73] Herskovits TT, Jaullet H. On the structural stability and solvent denaturation of proteins. J Biol Chem, 1970, 245: 2588-2598.

[74] Goda S, Takano K, Yamagata Y, et al. Amyloid protofilament formation of hen egg lysozyme in highly concentrated ethanol solution. Protein Sci 9:369-375.

[75] Watkins NG, Thorpe SR, Baynes JW Glycation of amino groups in protein. Studies on the specificity of modification of RNase by glucose. J Biol Chem, 1985, 260(19): 10629-10636.

[76] Mason JR, Leong FC, Plaxco KW, et al. Two-step covalent modification of proteins. Selective labeling of Schiff base-forming sites and selective blockade of the sense of smell in vivo. J Am Chem Soc, 1985, 107: 6075-6084.

[77] Borch RF, Bernstein MD, Durst HD. Cyanohydridoborate anion as a selective reducing agent. J Am Chem Soc, 1971, 93: 2897-2904.

[78] Stein H, Gatter K, Asbahr H, et al. Use of freeze-dried paraffin-embedded sections

for immunohistologic staining with monoclonal antibodies. Lab Invest, 1985, 52(6): 676-683.

[79] Shi SR, Cote RJ, Taylor CR. Antigen retrieval techniques: current perspectives. J Histochem Cytochem, 2001, 49(8): 931-937.

[80] Leong AS, Lee ES, Yin H, et al. Superheating antigen retrieval. Appl Immunohistochem Mol Morphol, 2002, 10(3): 263-268.

[81] Fowler CB, Cunningham RE, Waybright TJ, et al. Elevated hydrostatic pressure promotes protein recovery from formalin-fixed, paraffin-embedded tissue surrogates. Lab Invest, 2008, 88(2): 185-195.

[82] Leong TY, Leong AS, How does antigen retrieval work? Adv Anat Pathol, 2007, 14(2): 129-131.

[83] Gown AM. Unmasking the mysteries of antigen or epitope retrieval and formalin fixation. Am J Clin Pathol, 2004, 121(2): 172-174.

[84] Rojo F, Tabernero J, Albanell J, et al. Pharmacodynamic studies of gefitinib in tumor biopsy specimens from patients with advanced gastric carcinoma. J Clin Oncol, 2006, 24(26): 4309-4316.

[85] Suurmeijer AJ, Boon ME. Notes on the application of microwaves for antigen retrieval in paraffin and plastic tissue sections. Eur J Morphol, 1993, 31(1-2): 144-150.

[86] Gown A, Weaver ND, Battifora H. Microwave-based antigenic unmasking: a revolutionary new technique for routine immunohistochemistry. Appl Immunohistochem, 1993, 1: 256-266.

[87] Sompuram SR, Vani K, Bogen SA. A molecular model of antigen retrieval using a peptide array. Am J Clin Pathol, 2006, 125(1): 91-98.

[88] Robinson JM, Vandre DD. Antigen retrieval in cells and tissues: enhancement with sodium dodecyl sulfate. Histochem Cell Biol, 2001, 116(2): 119-130.

[89] Shi S-R, Liu C, Balgley BM, et al. Protein extraction from formalin-fixed, paraffin-embedded tissue sections: quality evaluation by mass spectrometry. J Histochem Cytochem, 2006, 54(6): 739-743.

[90] Fowler CB, Cunningham RE, O'Leary TJ, et al. "Tissue surrogates" as a model for archival formalin-fixed paraffin-embedded tissues. Lab Invest, 2007, 87: 836-846.

[91] Namimatsu S, Ghazizadeh M, Sugisaki Y. Reversing the effects of formalin fixation with citraconic anhydride and heat: a universal antigen retrieval method. J Histochem Cytochem, 2005, 53(1): 3-11.

[92] Podkletnova I, Alho H. Ultrasound-amplified immunohistochemistry. J Histochem Cytochem, 1993, 41(1): 51-56.

[93] Shi SR, Imam SA, Young L, et al. Antigen retrieval immunohistochemistry under the influence of pH using monoclonal antibodies. J Histochem Cytochem, 1995, 43(2): 193-201.

[94] Good NE, Winget GD, Winter W, et al. Hydrogen ion buffers for biological research. Biochem, 1966, 5(2): 467-477.

[95] Novalic S, Jagschits F, Okwor J, et al. Behavior of citric acid during electrodialysis. J Membrane Sci, 1995, 108: 201-205.

[96] Reijenga JC, Gagliardi LG, Kenndler E. Temperature dependence of acidity constants, a tool to affect separation selectivity in capillary electrophoresis. J Chromatogr A, 2007, 1155(2): 142-145.

[97] Shin RW, Iwaki T, Kitamoto T, et al. Hydrated autoclave pretreatment enhances tau immunoreactivity in formalin-fixed normal and Alzheimer's disease brain tissues. Lab Invest, 1991, 64(5): 693-702.

[98] Igarashi H, Sugimura H, Maruyama K, et al. Alteration of immunoreactivity by hydrated autoclaving, microwave treatment, and simple heating of paraffin-embedded tissue sections. APMIS, 1994, 102(4): 295-307.

[99] Suurmeijer AJH, Boon ME. Optimizing keratin and vimentin retrieval in formalin-fixed, paraffin-embedded tissue with the use of heat and metal salts. Appl Immunohistochem, 1993, 31: 144-146.

[100] Tomizawa H, Yamada H, Imoto T. The mechanism of irreversible inactivation of lysozyme at pH 4 and 100 degrees C. Biochemistry, 1994, 33(44): 13032-13037.

[101] Zale SE, Klibanov AM. Why does ribonuclease irreversibly inactivate at high temperatures? Biochem, 1986, 25(19): 5432-5444.

[102] Joshi AB, Sawai M, Kearney WR, et al. Studies on the mechanism of aspartic acid cleavage and glutamine deamidation in the acidic degradation of glucagon. J Pharm Sci, 2005, 94(9): 1912-1927.

[103] Spink CH. Differential scanning calorimetry. Methods Cell Biol, 2008, 84: 115-141.

[104] Stelea SD, Pancoska P, Benight AS, et al. Thermal unfolding of ribonuclease A in phosphate at neutral pH: Deviations from the two-state model. Protein Sci. 2001; 10(5): 970-978.

[105] Kelly SM, Jess TJ, Price, NC: How to study proteins by circulardichroism. Biochem Biophys Act, 2005, 1751(2): 119-139.

[106] Kelly SM, Price NC. The use of circular dichroism in the investigation of protein

structure and function. Curr Protein Pept Sci, 2000, 1(4): 349-384.

[107]　Woody RW. Circular dichroism. Methods Enzymol, 1995, 246: 34-71.

# 第二节　线性抗原表位的修复模型

## 一、介绍

从病理技术员或外科病理学家的眼光来看，甲醛固定组织标本的技术手段就像一把双刃剑。甲醛（10% 甲醛溶液）是常规病理诊断所用组织样本的经典固定剂；然而，其缺点是若处理不当，会对免疫组织化学和原位杂交的信号检测产生损害作用。甲醛固定可引发甲醛反应导致组织蛋白质发生一系列变化，最终可造成蛋白质发生分子间交联[1-4]。特殊的蛋白质交联取决于氨基酸侧链参与的种类。这种蛋白质的交联可导致蛋白质变性、免疫反应活性降低或丢失。

过去的经验证明，甲醛固定组织样本并不适于蛋白质的免疫组织化学检测，当然也有极少数例外。但是，现在这个问题已被石善溶教授等科学家解决了。他们发现，煮沸后的组织可以复原许多抗原的免疫反应性（即抗原修复）[5]。尔后，抗原修复技术与组织病理学的综合应用极大地促进了免疫组织化学法在临床上的适用范围。目前用于免疫组织化学法的绝大多数组织样本都需经过抗原修复处理。

甲醛固定的组织切片经过加热能够修复其抗原免疫活性。从概念上讲，这一发现是惊人的且有悖常理的。就像我们煮一个鸡蛋，蛋白质暴露于高温下可以发生不可逆转的变性，其免疫活性也会随之减弱。然而，加热抗原修复这一现象却刚好与之相反。其中一个机制的解释是：高温可以逆转由甲醛介导所形成的蛋白质分子的交联，即甲醛介导的蛋白质分子交联在抗原修复中可被打断，使抗原重新暴露[1,6-12]。但是，过热或高温可导致蛋白质的高度变性，对于在如此剧烈的处理后蛋白质是如何恢复其天然构象并恢复其免疫活性的，目前尚不清楚。

本文的重点在于：通过多肽抗原表位模型系统研究甲醛固定。过去的研究证实[2-4]，甲醛可以导致很多不同类型的蛋白质的化学反应。

然而，从诊断实用的角度来看，我们把重点集中在研究甲醛固定导致抗原免疫反应性丢失，再经过抗原修复使抗原活性恢复的相关化学反应机制。多肽抗原表位的模型系统将阐明甲醛固定和抗原修复是如何影响抗体与它们相应的抗原表位的结合能力的。本研究的独特之处在于：更多地关注多肽抗原表位，而非细胞、组织切片或全部的蛋白质。此项抗原聚焦研究是破译抗原修复机制的一种简易方法。

## 二、多肽芯片实验模型

免疫染色系统的模型应用较短的合成肽（约 20 个氨基酸单位）作为染色靶标[13-15]，每种多肽模拟或本身就是与特定抗体结合的位点（抗原表位），如雌激素受体（ER）、孕激素受体（PR）、Ki67、p53 以及 HER-2。一些抗原表位的鉴定是应用随机多肽库噬菌体展示（通过 M13 噬菌体表达，一种从数十亿可能的随机多肽中挑选的与抗体具有最大亲和力的最佳多肽抗体组合展示技术）。通过这种技术选出来的靶肽（抗原表位）具有与抗体最佳的亲和性。将某些与天然序列精确匹配的、研究使用的多肽，点状共价附着到玻片上，再将玻片浸入无关的蛋白质溶液（如牛的 γ 球蛋白）中，以封闭玻片表面残留的其他反应位点。然后，将附着肽点的玻片进行免疫组织化学染色。与切片免疫组织化学反应一样，首先用一抗与靶肽共孵育。经实验试剂的不断洗涤，玻片上的特异性反应肽点显色。不同种类的肽点附着于玻片，排成阵列，以便于不同抗原和实验条件下进行实验。在玻片上 3mm 直径靶多肽抗原位点之外，设立无关肽类或蛋白质作为阴性对照。

## 三、易受甲醛固定影响的多肽

第一组实验的目的在于检验多肽的抗原表位是否能用甲醛固定？以及是否会导致免疫反应性丢失？由于靶肽抗原对甲醛固定的敏感性取决于氨基酸的组成，实验的第一步是鉴定多肽是否可以模拟以下单克隆抗体：p53（DO7）、HER-2（9C2）、ER（1D5）、PR（636）和 Ki67（MIB-1）。每种肽点黏附于玻片上，其直径为 3mm，一式两份。

肽点暴露于甲醛后，用适当的抗体进行免疫染色。如在组织切片中一样，肽点经免疫组织化学染色后显示为褐色。实验结果见图 12-15（染色后肽点的拼接扫描图）。

图 12-15 最左栏显示的是经甲醛固定前的免疫组织化学染色肽点的扫描图。染色点证明，每种肽（p53、HER-2、ER、PR）均与其抗体结合；图 12-15 中间栏显示的是使用甲醛固定后染色肽点的扫描图。与抗体 p53（D07）和 HER-2（9C2）匹配的多肽并未着色，这表明，甲醛固定可使某些肽以某种方式变性，并且导致其免疫反应性丢失；图 12-15 右栏显示模拟组织的抗原修复过程，可发现这些因甲醛固定失活的肽在抗原修复后其免疫反应性逆转，且其与抗体的结合能力恢复，使肽点的染色重现。对于 ER 和 PR 肽类，甲醛固定对其免疫反应活性没有影响，即使浸入甲醛中过夜（中间栏），这些肽依然可以与其抗体结合，它们的免疫反应性仍旧很强。

了解多肽的氨基酸组成后可知，甲醛固定导致靶肽免疫反应性的丢失很可能与某种特殊氨基酸的存在有关（见图 12-16）。在图 12-16 中，每个氨基酸都有一个特定的标准字母代码，分析氨基酸序列可揭示一种能发现多肽对甲醛固定易感的模式。此图揭示，在与抗体结合位点上有酪氨酸（Y）和序列内的其他位置有精氨酸（R）的一类多肽，对甲醛固定非常敏感，经过甲醛处理后极容易丢失其免疫活性。而没有这两种结构的肽类，经过甲醛固定后其免疫反应活性常常不受影响。由此可知，酪氨酸（Y）和精氨酸（R）是对甲醛敏感的关键表位，这类氨基酸与甲醛反应之后所产生的 Mannich 缩合反应对于这些特别的抗体表位可能具有作用。

这些研究结果的可能性的解释是：固定于玻片上的肽点能形成甲

图 12-15 经免疫组织化学染色后的肽点扫描剪接图，分析抗体克隆，包括：DO7（p53）、9C2（HER-2）、1D5（ER）和 636（PR）。肽点一式两份定点在玻片上，且彼此相邻。左栏：未固定的样本，显示染色后的肽点，位点并不固定，作为一个基线对照；中间栏：经甲醛固定但没有进行抗原修复的肽点，p53 和 HER-2 的多肽失去免疫反应性，而 ER 和 PR 的肽仍可具有免疫反应性；右栏：经过甲醛固定且抗原修复后的肽点。由于未能获得原出版者的授权书，不能复制该图。请读者查阅参考文献 #16

图 12-16 显示多肽氨基酸序列中，只有氨基酸残基能与甲醛起反应。在肽类，它们是一致的，都是始于氨基末端的第一个氨基酸。与甲醛不起反应的氨基酸则未显示此特征，除了一些位于特定位置上的氨基酸。有下划线的氨基酸残基是抗原表位或至少是其中的一部分，氨基酸字母的代码如下：R（精氨酸），Y（酪氨酸），N（天门冬氨酸），H（组氨酸），Q（谷氨酸），S（丝氨酸）。那些在抗原表位有酪氨酸以及在其他位置有精氨酸的多肽，经过甲醛固定后会失去其免疫反应活性（被称为"易感组"）。由于未能获得原出版者的授权书，该图不能复制。请读者查阅参考文献 #16

醛诱导的蛋白质分子交联，如图 12-17 所示。从概念上讲，一个圆圈代表了一个氨基酸，包含一个酪氨酸（Y）和一个精氨酸（R），位于抗原表位。阴影处的氨基酸代表抗原表位。图示的重点是，甲醛诱导的交联可能占据了另一个邻近且靠近靶肽段的抗原表位的空间位置，

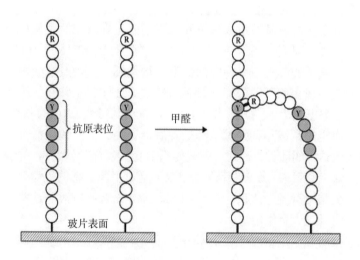

图 12-17 与甲醛产生化学反应前（左图）、后（右图）的两组肽的示意图。圆圈代表氨基酸。在这个特定的肽中，酪氨酸（Y）位于抗原决定基上（带阴影的圆圈），精氨酸（R）位于多肽中的其他位置。由于 Mannich 缩合反应，甲醛反应导致两个氨基酸残基之间形成一个共价键（如右图所示）。新生成的共价键阻止了抗体与左图抗原的结合。本图来自原作者 Bogen 和 Sompuram 的未发表资料，首次见于 Shi S-R, Taylor CR. Antigen retrieval immunohistochemistry based research and diagnostics. Hoboken, New Jersey: John Wiley & Sons, 2010. 已经获得授权复制本图

从而阻止了抗体与抗原的结合。这便可解释为何经过甲醛固定之后，靶肽会失去其免疫活性。抗原修复可能打破了酪氨酸 - 精氨酸的交联，本质上是干扰原子的空间排列。另外，也可能是在单一的肽酪氨酸 - 精氨酸交联形式中建立了一个笼状结构，扭曲或阻断了抗原表位。无论哪种方式，甲醛固定的结果是改变了某些抗原表位，防止其直接与特异性抗体结合。

这些初步的发现并不能排除组织蛋白质之间可能因甲醛诱导而发生的其他化学反应。很显然，第一组模型并非旨在检测赖氨酸残基的作用。在甲醛存在的情况下，赖氨酸具有与其他氨基酸反应并形成各种不同类型的交联的倾向。因此，在与甲醛的反应中，赖氨酸很可能也发挥了很重要的作用。事实上，由于技术上的原因，在初步的研究中会有目的性地排除那些带有赖氨酸残基的肽类。为探测赖氨酸残基在抗原修复中的重要性，我们应用了另外一种替代方法。

为了研究赖氨酸残基在甲醛固定所致蛋白质变性的易感性中所起的作用，我们对由氨基酸组成的各种对单克隆抗体具有免疫反应性的多肽进行了研究。我们对每一种经过甲醛固定而失去免疫反应性的肽段进行了评估，以找出甲醛敏感性与多肽氨基酸组成之间的对应关系。评估方法的第一步是：从单克隆抗体的组合化学肽库中进行生物淘选，对与抗体结合的肽类进行甲醛固定敏感性的测试，从而分别选出保持和不保持免疫反应性的两类肽。接着对这两类肽进行测序，找出具有甲醛敏感性与不具有甲醛敏感性的肽段之间的差别。其目的在于：发现是否有一种特定氨基酸，存在于甲醛易感性的抗原表位上而不存在于甲醛耐受性的抗原表位上，反之亦然。这种评估方法的优势在于：其仅建立在开放性的大量海选的基础之上，并不排除任何种类的氨基酸。

图 12-18 显示了与指定单克隆抗体结合的靶肽中所含的赖氨酸残基百分比。肽段经噬菌体展示组合化学肽库所进行的生物筛选而被分离出来，根据甲醛易感性（免疫反应性是否丢失）进行分组。抗原表位可分为线性表位和空间表位，而免疫组织化学抗体结合的是线性抗原表位。

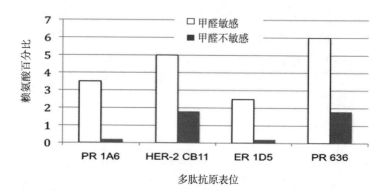

图 12-18　显示氨基酸分析的重大发现。我们对 4 个单独的抗体克隆进行了研究( 包括孕激素受体：1A6 和 636 ；HER-2 受体：CB11 ；雌激素受体：1D5 )，每个抗体进行了多达 50 个不同多肽的测序。尽管它们的氨基酸序列不同，但每种靶肽均能结合同源的抗体。抗原表位的变体通常被称为 "模拟表位"。经过肽类测序后，我们发现，赖氨酸是唯一一种始终对甲醛敏感的氨基酸 [18]。与甲醛耐受相比，甲醛易感的肽段中所含的赖氨酸含量更多。这一发现与分子交联是导致靶蛋白质失去免疫反应性的重要原因的观点也是一致的。此外，这些交联反应也包括了赖氨酸 ε 氨基在内的化学反应。本图来源于原作者 Bogen 和 Sompuram 未发表的资料，首次见于 Shi S-R, Taylor CR. Antigen retrieval immunohistochemistry based research and diagnostics. Hoboken, New Jersey: John Wiley & Sons, 2010. 已获得授权复制此图

## 四、免疫组织化学抗体与线性抗原表位结合

抗原表位被分为线型或构象型。线性抗原表位由约 5 ~ 7 个氨基酸连续延伸组成。在与抗体结合的非共价键相互作用中，尽管其他氨基酸也可能会提供额外的能量,但绝大多数是由这 5 ~ 7 个氨基酸提供的。另一方面，构象依赖性（或称不连续性）抗原表位是由彼此有一定距离的、分散的、以小组形式存在的氨基酸通过蛋白质折叠而积聚构成的。人们普遍认为，绝大多数针对常规蛋白质抗原免疫反应产生的抗体是空间依赖性的 [19-20]。

临床免疫组织化学中所用的单克隆抗体通常是特定的、仅对典型免疫反应具有代表性的抗体。人们选择这些抗体是因为它们即使经过甲醛固定和抗原修复之后，仍具有与抗原结合的能力。通过分析目前

被广泛用于临床免疫组织化学的、针对 9 个抗原表位（包括：人类雌激素受体、孕激素受体、人表皮生长因子受体 2 型和 Ki-67 等）的抗体可知，这些用于甲醛固定组织的单克隆抗体有一个显著特点，即与其结合的表位均为线性表位。换句话说，这 9 个单克隆抗体相应的多肽抗原表位均衍生于天然蛋白质中所含有的连续的氨基酸[15]。我们通过对多肽抗原表位的一系列实验试图阐明，线性表位有利于抗原修复后免疫活性恢复的机制。

## 五、了解抗原表位的毗邻蛋白质是抗原修复的重要环节

为了模拟甲醛固定和抗原修复对抗体免疫反应性所起的作用，我们使用了一族衍生于天然蛋白质精确序列的肽抗原表位阵列。在这组实验中，初步实验结果与图 12-15 一致，但在加入毗邻蛋白质因素之后，其结果又有了新的变化。

图 12-19 A 栏显示基线水平的肽抗原表位与抗体的结合能力。之前的实验已证实，每种抗体仅能与其特定肽结合，而不与其他肽结合[15]。玻片上着色点的颜色深浅是免疫反应的强弱表现。每一行包含不同肽和抗体的组合，左边显示的仅为对照。在图 12-19 顶端 A 列中的肽没有经过任何方式的处理。

与图 12-15 的早期发现相似，不是所有的肽经甲醛固定后都会失去免疫反应。在此例中，甲醛固定后，PR（1A6）丧失了部分免疫反应性；Ki-67（MIB-1）丧失了全部免疫反应性（图 12-19B 栏）。芯片

图 12-19　译者注：所有 7 个抗体经过甲醛固定后，除了 MIB-1 外，均能够保存抗原性而呈现阳性免疫染色结果。然而，经过加上酪蛋白孵育后，再经过甲醛固定，所有的 7 个抗体染色均变成阴性。但是，应用加热抗原修复处理后，全部 7 个抗体染色又转变成阳性。固定、蛋白质交联和抗原修复处理对肽芯片免疫染色的影响。每行有一个不同的靶肽；抗体免疫反应显示在左边；A 栏代表基线水平，没有任何方式的处理；B 栏代表经甲醛固定过夜后每种肽的免疫反应；C 栏代表肽芯片经过不相干的蛋白质（酪蛋白）包被，结合甲醛固定过夜的免疫反应；D 栏代表肽经过与 C 栏相同的处理后，再经抗原修复的免疫反应。由于未能获得原出版者的授权书，本图不能复制。请读者查阅参考文献 #15

中的其他肽点并没有失去免疫反应活性（图 12-19B 栏）。某些肽段失去其免疫反应性的原因已经在本章第 2 节三中讨论。保留免疫反应性的多肽可能是因为它们的长度较短且氨基酸残基数量有限，于是在甲醛诱导下不易形成交联。

由于各种肽段的氨基酸组成不同，所以 Ki-67（MIB-1）和 PR（636）的肽段对甲醛固定处理较敏感并不奇怪。Ki67（MIB-1）是唯——个在抗原表位仅有一个赖氨酸的多肽抗原，这使甲醛在其赖氨酸的 ε 氨基群更加容易诱导交联形成。这种交联能够改变结合后的分子大小，使靶肽更难与抗体结合。PR（1A6）的多肽虽然缺乏赖氨酸，但对甲醛中度易感。在本组多肽中，它是唯一一个抗原表位包含有一个酪氨酸，且酪氨酸邻近有一个精氨酸的多肽。如先前本章第 2 节三中所描述，这种结合的氨基酸能够在甲醛固定时产生一种交联，即通过曼尼希反应与邻近肽段的交联。

实际上，大多数抗原表位在暴露于甲醛后并没有失去其免疫反应的活性，这证明了除抗原表位之外，还有一些其他东西也同样重要。这些多肽通常只是大分子蛋白质的一部分，存在于蛋白质之中，故每个细胞中可混有成千上万的各种类型的肽段。

用一种稀释的蛋白质液（如 0.2% 的酪蛋白），浸润附有肽段的玻片。玻片上的其他蛋白质可被激活。在初始阶段，这种酪蛋白与芯片肽点表面的非共价物理作用非常弱。然而，芯片肽点在 37℃用甲醛蒸汽熏蒸过夜，甲醛蒸汽比甲醛液体更能保留多肽芯片表面的酪蛋白。甲醛交联需要数小时，如果玻片浸泡于甲醛液体而非甲醛蒸汽中，其表面酪蛋白将会在自身产生交联之前被液体冲洗掉。其他蛋白质（如酪蛋白）的多肽交联使该蛋白质完全失去了免疫反应活性（图 12-19C 栏）。如果多肽芯片在与一个不相干的蛋白质交联之后，进行抗原修复处理其免疫反应活性也可以恢复（图 12-19D 栏）。因此，C 栏仅表示抗原修复前的固定组织，D 栏仅表示抗原修复后的固定组织。

这些结果表明，甲醛固定导致的抗原免疫反应性降低涉及蛋白质的交联反应。靶肽第一个氨基酸位于或靠近抗原表位，第二个氨基酸可以在同一个蛋白质上或在相邻的其他蛋白质上。甲醛处理可以引发各种不同的化学反应，不考虑甲醛诱导产生分子交联反应的具体细节，其共同的特征是：空间干扰可阻碍特异性抗体识别相应的抗原表位。

## 六、需要线性抗原表位的抗原修复模型

上述结果表明，抗原需要修复的一个原因是：甲醛固定导致蛋白质/多肽高度变性；而抗原修复法可修复抗体相应的抗原表位的免疫活性。在组织切片中，甲醛固定可使相邻的蛋白质间产生分子交联；有的是抗原表位交联，有的是抗原表位邻近位点的交联，这都对抗体与抗原的结合造成空间的干扰。抗原修复使交联的分子内部和分子间水解分裂，解离在空间上妨碍抗体结合的蛋白质分子结构。由于抗原表位是线性的且不依赖于蛋白质构象，尽管抗原修复能使其变性，它的免疫活性仍会保留下来。蛋白质重新折叠成天然构象，并不影响线性的抗原表位。

图 12-20 阐明了多肽芯片的免疫组织化学染色时组成的序列。氨基酸以环形表示。每个多肽由一串氨基酸组成，它们的一端以共价键形成黏附在玻片上。在最上面有"A. 天然条件"标签的一组是多肽含有抗体所识别的抗原表位（带阴影的圆圈）。这幅图也阐明了，抗体能够识别一个线性抗原表位，如由 5～7 个氨基酸连续序列组成的抗原表位。尽管这个模型是针对多肽芯片设计的，但在外科组织活检标本中也有类似的情况。在组织切片中，正常细胞内有着许多相邻的蛋白质，而肽抗原表位仅是其中一个蛋白质的一部分。

参照 2006 年美国临床病理学会的文献 [15] 所做的修改，图 12-20 图示了应用多肽芯片的免疫组织化学染色时组成事件的发生顺序，对甲醛固定和抗原修复后免疫活性的消失和随后的复原做出了以下解释。

图 12-20 的中部，标有"B. 甲醛固定"。这组多肽经甲醛固定后，与邻近不相关蛋白质发生交联。不相关的蛋白质产生的交联（如酪蛋白）能够阻碍抗体接近线性抗原表位，从而使多肽失去免疫反应性。交联

图 12-20 **示意图说明甲醛固定失去抗原的免疫反应性以及经过抗原修复处理后可以恢复免疫反应性。**由于未能获得原出版者的授权书，本图不能复制。请读者查阅参考文献 #15

反应可以发生在任何有甲醛活性的氨基酸侧链。各种甲醛诱发的交联反应均可能发生。阻断抗原表位的有关化学反应很可能取决于抗原表位附近有哪种甲醛活性的氨基酸。在细胞和组织类似条件下，甲醛诱发的蛋白质交联导致蛋白质自身或与其邻近的其他蛋白质形成交联。

甲醛的化学反应可能不会导致显著的蛋白质变性。近期一个关于核糖核酸酶 A 的研究表明，甲醛处理并不能显著改变蛋白质二级结构 [21-22]。虽然甲醛处理可能会诱发蛋白质二级结构的微小变化，然而，从本质上说，α 螺旋和 β 折叠却未受损伤。因此，合理的假设是：每个抗原修复法的煮沸处理可显著改变蛋白质的二级结构。

图 12-20C（最下面一行）阐述了肽抗原表位芯片中抗原修复的可能结果。抗原修复打破了甲醛诱发的蛋白质交联键，从而解除了交联在空间上对肽抗原表位的影响。重新暴露的多肽抗原表位使免疫反应性恢复。在组织切片中，抗原修复的温度（若使用高压锅则接近 120℃）超过大多数蛋白质的变性温度。因此，二级结构发生不可逆的改变。无论是否失去二级结构，抗原修复均有利于重新暴露蛋白质的线性抗原表位。由于抗原表位是线性的，因此，抗体与抗原的结合不依赖于二级（或更高级别）结构，也不会被抗原修复法的加热所破坏。

## 七、模型评估

任意一个体外模型是否合理在于它是否能够精确地反映真实的过程。肽抗原表位这个模型的优点在于：显微玻片上肽点矩阵的多态性与天然蛋白质的抗原表位极其相似。因此，甲醛诱导的这类靶肽在抗原表位或其邻近部位发生的化学反应，应与其在组织样本中相似。该模型的另一个优势是，它用了很多张多肽芯片，因此，它的数据可以全面地解释甲醛固定后抗原反应性的丢失以及抗原修复后抗原反应性的恢复（图 12-19）。尽管如此，我们的数据并不能证明该模型能准确地代表组织标本中的甲醛反应。例如，我们的数据不能排除其他因素引起的空间位阻的干扰。

抗原修复的另一种假说是，阻碍与抗体结合的空间干扰是通过与邻近羟甲基、羧基、磷酰基形成钙离子化合物所致 [8, 23]。最初提出这个概念是因为，在观察中发现，对于一些抗体，如果抗原修复的缓冲液中包含钙离子螯合剂（如柠檬酸或 EDTA），则抗原修复的效果会更好。根据这个新结果的推理，钙离子的笼形复合物很可能会影响到抗原表位的空间位阻，而在抗原修复液中的螯合钙可以破坏这些络合物，从而重建免疫反应。

与甲醛固定中不添加二价阳离子的缓冲液一样，肽抗原表位模型系统中也不要求螯合反应。在组织切片中，仅有螯合反应而无高温的抗原修复则无修复效果。另一方面，无螯合反应有高温加热的抗原修复通常是有效的，即使这种加热并不是最理想的状态。该现象表明，甲醛诱导蛋白质交联（即亚甲基桥）的逆转需要抗原修复来重新恢复抗原的免疫反应性。Yamashita 和 Okada 通过使用甲醛固定的体外模型（用完整的蛋白质，而不是肽段）也得出了相似的结论 [24]。

## 八、异质性抗原修复反应

自石善溶教授等最初创立抗原修复法后 [5]，众多的研究者应用了许多不同的单克隆抗体优化抗原修复法 [25-27]。这些被检测的变量包括：pH 值、温度和加热方式、摩尔浓度、螯合作用和某种金属离子的存在与否。结果显示，抗体和蛋白质不同，所需的抗原修复的最佳条件也不同。取代加热处理，仅用蛋白酶分解，一些蛋白质的抗原反应性也可恢复。这使抗原修复的机制更加复杂。在本章中，应用模型系统的观察表明，蛋白质交联具有异质性。它们之间的共同点可能都是与抗体结合的空间位阻受到干扰，但参与反应的氨基酸仍可以发生逆转改变。我们知道，组织切片浸泡于甲醛后，大量的氨基酸参与蛋白质交联反应，包括精氨酸、半胱氨酸、组氨酸、赖氨酸、色氨酸、络氨酸、丝氨酸、天门冬酰胺酸和谷氨酸 [1-4, 28]，而在抗原表位上或其附近的氨基酸发生的交联反应很可能会影响该表位的免疫反应性。因此，抗原修复的最佳条件是不同的，这取决于蛋白质交联逆转的化学反应的不同要求。但是，对于一个模型系统来说，最佳抗原修复条件的变异性，尤其涉及线性抗原表位，应该是一致的。

本组抗原表位中，甲醛固定与抗原修复的速度存在显著的差异，提示交联反应的异质性。靶肽抗原表位是短链的多肽（大约 20 个氨基酸），这限制了可以发生交联反应的可能范围，因为每种肽只有 1～3 个甲醛反应的氨基酸。图 12-21 举例说明了在甲醛固定过程中靶肽抗原表位之间的动力学变化。例如，孕激素受体（1A6）抗原表位肽在两个小时内就失去了所有的免疫反应。由于该反应发生在一个平面的玻片上，因此，此模型系统与甲醛渗透无关。交联反应的动力学可以完全归因于甲醛本身的反应速率。与 PR（1A6）抗原表位快速失去免疫反应性不同，肽抗原 PR（1294）在相同时间点几乎保留了所有的免疫反应性。最后，所有的肽抗原表位需经 16 个小时的甲醛作用才失去免疫反应性。因此，对于抗原修复来说，同样的变异是实际存在的（图 12-22）。抗原修复后第一个恢复免疫反应性的抗原肽所需甲醛固定的时间通常最长。这些发现表明，精确的氨基酸组合以及甲醛易感氨基酸之间的空间关系是影响抗体与抗原表位结合的重要决定因素，进而影响抗原修复的最佳条件。这种解释与实验观测一致，即精氨酸、酪氨酸和赖氨酸的酸性氨基酸残基与甲醛的反应较强，而天冬酰胺、谷氨酰胺和组氨酸残基与甲醛的反应则较弱[29]。

## 九、总结

抗原修复可以通过一个模型来系统阐述。在临床免疫组织化学中，与抗体发生特异性反应的抗原表位通常是线性的。9 个单克隆抗体的

**图 12-21 甲醛固定时间与免疫组织化学的染色强度的关系。**三次重复测量样本免疫染色的强度，其变异系数几乎都小于 10%（结果未在此显示）。染色强度是 1～256 个级别的平均像素强度单位。ER（1D5）、ER（2-123）、PR（636）、PR（1294）和 Ki-67（MIB-1）（DakoCytomation、Carpinteria、CA）；PR（1A6）和 HER-2（CB11）（Vision Biosystems, Norwell, MA）。ER：雌激素受体；PR：孕激素受体。由于未能获得原出版者的授权书，不能复制该图。请读者查阅参考文献 #15

**图 12-22 免疫组织化学染色的程度与抗原恢复法时间长短的相关性。**所有数值均为三次重复测量的平均值。图的最右侧为对照组，即未经甲醛固定的多肽芯片的免疫染色强度。由于未能获得原出版者的授权书，不能复制该图。请读者查阅参考文献 #15

抗原表位的图谱支持这一观点。在每个实例中，结合抗体的氨基酸位点来自于天然蛋白质序列，且该氨基酸序列是连续的。该模型提示，识别不连续的抗原表位的抗体不适用于 FFPE 的组织样品。与别的实验不同，这项研究是用高度相似的还原方法，不使用组织、细胞或蛋白质，而是通过合成多肽来研究甲醛固定和抗原修复的效应。该模型的多肽抗原表位能够模拟甲醛固定后免疫反应失活的过程。这种实验结果证明，大多数的多肽抗原表位经甲醛处理后并没有失去免疫反应。然而，当加入一个不相关的蛋白质后，这些多肽会失去免疫反应活性。因为甲醛诱导蛋白质交联形成可阻断靶肽的抗原表位，经抗原修复后又可以恢复其免疫反应性。抗原表位的精确氨基酸组成决定了抗原修复过程所需的精确修复条件。因此，这是一个非常重要的决定因素。

Steven A. Bogen 和 Seshi R. Sompuram 著

王筠　苏敏　田东萍　黄琼漪　顾江 译　李静　黄瑾 校

## 参 考 文 献

[1] Shi SR, Gu J, Turrens JF, et al. Development of the AR technique: philosophical and theoretical basis // Shi SR, Gu J, Taylor CR, eds. Antigen retrieval techniques: immunohistochemistry and molecular morphology. Natick, Massachusetts: Eaton Publishing, 2000, 17-40.

[2] Fraenkel-Conrat H, Brandon B, Olcott H. The reaction of formaldehyde with proteins. IV. Participation of indole groups. Gramicidin. J Biol Chem, 1947, 168(1): 99-118.

[3] Fraenkel-Conrat H, Olcott H. Reaction of formaldehyde with proteins. VI. Crosslinking of amino groups with phenol, imidazole, or indole groups. J Biol Chem., 1948, 174(3): 827-843.

[4] Fraenkel-Conrat H, Olcott H. The reaction of formaldehyde with proteins. V. Crosslinking between amino and primary amide or guanidyl groups. J Am Chem Soc, 1948, 70(8): 2673-2684.

[5] Shi S, Key M, Kalra K. Antigen retrieval in formalin-fixed, paraffin-embedded tissues: an enhancement method for immunohistochemical staining based on microwave oven heating of tissue sections. J Histochem Cytochem, 1991, 39(6):

741-748.

[6] Gown A, Wever Nd, Battifora H. Microwave-based antigenic unmasking. A revolutionary new technique for routine immunohistochemistry. Appl Immunohistochem, 1993, 1: 256-266.

[7] Suurmeijer A, Boon M: Notes on the application of microwaves for antigen retrieval in paraffin and plastic tissue sections. Eur J Morphol, 1993, 31(1-2): 144-150.

[8] Morgan J, Navabi H, Schimid K, et al. Possible role of tissue-bound calcium ions in citrate-mediated high-temperature antigen retrieval. J Pathol, 1994, 174(4): 301-307.

[9] Leong T, Leong A. How does antigen retrieval work? [Review]. Adv Anat Pathol, 2007, 14(2): 129-131.

[10] Yamashita S. Heat-induced antigen retrieval: mechanisms and application to histochemistry. [Review]. Prog Histochem Cytochem, 2007, 41(3): 141-200.

[11] Boenisch T. Heat-induced antigen retrieval: what are we retrieving? [Review]. J Histochem Cytochem, 2006, 54(9): 961-964.

[12] Dapson R. Macromolecular changes caused by formalin fixation and antigen retrieval. Biotech Histochem, 2007, 82(3): 133-140.

[13] Sompuram S, Vani K, Ramanathan H, et al. Synthetic peptides identified from phage-displayed combinatorial libraries as immunodiagnostic assay surrogate quality control targets. Clin Chem, 2002, 48(3): 410-420.

[14] Sompuram S, Vani K, Zhang K, et al. A novel quality control slide for quantitative immunohistochemistry testing. J Histochem Cytochem, 2002, 50(11): 1425-1434.

[15] Sompuram S, Vani K, Bogen S. A molecular model of antigen retrieval using a peptide array. Amer. J Clin Pathol, 2006, 125(1): 91-98.

[16] Sompuram S, Vani K, Messana E, Bogen S. A molecular mechanism of formalin-fixation and antigen retrieval. Amer. J Clin Pathol, 2004, 121(2): 190-199.

[17] Hua C, Langlet C, Buferne M, et al. Selective destruction by formaldehyde fixation of an H-2Kb serological determinant involving lysine 89 without loss of T-cell reactivity. Immunogenetics, 1985, 21(3): 227-234.

[18] Vani K, Bogen S, Sompuram S. A high throughput combinatorial library technique for identifying formalin-sensitive epitopes. J Immunol Meth, 2006, 317(1-2): 80-89.

[19] Kuby J. Immunology, 2nd ed. New York, N.Y: W.H. Freeman & Co, 1994, 92-96.

[20] Huebner J. "Antibody-Antigen Interactions and measurements of immunologic reactions" // Pier GB, Lyczak JB, Wetzler LM, ed al. Immunology, infection, &

immunity, 1st ed. Washington D.C. American Society for Microbiology, 2004, 209-210.

[21] Rait V, O' Leary T, Mason J. Modelling formalin fixation and antigen retrieval with bovine pancreatic ribonuclease A: I. Structural and functional alterations. Lab Invest, 2004, 84(3): 292-299.

[22] Rait V, Xu L, O' Leary T, Mason J. Modelling formalin fixation and antigen retreival with bovine pancreatic RNase A: II. Interrelationship of cross-linking, immunoreactivity, and heat treatment. Lab Invest, 2004, 84(3): 300-306.

[23] Morgan J, Navabi H, Jasani B. Role of calcium chelation in high-temperature antigen retrieval at different pH values. J Pathol, 1997, 182(2): 233-237.

[24] Yamashita S, Okada Y. Mechanisms of Heat-induced Antigen Retrieval: Analyses In vitro employing SDS-PAGE and immunohistochemistry. J Histochem Cytochem, 2005, 53(1): 13-21.

[25] Hsi E. A practical approach for evaluating new Antibodies in the clinical immunohistochemistry laboratory. Arch Pathol Lab Med, 2001, 125(2): 289-294.

[26] Pileri S, Roncador G, Ceccarelli C, et al. Antigen retrieval techniques in immunohistochemistry: comparison of different methods. J Pathol, 1997, 183(1): 116-123.

[27] Ramos-Vara J, Beissenherz M. Optimization of immunohistochemical methods using two different antigen retrieval methods on formalin-fixed, paraffin-embedded tissues: experience with 63 markers. J Vet Diagn Invest, 2000, 12(4): 307-311.

[28] D' Amico F, Skarmoutsou E, Stivala F. State of the art in antigen retrieval for immunohistochemistry. J Immunol Meth, 2000, 341(1-2): 1-18.

[29] Metz B, Kersten G, Baart G, et al. Identification of formaldehyde-induced modifications in proteins: reactions with insulin. Bioconjug Chem, 2006, 17(3): 815-822.

## 利益冲突声明

作者声明，多肽甲醛固定的专利及其相关的专利应用现已转到 ThermoFisher 公司。

## 致谢

作者特别致谢美国国立卫生研究院对此研究的经费资助（NIH基金 CA106847 和 CA094557）。

# 第三节 抗原修复溶液的 pH 值或离子强度：热处理时影响蛋白质再折叠的潜在作用

## 一、介绍

组织经 FFPE 后其形态不仅能完好地保存，且易于长期储存。在病理和外科活检时，常以这种方式收集保存标本。因此，FFPE 标本在组织学研究中应用广泛。FFPE 的制备方法是：组织经甲醛固定，梯度乙醇脱水，二甲苯透明，55℃~60℃浸润石蜡并用石蜡包埋。经甲醛固定后，在蛋白质的氨基端会加上羟甲基团，RNA 和单链 DNA 与蛋白质交联形成亚甲基桥。Mason 和 O'Leary（1991 年）发现，甲醛固定后的蛋白质仍能保留其二级结构，但由于戊二醛的强固定效应，固定后可造成蛋白质 α- 螺旋结构的 30% 丢失[1]。Fowler 等（2008 年）的进一步研究发现，甲醛固定后的蛋白质经酒乙醇脱水后造成 β- 板层折叠重排，严重破坏了蛋白质的二级和三级结构，从而也影响了分子内和分子间的分子交联[2]。由于蛋白质集中在细胞器和胞质，FFPE 组织经过脱水、包埋时受热等处理，与冰冻切片相比，FFPE 组织中的蛋白质可能已经发生高度交联和变性。

因此，早期广泛认为，FFPE 组织不适用于酶组织化学和免疫组织化学。于是，一系列抗原修复方法应运而生，包括加热、酶消化和蛋白质变性剂处理等。1991 年，石善溶教授等发现，有些抗原在加热后能恢复抗原性[3]。自从他的发现被推广以来，加热抗原修复（heat-induced antigen retrieval, HIAR）已经成为一项常用的免疫组织化学技术[4-8]。研究者为了揭示抗原修复的机制，对不同抗原加热的修复条件进行了诸多尝试，如加热设备、温度、抗原修复液的种类、pH 值和其他添加剂等。最近的研究发现，加热抗原修复对甲醛固定过的冷冻切片[9] 和化学试剂固定过的组织同样有效[7, 10]，并且还可以应用于包埋前或包埋后免疫电镜的方法中[8, 11-12]。

尽管抗原修复技术（包括加热抗原修复）的详细机制至今仍不完全清楚，但近二十年的研究还是揭示了不少加热抗原修复的基本作用机制。本节将回顾加热抗原修复中用到的抗原修复液的 pH 值、离子浓度的影响，以及加热抗原修复可能的机制和其他相关的抗原修复技术。

## 二、pH 值的影响

最初加热和金属离子浓度曾经被认为是加热抗原修复的重要因素，因此，检测添加剂和金属离子浓度的研究也曾经报告过它的有效性[3, 13-14]。但是，随后的研究揭示了加热才是抗原修复的最主要因素，同时也证明了修复液的 pH 值在加热抗原修复中的重要性。

### （一）在 FFPE 切片中加热抗原修复的 pH 依赖性

多数研究表明，加热抗原修复的效率与抗原修复液的 pH 值密切相关。1995 年，石善溶教授最早系统性地研究了抗原修复液的 pH 值对加热抗原修复效果的影响。他们应用 9 种单克隆抗体研究了在抗原修复时，pH 值对以下 9 种抗原的影响：3 个核抗原 [ 包括增殖细胞核抗原（proliferating cell nuclear antigen, PCNA）、雌激素受体（estrogen receptor, ER）]、3 个细胞质抗原 [ 包括神经元特异性烯醇化酶（NSE）] 和 3 个细胞表面抗原。根据对 pH 值的敏感性将 9 种抗体分为三类：A 型（5 种抗体），在不同的 pH 值中差别不大，从 pH 3.0 ~ 6.0 染色强度稍有降低；B 型（2 种抗体），从 pH 3.0 ~ 6.0 染色强度明显降低；C 类（2 种抗体），染色强度随着 pH 值的上升而逐渐增加。基于这些发现，他们推荐使用碱性抗原修复液进行加热抗原修复。

2004 年，Kim 等应用 29 种临床常用于诊断的单克隆抗体观察分析了当抗原修复液 pH 为 2.0 ~ 9.5 时的免疫染色不同效果。他们发现，有 3 种抗体表现为 A 型，4 种抗体为 B 型，2 种抗体为 C 型，其他抗体不在这三种分类内。当抗原修复液为 50mmol 硼酸盐缓冲液（pH 8.0）或 50mmol Tris-HCl 缓冲液（TB）（pH 9.5）时，大多数抗体能够产生最强的免疫染色。他们还发现，50mmol Glycine-HCl 缓冲液（pH 2.0）尽管会破坏组织结构，尤其是破坏上皮细胞的细胞核，但对抗原修复仍有很好的效果[16-17]。

2005 年，Emoto 应用 17 种不同的抗体对小鼠和人的 FFPE 组织切片进行了研究，重新检查了 pH 值依赖性的加热抗原修复法所致细胞核、胞质、细胞膜和细胞外基质上抗原的免疫组织化学染色强度的变化，并展示了两种受 pH 值影响的加热抗原修复的免疫组织化学染色模式[17]，即 4% 多聚甲醛和 10% 甲醛固定的组织，切片脱蜡后在 pH 为 3.0 ~ 10.5 不等的缓冲液中高压修复 10 分钟的表现。大多数抗体（13 种）表现为第一种模式，即不依赖于抗原蛋白质的等电点（pI）和抗原位置；也就是说，它们无论在酸性缓冲液（20mmol glycine-HCl buffer, pH 3.0）还是在碱性缓冲液（20mmol TB、pH 9.0 和 pH 10.5）中加热，均可产生免疫阳性信号（图 12-23）。这种加热抗原修复的模式与石善溶教授分类中的 B 型是一致的[15]。其中有 4 种抗体表现为第二种显色模式，即在碱性 TB（pH 9.0 和 pH 10.5）缓冲液中有较强的免疫染色（图 12-23）。这与石善溶教授报道的 C 型一致[15]。当抗血清稀释 5000 倍时，α 淀粉酶的免疫染色强度不依赖于 pH 而变化[18]。当抗血清稀释至 50 000 倍时，则表现为 B 类显色模式[17]。如果在免疫组织化学中，所用的抗体高倍稀释后再用，正如石善溶教授所发现的，则 A 类型接近 B 类型的表达模式[15]。以上结果如表 12-1 所示。

另外，其他几位研究者也发现了类似的结果。如 1997 年，Pileri 等比较了三种抗原修复液，发现 1mmol EDTA-NaOH 液（pH 8.0）的染色效果最好，其次是 100mmol MTB（pH 8.0），而 10mmol 柠檬酸缓冲液（CB）（pH 6.0）的效果最差[7]。61 种抗体中有 55 种在加热修复后产生阳性反应，在这 55 种抗体中有 53 种用 1mmol EDTA-NaOH（pH 8.0）的修复效果均优于用 10mmol CB（pH 6.0）的效果。1995 年，Imam 等比较了含 0.01%EDTA 的 50mmol glycine-HCl（pH 3.6）和 100mmol CB（pH 6.0）的两种修复液[19]。其中 6 种核抗原（包括 AnR、ERα 和 Ki-67）、2 种胞质抗原和 3 种细胞表面抗原，经过 EDTA、glycine-HCl（pH 3.6）液加热修复获得的免疫染色优于 CB（pH 6.0）液修复所得的结果。但对 vimentin 和其他 2 种细胞表面抗原，CB 液则表现出优势。1998 年，Ferrier 等报道了组织型纤维蛋白溶酶原激活剂和组织型纤维蛋白溶酶原抑制剂的免疫染色，只有在抗原修

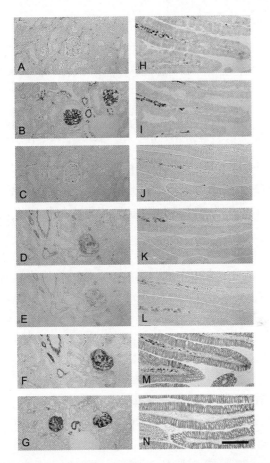

**图 12-23　pH 依赖性的抗原修复。** 小鼠组织于 4% 多聚甲醛中固定 24 小时，切片 120 ℃ 高压 10 分钟，于 20mmol 甘氨酸 - 盐酸缓冲液（pH 3.0）（B 和 I）；20mmol 柠檬酸盐缓冲液（CB）（pH 4.5）（C 和 J）；20mmol CB（pH 6.0）（D 和 K）；20mmol Tris 盐酸缓冲液（TB）（pH 7.5）（E 和 L）；20mmol TB（pH 9.0）（F 和 M）；20mmol TB（pH 10.5）（G 和 N）。以无高压处理的切片作为对照（A 和 H）。Claudin-5 表达于肾的肾小球和微动脉，在远端肾小管的连接区也有微弱的表达（a-g）。Claudin-5 的强阳性出现在 pH 3.0、pH 9.0 或 pH 10.5，这与石善溶教授分类的 B 型（V 字型）是一致的[15]。E-cadherin 经 pH 9.0 或 pH 10.5 抗原修复，在小肠的上皮细胞侧膜的连接区有强阳性表达，这与石善溶教授报道的 C 类也是一致的（上升型）[15]。放大指标＝100μm。本图来自原作者 Yamashita 的未发表资料，首次见于 Shi S-R, Taylor CR. Antigen retrieval immunohistochemistry based research and diagnostics. Hoboken, New Jersey: John Wiley & Sons, 2010. 已经获得授权复制此图

### 表 12-1 加热抗原修复的 pH 依赖性

注：小鼠组织于 10% 甲醛中固定 24 小时，雌激素受体（ER）、孕激素受体（PR）、p300 和甾体激素受体共活化剂 -1（SRC-1）均在子宫表达；ER-β 和雄激素受体（AnR）分别在卵巢和附睾表达；糖皮质激素受体（GR）和纤维连接蛋白在肝表达；增殖细胞核抗原（PCNA）、β-actin、tubulin、GFAP、溶菌酶和 E-cadherin 在小肠表达；Claudin-5 和层粘连蛋白在肾表达；淀粉酶在胰腺表达。免疫染色评分如下：＋＋＋，强阳性；＋＋，中等阳性；＋，弱阳性；±，可疑阳性；－，阴性。pIs：抗原蛋白质的等电点，a：在一些提取了核成分的细胞中免疫染色降低。（译者注：此表比较了 10 种抗原在不加热以及在不同酸碱度修复条件下的免疫组织化学染色结果。由于未能获得原出版者的授权书，不能复制该表。请读者查阅参考文献 #18）

复液 pH 2.5 或 pH 10.0 时表现为阳性[20]。1997 年，Evers 和 Uylings 等推荐，神经抗原修复时，TB 的 pH 值可为 9.0～9.5[21]。Pileri[7] 和 Imam[19] 等报道的螯合剂 EDTA 在抗原修复中的作用将在本节第四部分中有所讨论。

上述结果都清楚地显示了，尽管检测中用的加热设备、温度、加热时间和缓冲液浓度有所不同，酸性或碱性的抗原修复液对大多数抗原都是有效的。简单利用 pH 值来评价抗原修复液是很困难的，因为单一的缓冲系统不能覆盖所有的 pH 值。因此，不同化合物组成的缓冲系统必须先检测加热抗原修复的 pH 值效果。不同的化学组成和缓冲能力可能会影响加热抗原修复的染色结果。例如，对大多数抗原而言，中性 pH 左右，CB 液在产生的免疫反应强于 TB 液。由于 pH 值受温度影响，pH 值一般在室温下制备缓冲液调节，但到高温下 pH 值会有所变化。石善溶教授等利用三种不同缓冲能力的缓冲液检测了 9 种抗原在不同化学组分中的作用，如二乙基巴比土酸钠 -HCl、磷酸盐枸橼酸钠和二甲基乙二肟酸 -NaOH，显示了相似的 pH 依赖性模式[15]。这些结果提示，抗原修复液的 pH 值比其中的化学成分更重要。

### （二）中性 pH 的柠康酸酐溶液在加热抗原修复中的应用

2005 年，Namimatsu 等报道，中性柠康酸酐溶液可作为通用的抗原修复液[21]。他们比较了 0.05% 柠康酸酐溶液（pH 7.4）和 50mmol CB（pH 6.0）的修复效果；由于不同的加热设备、加热时间和方法，这两种溶液很难衡量比较。他们在脱蜡后的切片上分别给予两种修复方式，一是柠康酸酐溶液（pH 7.4），加热至 98℃，45 分钟；二是 CB（pH 6.0），微波加热 10 分钟。其中 62 种抗体在前者中免疫染色较强，有 10 种抗体在加热和不加热的柠康酸酐溶液中染色效果相似。柠康酸酐溶液改变了赖氨酸残基的 ε- 氨基团，在中性的蛋白质上加入大量的负电荷，从而导致蛋白质构象改变 [23]，而在其他抗原修复液中，其中的化学成分是不会与大分子形成化学连接的。

### （三）pH 依赖的加热抗原修复率

2005 年，Yamashita 和 Okada 发现，在加热修复液中发生的阳性免疫反应是可逆的，可通过在另外一种不同 pH 值的溶液中的再次加热来实现 [18]。标本在 4% 多聚甲醛中固定 6 小时（表 11-3）与在 10% 甲醛中固定 24 小时（图 12-2）效果相似。10 种抗原中有 9 种在 20mmol TB（pH 9.0）的免疫染色比在 20mmol TB（pH 6.0）强，这 9 种抗原分别是 ERα、ERβ、AnR、GR、p300、SRC-1、β-actin、fibronectin 和 laminin。只有抗淀粉酶抗体 5000 倍稀释时，表现为不依赖 pH 值的相似的免疫阳性（表 12-2）。在 pH 9.0 的抗原修复液中阳性的免疫染色，当换到第二个 pH 6.0 的抗原液中加热后，显色明显减弱，再换到第三个抗原修复液 pH 9.0 加热时，显色强度又恢复了（图 12-24）。这些结果显示，在 pH 依赖的加热抗原修复中，抗原或抗原表位的降解与否不重要，pH 值才是最重要的，酸性或碱性溶液可暴露抗原表位，从而与抗体直接反应。

### （四）pH 对甲醛处理蛋白质的作用

如前所述，抗原修复的效率高度依赖于 pH 值。2005 年，Yamashita 和 Okada 等对 5 个纯化的蛋白质进行甲醛固定，随后在不同的 pH 抗原修复液中加热，再利用 SDS-PAGE（SDS- 聚丙烯酰胺凝胶电泳，是衡量蛋白质分子量大小最常用的生化技术 [24]）检测这些现象是否与 pH 值影响甲醛诱导的分子交联有关 [18]。由于甲醛处理可在蛋白质分子内部和分子间形成交联，进而形成聚合的蛋白质寡聚物，会阻碍蛋白质分子在 SDS 中的伸展，因此变性的蛋白质比天然蛋白质电泳速度快（产生一些很小的可视分子团块），故应用 SDS-PAGE 能发现两者差异（图 12-25，泳道 2）18，25，26。而甲醛固定过的蛋白质在不同 pH 值（pH 3.0、pH 6.0、pH 7.5 或 pH 9.0）的 10mmol TB 中加热

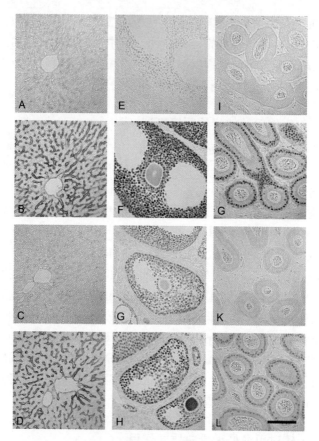

**图 12-24　pH 在免疫反应逆转中的作用。**小鼠组织经 10% 中性甲醛固定 24 小时后石蜡包埋。Fibronectin 和 ER-β 分别表达于肝（A~D）和卵巢（E~H），AnR 表达于附睾（I~L）。未加热修复的切片上抗原的分布（A、E 和 I），切片第一次在 20mmol TB（pH 9.0）中煮沸 20 分钟的染色效果（B、F 和 J），第二次在 20mmol TB pH 6.0）中煮沸 15 分钟的染色效果（C、G 和 K）。第三次在 20mmol TB（pH 9.0）煮沸 15 分钟的染色效果（D、H 和 L）。Fibronectin 位于窦状隙，ER-β 位于颗粒细胞的细胞核，AnR 位于附睾导管上皮细胞的细胞核。在第一次 pH 9.0 加热修复时，增加了抗原的免疫反应；在第二次 pH 6.0 时，免疫反应性明显降低，在第三次重新回到 pH 9.0 时，免疫反应又得到了恢复。放大指标 Bar ＝ 100μm。本图来自原作者 Yamashita 的未发表资料，首次见于 Shi S-R, Taylor CR. Antigen retrieval immunohistochemistry based research and diagnostics. Hoboken, New Jersey: John Wiley & Sons, 2010. 已经获得授权复制此图

**表 12-2  加热抗原修复的 pH 依赖性：免疫反应的可逆性**

注：小鼠组织在 4% 多聚甲醛固定 6 小时，石蜡包埋。切片抗原修复是在 20mmol Tris-HCl 缓冲液（TB）、pH 6.0 或 pH 9.0 煮沸 10 分钟，冷却后切片在去离子水中短暂冲洗，再换到另外一种缓冲液。另外，一些标本先置于 pH 9.0，后置于 pH 6.0，各加热 5 分钟；或先在 pH 9.0 中，再换到 pH 6.0，最后又放回 pH 9.0，各加热 5 分钟。各抗原的表达分布详见表 12-2。免疫染色评分：＋＋＋，强阳性；＋＋，中等阳性；＋，弱阳性；±，可疑阳性；-，阴性。译者注：此表比较了 10 种抗原在不加热以及在不同酸碱度修复条件下的免疫组织化学染色结果。由于未能获得原出版者的授权书，不能复制该表。请读者查阅参考文献 #9

至 100℃，5 分钟，对分子交联的剪切效率是相似的（图 12-25）。然而，当蛋白质过度加热，如 120℃高压 10 分钟，pH 值接近各自的等电点时，它们在 37℃ SDS 溶液中有形成不溶蛋白质沉淀的趋势（图 12-25）。

当甲醛固定的蛋白质在相同 pH 值的不同缓冲液中加热时，产生的效果是相似的。如 20mmol CB（pH 6.0）、20mmol Phosphate buffer（PB）（pH 6.0） 或 20mmol TB（pH 6.0）；20mmol CB（pH 7.5） 或 20mmol PB（pH 7.5）；20mmol TB（pH 9.0）或 20mmol PB（pH 9.0）。选择与蛋白质等电点接近的 pH 值加热，亚甲基桥的被剪切的效率在不同溶液中基本相同。

1999 年，Masuda 等利用飞行时间质谱仪显示，甲醛固定过的 RNA 在含 1mmol EDTA 的 10mmol TB（pH 7.0）中 70℃加热 1 小时后，大部分甲基团和亚甲基桥已被去除[27]。加热能切断 FFPE 组织蛋白质的分子交联，通过 SDS-PAGE、蛋白质印迹分析和质谱能分析出 FFPE 组织中蛋白质的溶解度，然而，想从未经加热的切片中提取蛋白质却非常困难[18, 28-29]。

## 三、离子强度的效应

抗原修复液的离子强度对加热抗原修复的效率非常重要。Yamashita 和助手利用三种不同 pH 值缓冲系统研究了离子强度在加热抗原修复中的作用。FFPE 样本分别置于 20mmol TB（pH 9.0）、50mmol 柠康酐溶液（pH 7.4）和 10mmol CB（pH 6.0）溶液中，其中含有浓度分别为 0、50、100 和 200mmol 的 NaCl，120℃高压，10 分钟处理后，再分别与 10 种抗体（ERα、AnR、PCNA、VEGF、β-catenin、claudin-5、Tom20、fibronectin 和 laminin）进行免疫反应，所有的抗

图 12-25 加热和 pH 对甲醛固定蛋白质的作用。用 10mg/ml 的下列蛋白质：（A）牛血清白蛋白（bovine serum albumin, BSA）、（B）卵清蛋白（ovalbumin, OA）和（C）大豆胰蛋白酶抑制剂（soybean trypsin inhibitor, STI）水溶液，再与溶解在 0.2M 磷酸盐缓冲液（pH 7.2）中的 8% 甲醛等体积混合，室温放置 25 小时。另一个蛋白质（D）蛋白溶菌酶（lysozyme, LY）与甲醛溶液共孵育 30 分钟。经透析，所有蛋白质经过水浴煮沸 5 分钟（泳道 3 ~ 5）或 30 分钟（泳道 6 ~ 8），120℃高压 10 分钟（泳道 9 ~ 11），在 10mmol TB 修复液中分别在 pH 3.0（泳道 3、6 和 9）、pH 6.0（泳道 4、7 和 10）和 pH 9.0（泳道 5、8 和 11）中修复处理，随后在 4 倍体积的丙酮中沉淀。析出的蛋白质继续在含 β-巯基乙醇的溶液中 37℃孵育 1 小时，蛋白质溶解后进行 SDS-PAGE 胶分析。BSA 和 OA 分别在 7.5% 和 10% 胶上电泳分离。TI 和 LY 在 12.5% 胶上分离。每块胶的泳道 1 是未经甲醛固定的天然蛋白质，泳道 2 是甲醛固定蛋白质但未经加热修复。A：m，天然单体（66kD）；d，双聚体（132kD）；t，三聚体（198kD）。B：m，天然单体（42.5kD）；d，双聚体（85kD）；t，三聚体（127.5kD）。C：m，天然单体（20kD）；d，双聚体（40kD）；t，三聚体（60kD）。D：m，天然单体（14kD）；d，双聚体（28kD）；t，三聚体（42kD）。各蛋白质的等电点分别为：BSA，5.6；OA，5.2；TI，4.6；LY，9.7。由于未能获得原出版者的授权书，不能复制该图。请读者查阅参考文献 #18

体在不含 NaCl 的溶液中均有强阳性染色 [17]。随着 NaCl 浓度增加，染色密度下降（表 12-3，图 12-26）。这一现象既不依赖于 pH 值，也不依赖于抗原蛋白质的等电点和抗原的胞内分布，多克隆抗体和单克隆抗体结果相同。另一方面，当切片经 TB（pH 10.5）处理后，所有的抗体在含 NaCl 的缓冲液中免疫染色强度均大于不含 NaCl 缓冲液的（包括 ERα、AnR、GR、β-actin、tubulin、claudin-5、fibronectin 和 laminin），另有 5 种抗体在 NaCl 浓度为 25 ~ 50mmol 时免疫染色最强。

Yamashita 等进一步检测了在含 200mmol NaCl 的 20mmol TB（pH 9.0）中获得的免疫染色能否在不含 NaCl 的 20mmol TB（pH 9.0）中得到逆转。在含有 200mmol NaCl 的 TB 中高压 10 分钟，随后在 95℃ ~ 98℃ TB 中加热 15 分钟。所有抗体的免疫染色在经过第二次加热后都有部分恢复（表 12-3）。这些结果表明，抗原修复液的离子强度是抗原修复的重要因素之一。高浓度的盐能抑制抗原表位的暴露，从而减少抗原与抗体的免疫反应。

表 12-3　离子强度在抗原修复液中的作用

| 抗原 | 缓冲液 | NaCl 浓度（mmol） | | | | |
|---|---|---|---|---|---|---|
| | | 0 | 50 | 100 | 200 | 200-0 |
| ERα | TB | ++++ | +++ | ++ | + | ++ |
| | CA | ++ | ++ | ++/+ | + | |
| | CB | +++ | ++ | ++/+ | + | |
| AnR | TB | +++ | ++/+ | ± | − | ± |
| | CA | + | + | ± | − | |
| | CB | ++ | + | ± | − | |
| PCNA | TB | +++ | ++/+ | + | ± | + |
| | CA | ++ | + | + | ± | |
| | CB | ++ | + | + | ± | |
| VEGF | TB | +++ | ++/+ | + | ± | + |
| | CA | ++ | + | ± | − | |
| | CB | ++ | + | ± | ± | |
| β-catenin | TB | +++ | ++ | ± | − | + |
| | CA | +++ | ++ | + | − | |
| | CB | ++ | + | ± | − | |
| β-actin | TB | +++ | ++ | + | ± | ± |
| | CA | +++ | +++ | + | ± | |
| | CB | ++ | ± | − | | |
| Claudin-5 | TB | +++ | ++ | + | − | ++/+ |
| | CA | +++ | ++ | + | ± | |
| | CB | ++ | ± | − | − | |
| Tom20 | TB | +++ | ++ | ++/+ | ++/+ | ++ |
| | CA | +++ | ++ | + | + | |
| | CB | ++ | ++/+ | + | + | |
| Fibronectin | TB | +++ | + | ± | ±/− | + |
| | CA | +++ | + | ± | | |
| | CB | + | − | − | | |
| Laminin | TB | +++ | + | ± | ± | ++/+ |
| | CA | +++ | ++ | + | + | |
| | CB | ++ | + | ± | ± | |

注：小鼠组织在 4% 甲醛固定 24 小时，切片分别在抗原修复液 20mmol Tris-HCl 缓冲液（TB）（pH 9.0）、0.05% 柠康酐（CA）（pH 7.4）或 20mmol Citrate 缓冲液（CB）（pH 6.0）中120℃高压 10 分钟，其中含有 NaCl 的浓度分别为 0、50、100 或 200mmol。一些切片在含有 200mmol NaCl 的 20mmol TB（pH 9.0）中高压处理 10 分钟，冷却后再放置于不含 NaCl 的20mmol TB（pH 9.0）中加热至 95～100℃，15 分钟：200-0。VEGF 表达于子宫，β-catenin 和 Tom20 分别表达于小肠和肾。其他抗原的分布如表 12-1 所述。免疫染色评分：+++，强阳性；++，中等阳性；+，弱阳性；±，可疑阳性；−，阴性。本表来自 Yamashita 的未发表资料，首次见于 Shi S-R, Taylor CR. Antigen retrieval immunohistochemistry based research and diagnostics. Hoboken, New Jersey: John Wiley & Sons, 2010. 已经获得授权复制此表

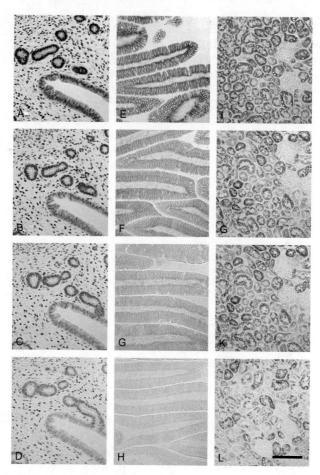

**图 12-26 离子强度在抗原修复液中的作用。**小鼠组织在 4% 甲醛固定 24 小时，切片脱蜡后在以下的抗原修复液中 120℃高压 10 分钟：20mmol TB pH 9.0（A～D）；50mmol 柠康酐（pH 7.4）（E～H）；20mmol CB（pH 6.0）（I～L）。NaCl 加入其中，以检测离子浓度对抗原修复的作用。NaCl 浓度分别为：0mmol（A、E 和 I）；50mmol（B、F 和 J）；100mmol（C、G 和 K）和 200mmol（D、H 和 L）。ER α 分布在子宫上皮细胞和体细胞的细胞核（A～D），β-catenin 在小肠的外侧细胞膜（E～H），Tom20 在肾肾小管近端和远端基底胞质（I～L）。ER α、β-catenin 和 Tom20 随着 NaCl 浓度升高而染色降低。Bar＝100μm。本图为原作者 Yamashita 的未发表资料，首次见于 Shi S-R, Taylor CR. Antigen retrieval immunohistochemistry based research and diagnostics. Hoboken, New Jersey: John Wiley & Sons, 2010. 已经获得授权复制此图

## 四、加热抗原修复的机制

抗原修复有几个可能的机制：打断蛋白质之间的交联[3,6]、钙离子参与分子交联的破坏[5]、抗体在组织中的渗透性增加、组织中微量石蜡的洗脱等都可能与抗原修复的效率有关。最近的研究显示，加热抗原修复最基本的作用机制是与蛋白质间分子交联的剪切有关。

生化研究发现，展开的多肽经变性剂（如尿素、盐酸胍）处理后，在去掉变性剂的溶液中易发生自身连接或与其他蛋白质发生随机连接。疏水性是蛋白质聚集的主要动力[30-31]，热变性也是以类似的方式使蛋白质聚集，在等电点附近加热会使蛋白质凝固，即便是在温和的加热条件下，离子强度的增加也能促进蛋白质的聚集[32]。

生化和免疫组织化学的结果阐述了加热抗原修复的可能机制是：加热破坏了 FFPE 标本蛋白质交联形成的胶样结构，剪切了部分大分子，促使抗体容易渗透组织，并与抗原较好地相互作用，这个过程与蛋白酶或核酸酶的消化效果相似。当亚甲基桥通过加热被打断，抗原蛋白质的高级结构被破坏，多肽链延伸，从而亲水基团和疏水基团都得以暴露。冷却后，多肽链又快速重新折叠。在组织内，不同的蛋白质等电点和分子量不同，并且彼此紧密相连，邻近的多肽可以相互接触。因此，在中性 pH 环境下，抗原表位在蛋白质重新折叠过程中可能被掩盖。由于局部静电力可产生吸引力，也可造成排斥力，因而在强烈的疏水力作用下，邻近的多肽链可发生随机缠结。在碱性或酸性环境中，大部分延伸的多肽会都呈正电荷或负电荷，故局部静电力表现为排斥力。在邻近多肽疏水性作用下，静电排斥力能阻止随机聚合和缠结，因此保留了适合抗原-抗体相互作用的构象。切片在含有柠康酐溶液中，柠康酐化的蛋白质带有一个净负电荷，该电荷产生的局部静电排斥力能平衡疏水吸引力。因此，即便是在中性缓冲液环境下，也能暴露抗原表位。

加热抗原修复中，离子强度的实验也验证了上述机制。在抗原修复液中加入盐后，相邻多肽间的静电排斥力被抵消。因此，在疏水吸引力作用下，抗原蛋白质和相邻的蛋白质聚集，从而遮盖了抗原表位。相反，在 pH 10.5 时，切片在含有 NaCl 的 TB 比在不含 NaCl 的加热

TB 中的免疫反应强。其中，切片在含 $25 \sim 50$mmol NaCl 的 TB 溶液中抗原修复后，8 种抗体中有 5 种表现为强阳性免疫染色。由于此时多肽链的负电荷较高，在含 NaCl 的修复缓冲液中，其静电力较弱，从而使多肽的变性趋缓，因此，切片在含 NaCl 的缓冲液中比在不含 NaCl 的缓冲液中能产生更强的免疫反应。

在溶液中，纯化的蛋白质对热非常敏感，容易在接近等电点的环境下发生聚合，因此，当样本在抗原蛋白质等电点受热时，抗原抗体反应可能会被强烈地抑制。对于 FFPE 标本，当在酸性或碱性溶液中加热时，不论各抗原的等电点如何，大多数抗体的免疫反应反而增强。这些结果提示，抗原分子的等电点不是加热抗原修复的关键因素，而微环境总的净电荷才是主要的因素，因为抗原在微环境中被不同等电点的大分子所包绕且有互相作用着。

Morgan 等报道，当 FFPE 切片在含有 $CaCl_2$ 溶液中加热时，Ki-67 的免疫染色被完全抑制，但在含有 EDTA 或 EGTA 的溶液中加热又能得到恢复；因此，他们推论，钙离子和蛋白质的羟甲基间的配位键形成笼形结构，抑制了抗原抗体反应[5, 33]。然而，随后的研究显示，在甲醛固定的组织中并没有发现钙离子笼形结构。钙离子对免疫反应的效应有选择性，仅针对某些特定抗原；而钙离子可以造成这些抗原构象改变和抑制抗体结合。① 甲醛固定的蛋白质和核酸上产生的羟甲基团和甲基桥，大多能在缓冲液中通过加热去除[18, 27]；② 1999 年，石善溶教授等在新鲜冰冻切片上，先仅用 $CaCl_2$ 处理或 $CaCl_2$ 处理后再用 EDTA 处理，然后用丙酮固定组织切片。Ki67、MIB1 和 7 种抗凝血酶敏感蛋白质单克隆抗体中的 5 种抗体的免疫染色均受到 $CaCl_2$ 强烈抑制，但经 EDTA 处理后又得到了逆转。另外 2 种抗凝血酶敏感蛋白质单克隆抗体则不受 $CaCl_2$ 预处理的影响[34]；③ FFPE 切片在含或不含 1mmol EDTA 的 TB（pH 9.0）中煮沸。EDTA 对 8 种抗体的免疫反应均无影响（α-amylase、Laminin、ERα、ERβ、p300、AnR、GR、SRC-1）[8]；④ 当新鲜的冰冻切片在含 25mmol $CaCl_2$ 的 10% 甲醛中固定 20 分钟后，与含或不含 1mmol EDTA 的 20mmol TB（pH 9.0）室温孵育 2 小时，或在同样的溶液中 120℃高压 10 分钟，然后用 16 种抗体检测，EDTA 中 12 种抗体的免疫反应没有影响。但在含有 1mmol

EDTA 的 TB 中高压处理组中，有 4 种抗原的免疫染色略有下降[8]。

某些抗原表位在加热后丧失了免疫活性，可能的解释如下：蛋白质的抗原表位一般由 5~20 个氨基酸构成，分为构象型和线型。构象型抗原表位的氨基酸在线性时相距较远，当蛋白质天然构象发生折叠时彼此靠近。抗原表位以线性或甲醛固定后的状态与抗体反应时，由于蛋白质发生变性或展开，这时抗原表位失去了其结合活性[35-37]而无法结合抗体。酶消化或温和的加热方法更适用于这类抗原表位的抗原修复。线性抗原表位由一组特定伸展的连续氨基酸构成，位于蛋白质表面或内部。表面的线性抗原表位不依赖于蛋白质的天然状态和变性状态就能与抗体反应。对于聚合蛋白质（如细胞骨架或多个亚单位组成的蛋白质），即便它们的抗原表位位于蛋白质表面，但这些抗原表位也能被邻近的亚单位掩藏。加热和蛋白质变性剂的处理均能有效地暴露这类抗原表位；相反，当抗原蛋白质处于天然状态或被甲醛固定后，内部的线性抗原表位可能无法与抗体结合。当蛋白质发生变性延伸后，内部抗原表位能够与抗体结合。因此，免疫组织化学中加热抗原修复对识别线性抗原表位非常有效。

## 五、结论

FFPE 标本的抗原修复是通过加热、酶消化或蛋白质变性来暴露抗原表位的处理过程。加热抗原修复由于操作简单有效而被广泛应用，抗原修复液中 pH 值和离子强度是加热抗原修复的关键因素，如大多数抗体在低离子强度的碱性或酸性溶液中都能产生强的免疫反应。这些结果提示加热抗原修复的作用机制是：加热处理能够切断多肽和核酸中羟甲基团的分子交联，使多肽在组织中得以延伸。在冷却的过程，伸展的多肽链快速重新折叠；在中性或高离子浓度的溶液中，抗原表位被隐藏。因为在疏水吸引力作用下，邻近的多肽会发生随机缠结。在碱性或酸性且低离子强度的溶液中，大多数延伸的多肽都被赋予正电荷或负电荷，相互之间产生静电排斥力，这些静电排斥力能阻止邻近的多肽随机聚集和缠结，因此抗原表位得以暴露，且易与抗体发生作用。

最近的研究显示，加热抗原修复对非化学固定的组织标本同样有效，如未包埋的或塑料试剂包埋的和免疫电镜样品。对 FFPE 标本中提取的蛋白质和核酸，应用加热方法同样有效。以上对抗原修复作用机制的阐述说明该方法极其有用且有助于标准化免疫组织化学染色操作的建立。

Shuji Yamashita 著

耿义群 赵聪慧 魏家聪 雷雨 王筠 顾江 译 李静 黄瑾 校

## 参 考 文 献

[1] Mason JT, O'Leary TJ. Effects of formaldehyde fixation on protein secondary structure: a calorimetric and infrared spectroscopic investigation. J Histochem, 1991, 39(2): 225-229.

[2] Fowler CB, O'Leary TJ, Mason JT. Modeling formalin fixation and histological processing with ribonuclease A: effects of ethanol dehydration on reversal of formaldehyde cross-links. Lab Invest, 2008, 88(7): 785-791.

[3] Shi SR, Key ME, Kalra KL. Antigen retrieval in formalin-fixed, paraffin-embedded tissues: an enhancement method for immunohistochemical staining based on microwave oven heating of tissue sections. J Histochem Cytochem, 1991, 39(6): 741-748.

[4] Cattoretti G, Pileri S, Parravicini C, et al. Antigen unmasking on formalin-fixed, paraffin-embedded tissue sections. J Pathol, 1993, 171(2): 83-98.

[5] Morgan JM, Navabi H, Schmid KW, et al. Possible role of tissue-bound calcium ions in citrate-mediated high-temperature antigen retrieval. J Pathol, 1994, 174(4): 301-307.

[6] Werner M, Von Wasielewski R, Komminoth P. Antigen retrieval, signal amplification and intensification in immunohistochemistry. Histochem Cell Biol, 1996, 105(4): 253-260.

[7] Pileri SA, Roncador G, Ceccarelli C, et al. Antigen retrieval techniques in immunohistochemistry: comparison of different methods. J Pathol, 1997, 183(1): 116-123.

[8] Yamashita S: Heat-induced antigen retrieval. mechanisms and application to histochemistry. Prog Histochem Cytochem, 2007, 41(3):141-200.

[9] Yamashita S, Okada, Y. Application of heat-induced antigen retrieval to aldehyde-fixed fresh frozen sections. J Histochem Cytochem, 2005, 53(11): 1421-1432.

[10] Itoh H, Miyajima Y, Osamura R Y. Immunohistochemistry of intranuclear antigens. Jpn J Breast Cancer, 1995, 10: 3-10.

[11] Brorson SH. Heat-induced antigen retrieval of epoxy sections for electron microscopy. Histol Histopathol, 2001, 16(3): 923-930.

[12] Goode NP, Shires M, Crellin DM, et al. Post-embedding double-labeling of antigen-retrieved ultrathin sections using a silver enhancement-controlled sequential immunogold (SECSI) technique. J Histochem Cytochem, 2004, 52: 141-144.

[13] Suurmeijer AJH, Boon ME, Optimizing keratin and vimentin retrieval in formalin-fixed, paraffin-embedded tissue with the use of heat and metal salt. Appl Immunohistochem, 1993, 1: 143-148.

[14] Shin HJ, Shin DM, Shah T, et al. Methods in pathology. Optimization of proliferating cell nuclear antigen immunohistochemical staining by microwave heating in zinc sulfate solution. Mod Pathol, 1994, 7(2): 242-248.

[15] Shi SR, Imam SA, Young L, et al. Antigen retrieval immunohistochemistry under the influence of pH using monoclonal antibodies. J Histochem Cytochem, 1995, 43(2):193-201.

[16] Kim SH, Kook MC, Shin YK, et al. Evaluation of antigen retrieval buffer systems. J Mol Histol, 2004, 35(4): 409-416.

[17] Emoto K, Yamashita S, Okada Y. Mechanisms of heat-induced antigen retrieval: does pH or ionic strength of the solution play a role for refolding antigens? J Histochem Cytochem, 2005, 53(11): 1311-1321.

[18] Yamashita S, Okada Y. Mechanisms of heat-induced antigen retrieval: analyses in vitro employing SDS-PAGE and immunohistochemistry. J Histochem Cytochem, 2005, 53(1): 13-21.

[19] Imam SA, Young L, Chaiwun B, et al. Comparison of two microwave based antigen-retrieval solutions in unmasking epitopes in formalin-fixed tissue for immunostaining. Anticancer Res, 1995, 15(4): 1153-1158.

[20] Ferrier CM, van Geloof WL, de Witte HH, et al. Epitopes of components of the plasminogen activation system are re-exposed in formalin-fixed paraffin sections by different retrieval techniques. J Histochem Cytochem, 1998, 46(4): 469-476.

[21] Evers P, Uylings HB. An optimal antigen retrieval method suitable for different antibodies on human brain tissue stored for several years in formaldehyde fixative. J Neurosci Methods, 1997, 72(2): 197-207.

[22] Namimatsu S, Ghazizadeh M, Sugisaki Y. Reversing the effects of formalin

fixation with citraconic anhydride and heat: a universal antigen retrieval method. J Histochem Cytochem, 2005, 53(1): 3-11.

[23] Mir MM, Fazili KM, Abul Qasim M. Chemical modification of buried lysine residues of bovine serum albumin and its influence on protein conformation and bilirubin binding. Biochim Biophys Acta, 1992, 1119(3): 261-267.

[24] Laemmli UK. Cleavage of structural proteins during the assembly of the head of bacteriophage T4. Nature, 1970, 227(5259):680-685.

[25] Hopwood D, Slidders W, Yeaman GR, Tissue fixation with phenol-formaldehyde for routine histopathology. Histochem J, 1989, 21(4): 228-234.

[26] Rait VK, O' Leary TJ, Mason JT. Modeling formalin fixation and antigen retrieval with bovine pancreatic ribonuclease A: I. Structural and functional alterations. Lab Invest, 2004, 84(3): 292-299.

[27] Masuda N, Ohnishi T, Kawamoto S, et al. Analysis of chemical modification of RNA from formalin-fixed samples and optimization of molecular biology applications for such samples. Nucleic Acids Res, 1999, 27(22): 4436-4443.

[28] Chu WS, Liang Q, Liu J, et al. A nondestructive molecule extraction method allowing morphological and molecular analyses using a single tissue section. Lab Invest, 2005, 85: 1416-1428.

[29] Shi SR, Liu C, Balgley BM, et al. Protein extraction from formalin-fixed, paraffin-embedded tissue sections: quality evaluation by mass spectrometry. J Histochem Cytochem, 2006, 54(6): 739-743.

[30] Jaenicke R, Seckler R. Protein misassembly in vitro. Adv Protein Chem, 1997, 50(1): 1-59.

[31] Fink A. Protein aggregation: folding aggregates, inclusion bodies and amyloid. Fold Des, 1998, 3(1): R9-23.

[32] Saito M, Taira H. Heat denaturation and emulsifying of plasma protein. Agricul Biol Chem, 1987, 51: 2787-2792.

[33] Morgan JM, Navabi H, Jasani B. Role of calcium chelation in high-temperature antigen retrieval at different pH values. J Pathol, 1997, 182(2): 233-237.

[34] Shi SR, Cote RJ, Hawes D, et al. Calcium-induced modification of protein conformation demonstrated by immunohistochemistry: What is the signal? J Histochem Cytochem, 1999, 47(4):463-470.

[35] Yasuda K, Yamashita S, Aiso S, et al. Immunohistochemical study of gamma-glutamyl transpeptidase with monoclonal antibodies. I. Preparatin and characteristics of monoclonal antibodies to gamma-glutamyl transpeptidase. Acta Histochem Cytochem, 1986, 19: 589-600.

[36] Augstein P, Ziegler B, Schlosser M, et al. Immunohistochemical differentiation of monoclonal GAD antibodies recognizing linear or conformational epitope regions. Pancreas, 1997, 15(2): 139-146.

[37] Sompuram SR, Vani K, Messana E, et al. A molecular mechanism of formalin fixation and antigen retrieval. Am Clin Pathol, 2004, 121(2): 190-199.

# 第四节 评论：未来研究的方向

## 一、前言

要阐明未来抗原修复的研究方向，首先要说明的是：进行这个研究的目的是为了扩展其应用范围。虽然有许多重要的研究方向值得关注，但在这里我们仅谈其中两个：① 在 FFPE 的组织中恢复已改变的蛋白质的天然构象；② 开发新的技术，用以评估 FFPE 的组织中恢复的组织蛋白质的含量和功能状态。

## 二、恢复 FFPE 组织中已固定的蛋白质

如果从 FFPE 组织中恢复已固定蛋白质的天然构象这一目标能够实现的话，那么组织切片的某个或多个蛋白质的免疫反应最大化的目标似乎就显得相对简单了。然而，就我们现在的知识水平而言，恢复这些已被改变的蛋白质是一个难以完成的任务。为了彻底理解这些必须完成的任务，首先我们列举甲醛固定、脱水和石蜡包埋的影响，以及逆转或减弱这些影响的方法。

甲醛固定是组织保存的主要方法，这一方法的应用已经超过 100 年。但是，它的化学基础研究在此期间却进展得非常缓慢。将切除的组织或死亡的器官浸没于甲醛固定液中，其酶解反应和细菌生长能够快速停止。与未固定的组织相比，固定的组织发生收缩且相对较硬。这样的组织适合脱水、石蜡包埋、切成薄片、黏片和染色。石蜡包埋

的组织用苏木素和伊红染色后,能清楚地显示出细胞结构,包括细胞核、细胞膜和一些细胞内结构。基于这些特性和优点,甲醛成为组织学上使用最广泛的固定剂。对于临床病理医生来说,虽然甲醛固定的大部分特性是有用的,但是,新技术包括免疫电镜技术和分子诊断技术的到来,使甲醛固定的一些不令人满意的缺点暴露出来,如与非固定组织相比,甲醛固定组织免疫反应性丢失或部分丢失,且不利于核酸分析。

关于甲醛固定的化学特性,Fox 和石善溶教授等以前做过综述 [1-2]。甲醛固定蛋白质的一些重要如下所述。① 在稀释的水溶液中,甲醛主要呈双乙醇水化形式或称为羟甲基化合物,仅有很少一部分以未水化的醛基形式存在 [1]。② 在稀释的水溶液中,甲醛能够与各种氨基酸发生反应,但主要目标是赖氨酸和半胱氨酸。赖氨酸主要的氨基部分可以接受两个羟甲基化合物。另外,可以与甲醛反应的氨基酸有精氨酸、酪氨酸、组氨酸、丝氨酸、色氨酸、谷氨酸和天冬氨酸,其中精氨酸和酪氨酸的反应性特别强 [2-4]。③ 在稀释或浓缩溶液中,其他反应会造成蛋白质分子内和分子间的交联。目前,只能通过从核磁共振波谱和质谱分析得到极其有限的直接化学信息,以详细说明这些交联的确切性质 [5-6]。④ 室温下的分子交联,对于蛋白质的二级结构并无明显效应。当加热到约 70℃或更高时,甲醛与蛋白质的交联反应被抑制,但此反应并没有被消除,而是蛋白质发生了变性 [7]。⑤ 羟甲基化合物的结合和分子间的交联明显降低了某些蛋白质与抗体的反应。而这些抗体本来可以与未被改变的蛋白质发生强烈反应。总体上,分子间交联造成的空间排斥作用比分子内交联或结合羟甲基形成的空间位阻更加明显 [6, 8-11]。⑥ 甲醛固定能够消除酶活性,而这一过程有时候是可逆的(见下文)。脱水和包埋明显降低了这种可逆性。这说明,脱水和包埋处理可促使其他的化学反应发生,而这些反应在水溶液中观察不到。

对于这些关于甲醛固定的特点,我们可以列举了以下与此有关的抗原修复技术:① 用蛋白酶处理水化的组织切片或在液体介质中(包括水和几种不同的抗原修复液)加热孵育组织切片,可以恢复切片中蛋白质的抗原性 [12];② 在液态介质中高温孵育蛋白质,能够明显减少羟甲基化合物的数量和分子间的交联,而且增加压力似乎对这一作用有显著的加强效果,但也伴随着蛋白质天冬氨酸残基的降解 [13];

③ 抗原修复的效果依赖于固定、脱水、包埋的特性、被检蛋白质的性质、pH 值、离子强度、孵育缓冲液的温度和孵育时间；④ 目前还没有发现从 FFPE 组织中将已改变的蛋白质完全恢复成天然构象的办法。

### 三、有关组织固定的化学过程，以及如何去除化学变化的答疑

迄今为止，许多研究都表明了：在大量水溶液中，蛋白质可与甲醛发生化合反应和分子交联。但是，关于这些化学过程的基本疑问仍然存在。水溶液固定仅仅是在做免疫组织化学检测前众多组织处理步骤中的第一步，其后跟随梯度乙醇和丙酮脱水、非极性溶液（有代表性的是二甲苯）孵育和在较高温度下的石蜡浸润。很明显，这些步骤方便了进一步的化学反应，并且有大量的证据能证明这些反应确实发生了。的确，简单地回顾一下我们已能回答的少量问题，就能提出大量关于固定和"去固定"的化学问题。这些问题和解决方法列举如下。

### （一）当甲醛与氨基酸分子反应形成羟甲基化合物时，所形成的化学键的力是什么？

这是一个看起来简单、实际上很难回答的问题。我们试图通过滴定量热实验（尚未发表）来确定水溶液中甲醛和多肽或蛋白质反应的热焓，但是，实验并没有成功。在我们的实验中，混合热焓比任何已经分类的化学反应的焓都要大。这说明，当羟甲基和反应性蛋白质的任何部分反应时形成的化学键都很小。核糖核酸酶 A 的质谱分析提供了更多的证据，观察到羟甲基化合物形成了极微弱的化学键。在大部分情况下，蛋白质在 $75 \sim 80\,^{\circ}\mathrm{C}$ 持续加热 $1 \sim 2$ 小时后其微弱的化学键就被破坏了，这说明形成化学键反应的焓值近似 $0.1\mathrm{kcal/mol}$，甚至更小，因此，很难用滴定量热实验准确估测这个数值。对于这个问题，可以采取的一个可能的方法是羟甲基的平衡浓度检测；作为温度的一个功能，羟甲基结合到蛋白质上，这样就能获得了温度依赖的平衡常数指导下的反应焓值。很明显这也是一个很困难的任务。拉曼光谱法可能适合估测这一平衡，因为羟甲基键的结合能够增加 C-N 对称（ $\sim 710\mathrm{cm}^{-1}$ ）和非对称（ $\sim 960 \sim 970\mathrm{cm}^{-1}$ ）键的密度 [14]。

## （二）当蛋白质羟甲基修饰暴露于乙醇，什么样的化学结构将会形成？

组织切片中水溶性蛋白质在固定过程中与甲醛反应，然后，组织切片通常再用乙醇梯度脱水和二甲苯处理。在此过程中，由于反应性羟基基团的存在、水含量的减少（脱水）和溶液极性的降低，甲醛和蛋白质的反应产物会发生其他化学反应。原则上，这些因素的每一个都可能有助于蛋白质的羟甲基与乙醇溶剂自身发生进一步的反应。但是，目前我们还不清楚具体是哪些化学结构形成。如果有的话，应该在组织脱水的第一个阶段就形成了。重要的是，回答这一问题比回答反应焓的问题要简单。Rait 等已经用电喷雾质谱技术研究了 2'- 脱氧腺苷、5'- 单磷酸盐和甲醛的反应，证明了乙氧甲基衍生物有相对不稳定的交联存在。用单核苷酸或短多肽似乎也能完成相似的实验[15]；用单个氨基酸或短肽也有可能进行类似实验。

## （三）在脱水或石蜡包埋步骤的最后阶段是否形成了别的反应产物？是什么温度依赖性的反应导致这些产物形成？

有人认为，蛋白质羟甲基的脱水化学反应能够形成 Schiff 碱，这被认为是一个高反应性基团，能够进一步发生其他化学反应，特别是当溶液中的水含量逐渐降低时，发生交联反应。但是，现在还缺少直接的证据证明这样的中间体存在。在实验室，我们用光谱和亲和层析技术没有发现脱水的核酸分子中 有 Schiff 碱的大量形成。用红外线和具有 Raman 活性的 C＝N 拉伸带在赖氨酸的羟甲基化合物中寻找 Schiff 碱的形成可能更加直接。中间体，如果稳定存在的话，应该也能够用核磁共振波谱或质谱观察到。① 是否溶液中的蛋白质与甲醛反应后形成的加合物与分子交联能形成完全性逆转？是否能在保留蛋白质的一级、二级、三级和四级结构的同时逆转这些反应？② 原则上，羟甲基化合物暴露于乙醇时，会发生不同的加合反应，其中的一些反应已从核酸和蛋白质的分子提取物中证实[2, 15]。

**（四）假定经过石蜡包埋后蛋白质与甲醛的最终反应与经过水溶液固定后蛋白质与甲醛反应的是不一样的，那么在非极性溶剂中逐步加热是否有助于逆转这些反应？**

一个加合蛋白质的焓、熵和自由能在溶解于特定溶剂中（如水性缓冲液），假定这一化学构象可被维持的情况下，并不依赖于此加合物的形成通路，而是由热力学"态函数"的特点所决定。然而，形成的特殊反应产物是与具体的通路紧密相关的。一些反应在水性溶剂中进行得很快，但在非极性溶剂中却进行得很慢，甚至不会发生反应（当然反之也然）。因此，那些一步就能逆转水性溶剂中甲醛交联的步骤不一定就是逆转组织处理过程中不断暴露于非极性溶剂的蛋白质-甲醛化合物的优化方法。很明显，更加深入细致地了解还有什么别的反应在组织处理过程中会发生，将有利于开发新的抗原修复方法。但是，有时组织标本脱蜡的经验性操作不在室温下进行，而相似条件应用于组织包埋则简单得多。当然必须小心地进行这些实验，消除爆炸的危险，因为这些溶剂均有高挥发性、低燃点的性质。

**（五）是否有优化的加热方法来去除 水介质中特定蛋白质的分子交联化合物？**

固定后蛋白质的热测量实验坚实地证明了固定过程：即提高蛋白质的平均变性温度，也就增加了过渡期范围，以至于变性发生在一个温度范围上下超过 $10℃$ 而不是 $2\sim3℃$。在 $>85℃$ 时，去除甲醛诱导的交联很可能同时伴随着蛋白质变性；对于一些样品来说，就可能会减弱免疫反应性。有些情况下，在较低温度，甚至温度低至未固定天然蛋白质的熔点时，也可以执行去固定或抗原修复的程序。这一过程如果完成，将有利于蛋白质恢复成天然构象。另一种办法是，将标本加热到远高于熔点的温度，再按编好的程序冷却，能够增强去除交联化合物的效果，并且能保存部分或全部天然构象的蛋白质。

虽然与通常温度修复相比，低温抗原修复需要更多的时间，但是，值得将所得结果进行研讨，以弄清与那些在水沸点左右或高于沸点时获得的结果相比，它们是更好还是更坏。有人认为 65℃左右比较合理，因为这个温度接近大多数蛋白质的熔点温度。免疫组织化学和质谱分析在实验室是互补的分析技术，这一互补性可能最终会拓宽临床免疫组织化学的应用。

### （六）高静水压增强抗原修复技术是否是最优化的方法？

Fowler 和他的同事建议用高静水压提高做质谱分析的蛋白质抽提量[13]。这一方法极可能是通过增加去除甲醛诱导的化合物和在肽骨架范围内去除其他分子交联而起作用的。在免疫组织化学组织切片染色中是否可以应用相似的技术，值得探讨。

## 四、一种评估组织蛋白质含量和功能状态的新技术

虽然质谱作为一种研究方法正起到日渐重要的作用，但它低通量的缺点不适合临床诊断应用。然而，将抗原修复和表面增强激光解析电离光谱技术（SELDI）结合将是高通量蛋白质图谱的希望[16-17]。当前这样的图谱需要在做组织分析准备前先做显微切割。通过改良的抗原修复技术已明显地提高了蛋白质的利用率，有可能避免使用显微切割步骤，抛弃扫描整个组织标本，以获得具有靶蛋白质特征的质谱印迹。在 FFPE 组织切片中应用基质辅助激光解析电离（MALDI）质谱图像技术已经取得了很大进步[18-22]。高温抗原修复后实施原位胰酶消化，可以在 FFPE 组织切片[22]和组织微阵列[19]中识别癌标志物的空间定位。

另一个值得探究的领域是酶组织化学的扩大使用，特别是在非变性温度下进行抗原修复的组织切片。酶组织化学除了检测粒细胞瘤酯酶中起作用外[23-25]，在诊断实验室中基本上没有应用。如果低温抗原修复能够明显恢复 FFPE 组织中的酶活性，那么在酶组织化学研究中的应用将毫无疑问可以被推广使用，很可能被应用到日常诊断中去。

最后，第三个值得探索的领域是使用新的检测系统。目前结合组织化学仅使用两类检测试剂：凝集素和免疫球蛋白。前者仅用于检测糖类；后者广泛应用于蛋白质/抗原的检测。但是，制造针对某种蛋

白质的特异性抗体仍然很困难，并且仅仅一小部分抗体能够在 FFPE 组织中应用。现在已经有了小 DNA 或 RNA 片段（即寡核苷酸适配子等高新技术），几乎能够选择性地结合所有的靶蛋白质或目标糖类，并可区别磷酸化和非磷酸化形式等。的确，已经有研究人员用 FFPE 组织来开发选择性结合乳腺癌中高表达的目标寡核苷酸适配子 26。这一技术和抗原修复技术结合使用具有潜在的巨大能量和应用价值，值得我们高度关注。

## 五、结论

抗原修复技术提供了一个强有力的方法来改善免疫组织化学染色，为质谱分析提高了蛋白质的利用率。我们对固定、脱水和包埋过程中组织切片产生的化学变化的认识也在不断提高。这些认知来自于相关的实验研究，而它们也进一步推动了免疫组织化学在临床上的更广泛和更有效的使用。将抗原修复与新的诊断方法（如组织表面增强激光解析电离光谱技术和用寡核苷酸适配子检测抗原）结合，可能形成新的诊断手段和工具，而这会显著地增强科研人员和医务人员诊断和检测的能力。

Timothy J. O'Leary、Carol B. Fowler、

David L. Evers、Robert E. Cunningham、Jeffrey T. Mason 著

蒋春樊　耿义群　王居平　林丹义　王筠　顾江 译　李静　黄瑾 校

## 参 考 文 献

[1] Fox CH, Johnson FB, Whiting J, et al. Formaldehyde fixation. J Histochem Cytochem, 1985, 33(8): 845-853.

[2] Shi SR, Gu J, Turrens JF, et al. Development of the antigen retreival technique: philosophical and theoretical basis // Shi SR, Gu J, Taylor CR, eds. Antigen retrieval techniques: immunohistochemistry and molecular morphology. Natick, Massachusetts: Eaton Publishing, 2000, 17-40.

[3] Metz B, Kersten GF, Baart GJ, et al. Identification of formaldehyde-induced modifications in proteins: reactions with insulin. Bioconjug Chem, 2006, 17(3): 815-822.

[4] Metz B, Kersten GF, Hoogerhout P, et al. Identification of formaldehyde-induced modifications in proteins: reactions with model peptides. J Biol Chem, 2004, 279(8): 6235-6243.

[5] Rait VK, O'Leary TJ, Mason JT. Modeling formalin fixation and antigen retrieval with bovine pancreatic ribonuclease A: I. Structural and functional alterations. Lab Invest 2004; 84(3): 292-299.

[6] Rait VK, Xu L, O'Leary TJ, et al. Modeling formalin fixation and antigen retrieval with bovine pancreatic RNase A II. Interrelationship of cross-linking, immunoreactivity, and heat treatment. Lab Invest, 2004, 84(3): 300-306.

[7] Mason JT, O'Leary TJ. Effects of formaldehyde fixation on protein secondary structure: a calorimetric and infrared spectroscopic investigation. J Histochem Cytochem, 1991, 39(2): 225-229.

[8] Sompuram SR, Vani K, Messana E, et al. A molecular mechanism of formalin fixation and antigen retrieval. Am J Clin Pathol, 2004, 121(2): 190-199.

[9] Sompuram SR, Vani K, Hafer LJ, et al. Antibodies immunoreactive with formalin-fixed tissue antigens recognize linear protein epitopes. Am J Clin Pathol, 2006, 125(1): 82-90.

[10] Sompuram SR, Vani K, Bogen SA: A molecular model of antigen retrieval using a peptide array. Am J Clin Pathol, 2006, 125(1): 91-98.

[11] O'Leary TJ, Mason JT. A molecular mechanism of formalin fixation and antigen retrieval. Am J Clin Pathol, 2004, 122(1): 154-155.

[12] Taylor CR, Chen C, Shi SR, et al. A comparative study of antigen retrieval methods. CAP Today, 1995, 9: 16-22.

[13] Fowler CB, Cunningham RE, Waybright TJ, et al. Elevated hydrostatic pressure promotes protein recovery from formalin-fixed, paraffin-embedded tissue surrogates. Lab Invest, 2008, 88(2): 185-195.

[14] O'Leary TJ and Levin IW. Raman Spectroscopic Study of the Melting Behavior of Anhydrous Dipalmitoylphosphatidylcholine Bilayers. J Phys Chem, 1984, 88: 1790-1796.

[15] Rait VK, Zhang Q, Fabris D, et al. Conversions of formaldehyde-modified 2'-deoxyadenosine 5'-monophosphate in conditions modeling formalin-fixed tissue dehydration. J Histochem Cytochem, 2006, 54(3): 301-310.

[16] Diamond DL, Zhang Y, Gaiger A, et al. Use of ProteinChip array surface enhanced

laser desorption/ionization time-of-flight mass spectrometry (SELDI-TOF MS) to identify thymosin beta-4, a differentially secreted protein from lymphoblastoid cell lines. J Am Soc. Mass Spectrom, 2003, 14(7): 760-765.

[17] Fetsch PA, Simone NL, Bryant-Greenwood PK, et al. Proteomic evaluation of archival cytologic material using SELDI affinity mass spectrometry: potential for diagnostic applications. Am J Clin Pathol, 2002, 118(6): 870-876.

[18] Chaurand P, Stoeckli M, Caprioli RM. Direct profiling of proteins in biological tissue sections by MALDI mass spectrometry. Anal Chem, 1999, 71(23): 5263-5270.

[19] Groseclose MR, Massion PP, Chaurand P, et al. High-throughput proteomic analysis of formalin-fixed paraffin-embedded tissue microarrays using MALDI imaging mass spectrometry. Proteomics, 2008, 8(18): 3715-3724.

[20] Lemaire R, Desmons A, Tabet JC, Day R, Salzet M, and Fournier I. Direct analysis and MALDI imaging of formalin-fixed, paraffin-embedded tissue sections. J Proteome Res, 2007, 6(4): 1295- 1305.

[21] Ronci M, Bonanno E, Colantoni A, et al. Protein unlocking procedures of formalin-fixed paraffin-embedded tissues: application to MALDI-TOF imaging MS investigations. Proteomics, 2008, 8(18): 3702-3714.

[22] Stauber J, Lemaire R, Franck J, et al. MALDI imaging of formalin-fixed paraffin-embedded tissues: application to model animals of Parkinson disease for biomarker hunting. J Proteome Res, 2008, 7(3): 969-978.

[23] Dunphy CH, Polski JM, Johns G, et al. Acute promyelocytic leukemia, hypogranular variant, with uncharacteristic staining with chloroacetate esterase. Leuk Lymphoma, 2001, 42(1-2):215-219.

[24] Lam KW, Li CY, Siemens M, et al. Immunohistochemical detection of monocytes by the antiserum specific to monocytic esterase. J Histochem Cytochem, 1985, 33(5): 379-383.

[25] Long JC, Mihm MC. Multiple granulocytic tumors of the skin: Report of six cases of myelogenous leukemia with initial manifestations in the skin. Cancer, 1977, 39(5): 2004-2016.

[26] Li S, Xu H, Ding H, et al. Identification of an aptamer targeting hnRNP A1 by tissue slide-based SELEX. J Pathol, 2009, DOI: 10.1002/path.2543.

# 第十三章　基于抗原修复技术的定量免疫组织化学

免疫组织化学在形态学方面的确开辟了崭新的局面，尤其是在临床病理学方面的广泛应用上。数以万计的文章从外科病理诊断的各个角度分析了其在肿瘤组织发生学和肿瘤分类鉴别诊断等方面的临床应用价值。这一革命性变化带来的丰硕成果已把病理诊断从过去的一个大量依赖于个人经验和主观判断的诊断艺术转变成一门更为客观的科学[1-6]。但是，免疫组织化学用于上述目的时，即解决肿瘤病理学分类等一般问题时，仅需定性免疫组织化学染色结果以断定切片中某一细胞成分对欲检测的标记抗原是阳性还是阴性的，无需定量。随着更多标志物的开发，能够提示肿瘤患者预后以及选择治疗方案的标志物日益受到重视，越来越多地用于临床肿瘤病理诊断，开辟了癌症患者个体化靶向治疗的崭新领域。为此，迫切需要定量免疫组织化学技术以筛选有效的治疗方案[7]。

近年来，国内外对免疫组织化学的标准化付出了很大的努力，以工作组的方式制定了一些重要标志物的免疫组织化学检测规范，定期监测有关的实验室以达质量控制之目的[8-9]。尽管如此，从长远的根本目标来看，开发具体可行的定量免疫组织化学方法才是当务之急。可以毫不夸张地说，研究开发这样一种定量免疫组织化学技术将是免疫组织化学发展史上的另一个里程碑。

作者根据20多年来从事抗原修复技术免疫组织化学的系统性研究资料，结合文献复习，于2007年发表了基于抗原修复技术的定量免疫组织化学的假说[10]。在收集听取了读者对假说的反应后，我于2010年制订了科研计划并提出了研究经费申请。2011年5月，我有幸应吴秉铨教授之邀参加了全国免疫组织化学专题研讨会[11]并交流了这一研究计划，深受与会者的鼓励和支持。承总编辑龚教授之约，撰文发表以供读者讨论，以期集思广益，早日建立定量免疫组织化学新技术。

## 第一节 定量免疫组织化学之必要性

近年来，应用分子生物学技术对人类疾病发病机制的研究开辟了针对关键性生物标志物进行个体化靶向治疗的新领域。现代医学的研究方向集中体现在寻找具有重要诊断治疗意义的生物标志物（主要为蛋白质）。从雌激素受体（ER）、孕激素受体（PR）以及HER2在乳腺癌患者的成功应用，一系列新的治癌标志物相继涌现。这就给现代的诊断病理学提出了新的更高要求，病理诊断不能只停留在鉴别良恶性肿瘤上，还必须判断患者的预后，并提供选择正确治疗方案所需的定量免疫组织化学染色结果，作为最重要的临床依据。2007年，美国临床肿瘤学会和病理学会对HER2检测所制定的规范指南反映了当前病理学界在这一迫切的重大现实问题上应该采取的态度[12]。据统计，由于HER2免疫组织化学检测方法不当导致的治疗上的误差高达20%。国内在这一方面已开展了全国性病理质控以及免疫组织化学染色质量控制[7-9,11]，发表了免疫组织化学有关的指南和不少论著[13]。

但是，目前所有的努力和一切措施都是建立在缺乏实际可行的定量免疫组织化学技术的条件下，是不得已而应用的权宜之计。真正要解决免疫组织化学标准化从而达到定量免疫组织化学之目的，必须不失时机地集中进行技术研究开发，以建立实用可行的定量免疫组织化学方法。

## 第二节 探讨免疫组织化学标准化和量化的不断努力和成果

### 一、围绕三个方面进行标准化

1977年，美国国家癌症研究院召开的免疫组织化学标准化会议[14]强调了三个方面以实现免疫组织化学的标准化：① 试剂标准化；② 染色技术标准化；③ 判断染色结果的标准化。此后，有关生物染色技术监控机构即沿此方向不断努力以追求免疫组织化学标准化。

## 二、早期的定量免疫组织化学染色

1993 年，Press 等[15]应用现代分子生物学和免疫学技术建立一组具有不同 HER2 蛋白质表达量的乳腺癌细胞株作为定量免疫组织化学染色的标准，用以计算常规石蜡组织切片上每个癌细胞中 HER2 的含量（pg/cell）。他们的研究提出了两个十分重要的观点：① 可以用新鲜蛋白质（HER2）按不同稀释度作为标准尺度绘制曲线，准确定量免疫组织化学染色结果；② 由于他们未能使用抗原修复技术作为免疫组织化学染色前处理，石蜡切片的染色强度远逊于冷冻切片。他们在仔细比较二者的差别后，计算出石蜡片的染色强度仅相当于冷冻片的61.3%，并按照这一折扣率计算出石蜡切片的 HER2 含量。据他们报告的定量免疫组织化学染色结果与临床病理分析资料对比，证明这一定量方法是正确的。但由于细胞培养等技术较为复杂，这种方法不便临床广泛使用。此后，有人进行了类似的研究并强调，作为免疫组织化学染色标准对照物的切片，必须与石蜡切片进行同等的固定包埋处理。基于这一原则，Riera 等[16]将已知 ER 含量的乳腺癌细胞株大量培养作成对照物，在制备临床乳腺癌标本时，将此细胞对照同时植于标本旁边以保证二者有同等的处理条件。然而，这一方法缺少实用性，既不能进行回顾性研究，也不符合临床实际，更何况新的生物标志物与日俱增，十分有限的临床活检标本无法能够应用这一方法。Allred等[17]曾提出仿照酶联免疫吸附测定法（ELSA）的原理，把石蜡切片放到 ELSA 所使用的塑料凹盘内进行免疫组织化学染色，然后将阳性染料洗脱于凹盘内，再用 ELISA 的阅读器进行定量测定。但此法很难保证准确度。在此之前，Roth 等[18]曾用两次显色的免疫组织化学染色方案：先用水溶性显色剂，洗脱后用亮度计读数定量，再用 DAB等永久性显色剂供显微镜观察。

数年前，我们设计了将抗原加载于塑料小粒或薄片上，再按常规FFPE 方法做成切片。我们设想可以模仿商业用条形码，以不同稀释度做成识别免疫组织化学染色强度的计算机分析标准尺达到定量的目的[19]，但由于材料以及技术上的困难而放弃。

近20多年来，生物技术开发公司在开发自动免疫组织化学染色仪以及计算机图像分析仪方面作出了不少有价值的贡献。尽管有待进一步改进，但它们对于定量免疫组织化学染色来说，提供了极大的有利条件。

综上所述，所有以上的努力大都集中在开发与常规石蜡切片具有同等制备处理条件的阳性对照作为定量免疫组织化学染色的标准尺。

## 第三节 解决定量免疫组织化学的关键性问题

无论定量测定任何物质，都必须有一个标准。例如，用天平称重就必须有作为标准的砝码。对于定量免疫组织化学染色来说，根本的关键性问题在于：至今仍然没有找到用以衡量染色强度的标准尺码。目前所用的阳性对照标本，无论是细胞还是组织，均只能定性。最近，Bogen 等[20]报道了他们用稀释成不同浓度的合成肽滴于玻片上作为免疫组织化学染色的对照，用于美国病理学会的 HER2 免疫组织化学染色的质控检测。他们利用未经甲醛固定的合成肽在加热修复处理前后有完全相同的免疫组织化学染色结果这一特点，判断染色失败是由于抗原修复技术还是由于其他因素。如未经甲醛固定的合成肽染色良好，而甲醛固定的合成肽不佳，即说明抗原修复技术无效。

尽管有人在多年前就考虑和尝试过应用纯化蛋白质或多肽滴于坡片上作为免疫组织化学染色的对照，但从未将其用作石蜡切片定量免疫组织化学染色的对照标准。甚至无人敢想这一点，主要原因已如上所述。多数权威人士均强调，石蜡切片的定量免疫组织化学染色必须首先能估算出一系列包括甲醛固定在内的所谓内在性因子所导致的抗原丢失量；而且强调，只有在同一张切片上找到一种普遍存在的内对照细胞抗原成分，才可能推算这些内在性因子所致的影响，否则一切定量免疫组织化学染色均属空谈，顶多只能是估计而已[21]。

然而，在抗原修复技术已经广泛使用并取得显著成功的时刻，人们却忽略了一条十分重要的真理：甲醛固定的石蜡切片在经过正确地抗原修复技术处理后，所得到的免疫组织化学染色结果可以等同于冷冻组织切片。换言之，抗原修复技术可以最大限度地修复石蜡切片中的组织抗原性，使之几乎与冷冻组织等同。这一点还将进一步讨论。

## 第四节　我们的实验依据和假说

### 一、克服最大难点——内在性因子的实验

免疫组织化学标准化面对的最大问题首先是：如何解决数以万计的石蜡切片因不同的甲醛固定条件所致不同程度的抗原丢失，也就是应该如何克服最大难点——内在性因子。

我们 20 多年的研究工作开发了为建立合宜的抗原修复技术程序所需要的配伍筛选实验[22]。通过多种实验模型，包括新鲜细胞或组织，按不同的甲醛固定时间建立标准化石蜡包埋块以保证多次实验的重复性和准确性。1998 年，我们应用配伍筛选实验对不同的甲醛固定时间（4 小时到 30 天共 7 个标本）、经合宜的抗原修复技术处理后，用 MIB-1、p53-1801 和角蛋白抗体 AE1 进行了免疫组织化学染色。结果表明：只要应用合宜的抗原修复技术进行处理，3 种抗体的免疫组织化学染色强度从 4 小时到 30 天均相等[23]。

最近，我们仔细重复了这一实验，将新鲜培养的乳腺癌细胞株（MCF7）和外科切除的乳腺癌标本切割成 7 小块，固定于 10% 中性甲醛溶液中，于室温下固定 6 小时、12 小时、24 小时、3 天、7 天、14 天和 30 天不同固定时间，再经过完全相同的包埋机后续脱水包埋等处理。应用抗原修复技术配伍筛选实验选定 0.05% 柠康酸酐（citraconic anhydride）溶液（pH 7.5）、微波炉加热煮沸 10 分钟作为合宜的抗原修复程序。在整个实验过程中，特别注意保证所有受试切片均在完全相同的条件下进行免疫组织化学染色以便准确定量分析。通过实验组内不同观察者的比较分析以及计算机图像分析（ImageJ, NIH, USA），结果表明，所有测试的 4 种抗体［ER、MIB-1、HER2 和角蛋白（AE1＋CAM5.2）］均达到非常接近的同等免疫组织化学染色结果（图 13-1）。

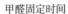

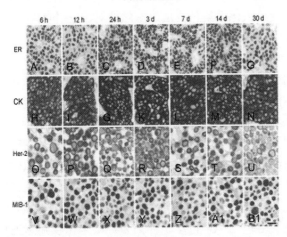

**图 13-1 乳腺癌组织（A~H）和乳腺癌细胞株 MCF-7（O~B1）经一系列不同时间甲醛固定的石蜡切片经抗原修复后的免疫组织化学染色结果。** 比较其染色强度，所测试的 4 种抗原（ER、CK、HER2、MIB-1）从最短 6 小时固定时间到最长 30 天固定时间的结果均显示相等的染色强度，计算机图像分析（ImageJ, NIH, USA）证实，在各种不同时间固定的组织或细胞之间，免疫组织化学染色强度无明显区别。注：固定时间列于图顶部，h＝小时，d＝天。原放大倍数为 200 倍，条纹码（B1）＝ 50μm。本图曾发表于 Shi et al. J Histochem Cytochem, 2007, 55(2) :105-109. 作者已获得复制本图的授权书

## 二、其他学者的实验报告对我们的支持

近年来，已有不少作者报告了支持我们上述实验结果的文章。如 Arber[24] 观察了 33 例病理科收藏的常规乳腺癌石蜡标本的免疫组织化学染色结果。这些标本均经 24 小时以上到 154 天较长时间的甲醛固定，但经过加热抗原修复处理后，对常用抗体 ER、PR、HER2、Ki-67、p27 和波形蛋白（vimentin）的免疫组织化学染色结果均非常满意。多数不同固定时间的标本之间无明显的免疫组织化学染色差别。Boenisch[25] 将切除的扁桃体标本分割成数小块，固定于 10% 中性甲醛

液中 12 小时或 1 天、2 天、4 天、8 天以比较免疫组织化学染色结果。他的研究目的是：抗原加热修复技术是否能拉平所有不同固定时间石蜡切片的免疫组织化学染色强度。虽然他对 30 种抗体只用了一个抗原加热处理程序进行免疫组织化学染色，仍然有 26 种抗体获得满意的结果，支持抗原修复技术可以消除不同固定时间所致的免疫组织化学染色差别。因此，可以认为，抗原修复技术可以基本消除各临床标本间由于固定时间不同而造成的差异，从而在染色强度和蛋白质含量方面具有可比性。

仔细观察近代病理学文献，就可以发现这样一种潜移默化现象：石蜡切片在经过抗原修复技术处理后所得到的免疫组织化学染色结果远优于冷冻切片，越来越多的人宁愿将石蜡切片而不是将冷冻切片视为免疫组织化学染色的"金标准"。Shidham 等细胞病理学者 [26] 应用石蜡切片免疫组织化学染色结果作为金标准来比较筛选他们测试的几种不同的细胞标本制备方法，包括 95% 乙醇湿固定或空气干燥后固定等方案，他们的结果显示，石蜡切片的免疫组织化学染色结果最好，堪称金标准。

## 三、基于石蜡和冷冻两种组织切片的免疫组织化学染色可以等同的假说

作者认为，如果接受上述观点——石蜡切片的免疫组织化学染色可以等同于冷冻切片的，就无须坚持长期以来强调免疫组织化学染色的阳性对照必须与石蜡切片完全等同的制备条件。正是这一苛刻要求阻碍了定量免疫组织化学染色技术的开发。

基于我们的实验材料（图 13-1），我们提出了以下假说：主要通过比较同一细胞或组织标本的冷冻和石蜡两种切片的免疫组织化学染色强度来计算抗原修复技术的修复率（R%），可以借用 ELISA 的原理来计算石蜡切片中某一细胞成分的欲测蛋白质含量，从而达到定量免疫组织化学之目的。这一假说的概念可以用下面的公式来表达：假设新鲜未经固定组织中的某蛋白质（抗原）含量为 Pf，则该抗原相应的免疫组织化学阳性染色强度应为 $\int(Pf)$；经 FFPE 切片中该抗原的免疫

组织化学阳性染色强度则为 $\int(Pffpe)$，代表石蜡切片中的该蛋白质含量 Pffpe（P＝蛋白质；f＝冷冻切片；ffpe＝石蜡切片；$\int$＝与该蛋白质相应的免疫组织化学染色强度）。如果有效的抗原修复技术处理能达到以下结果：$\int(Pffpe)=\int(Pf)$，即石蜡切片经抗原修复技术处理后其免疫组织化学染色信号可以达到与冷冻切片相同，抗原修复技术修复率 $(R\%)=\int(Pffpe)/\int(Pf)\times100\%=100\%$，便可认为 Pf＝Pffpe，即冷冻切片中的蛋白质含量可以不打折扣地代表石蜡切片的该蛋白质含量。如果抗原修复技术修复率低于 100%，则可按低于 100% 的修复率来计算打了折扣的石蜡切片中蛋白质含量（正如上文所引 Press 等于 1993 年报告的方法[15]）。根据我们的体会和文献报道，不少常用的抗体，如 p53、MIB-1、雌激素受体、角蛋白等，在常规石蜡切片上的免疫组织化学染色信号均不弱于冷冻切片上的，有的阳性染色强度甚至比冷冻切片更高（这种比冷冻切片增高了的阳性染色结果不是假阳性，而是由于常规丙酮或乙醇等固定的冷冻切片并不能理想的保存某些蛋白质的抗原性[27]），可以预计，多数抗体如应用最佳修复程序，均可达到 100% 抗原修复率。因此，只要证明了这一点，就可利用不同稀释度的新鲜蛋白质或合成肽借用 ELISA 的原理建立方便可行的定量免疫组织化学染色技术。

尽管已经有不少研究提供了有力证据，包括比较分析免疫组织化学染色结果与同一标本的生化定量分析等[28]，这一假说仍不足令人信服。为此必须进行下述定量分析的计划，严严实实、证据确凿地开发定量免疫组织化学方法。这一假说还需用一套规范化的细胞株或组织标本进行严格的检验以证实其可行性。

## 第五节 研究计划要点和建立定量免疫组织化学之难点

### 一、研究计划的目的

研究计划的首要目的是证明上述假说的真实性。为此，必须依靠现代精确度较高的蛋白质定量检测方法来核实抗原修复技术的修复率是否正确无误。在我们最近提交的研究经费申请书中，设计了 3 年研究工作：

（一）随机测试 **50～100** 种临床常用抗体的免疫组织化学染色结果，按半定量法将其划分为三组：抗原修复技术修复率高（**100%**）、中（**50%**）和低（**20%**）。

（二）从三组中选 **2～3** 蛋白质作为代表，进一步用多种定量方法（包括 **Roth** 报告的双重显色法 [18] 等）以达到重复核实的目的。此外，同时研究其他可能影响免疫组织化学染色的因素，如切片厚度、存放时间等 [10]。

（三）最后，用当前规范化的技术，从配对冷冻、石蜡细胞或组织切片中提出全部蛋白质以供定量测定。这一步对于提供足以让科学界信服的确凿证据是最关键的一步。为了精确起见，我们的计划中增设了一项附加基线性实验：选两个细胞株，包括不同的蛋白质以模拟癌细胞的不同类型，进一步核实定量免疫组织化学的可行性。

完成了上述 3 年研究工作，我们设计的借用 ELISA 的原理和方法来开发定量免疫组织化学的可行性结果就应该是能够令人信服的结果。

**（四）在研究计划中，考虑到以下关键性困难点：**

1. 从细胞或组织切片中提出全部蛋白质的技术必须规范化，以保证蛋白质的量的可重复性。最近，我们仔细观察了冷冻和石蜡切片在提取蛋白质后的外观，发现前者清澈透明，而后者浑浊，离心后可见沉渣。我们从同一个石蜡组织块上切下 8 份同等数量的切片放于塑料微试管内，应用加热方法提取蛋白质 [29]。有趣的现象是，第一次提出的蛋白质的量在 8 个标本之间有较大差别，但所有试管内均有残渣。连续用同一方法提取 8 次后，未见残存组织。此时再统计所有 8 次所提取的蛋白质的量在这 8 个标本之间已无明显差别。由此可见，提取组织切片内的蛋白质必须要有规范化的方法以保证准确定量。我们所用的重复加热提取蛋白质方法比较繁琐，不便使用，应开发简便有效的方法。最近，Fowler 等 [30] 报告，在一种特殊的压力升高达 40 000psi（1psi ＝ 6.895kPa）以上的条件下用抗原修复技术加热石蜡切片以达有效提取蛋白质的方法，其提取蛋白质的效率可高达 80%～95%（参见第 10 章）。

　　2. 准确的蛋白质定量测定方法在目前仍具挑战性，应予以高度重视。蛋白质总量的定量不难，但从提取的总蛋白质中选定的单一蛋白质进行定量才是最关键的要点。为此，我们建议应用多种定量检测法以确保科学性，包括上述双重显色法 [18]、ELISA、反相蛋白质阵列定量技术（reverse phase protein array, RPPA）[31]、定量蛋白质质谱分析等现代技术。必须用最有说服力的定量研究成果建立新开发的定量免疫组织化学技术的威信，才能让国内外病理学和形态学专家乐于接受新的方法。

　　3. 在证明了上述假说之后，设计计算机软件作为自动定量分析的重要依据是一项最重要而非常艰巨的任务。如上所述，新的定量免疫组织化学技术是借助 ELISA 的原理，但应该注意到，ELISA 的定量阅读仪比较简单，仅需要光谱分析溶液中所含颜色的量即可以达到定量的目标。然而，组织切片的定量免疫组织化学染色技术远比 ELISA 的阅读仪复杂。首先，颜色在切片上的分布不一致，包括细胞膜、细胞质、细胞核以及细胞外基质等各种成分；其次，染色的程度也很不一致。因此，这项工作极需专门从事计算机软件设计研究的专家组参加，共同讨论，这样才有可能开发定量免疫组织化学染色的阅读仪。近年来，计算机图像自动分析技术正在发展中，已经取得可喜的成就。毫无疑义，这对我们计划中的计算机软件设计将提供有用的信息。为加速计算机软件设计进度，可以分阶段研究；首先设计半自动计算机图像分析技术，即人工划定不同染色区划分多次定量。然后，在此基础上进一步探索开发自动计算机图像分析技术。

# 第六节　结　　语

　　从临床和研究两方面发展看，定量免疫组织化学是当前必须开发的技术。借用 ELISA 的原理和方法，通过对抗原修复技术修复率的计算，可以准确测定石蜡切片呈现阳性染色细胞所含某种蛋白质的量。为了实现上述计划，必须先证明假说，然后与计算机工程师合作开发计算机图像定量分析技术。从现有的科技水平来看，经过努力是完全可能建立起一套切实可行的定量免疫组织化学技术，为当代个体化靶向治疗以及分子医学提供强有力的工具的。

## 致谢

本文曾发表在 2011 年 12 月的《临床与实验病理学杂志》上，承编辑部主编龚西騟教授惠允复印全文，谨致谢忱。

石善溶

## 参 考 文 献

[1] Taylor CR, Cote RJ. Immunomicroscopy. A Diagnostic Tool for the Surgical Pathologist. 3rd ed. Philadelphia: Elsevier Saunders, 2005.

[2] Fox CH, Johnson FB, Whiting J, et al. Formaldehyde fixation. J Histochem Cytochem, 1985, 33(8): 845-853.

[3] Jagirdar J. Immunohistochemistry, then and now. Arch Pathol Lab Med, 2008, 132(3): 323-325.

[4] Gown AM. Unmasking the mysteries of antigen or epitope retrieval and formalin fixation. Am J Clin Pathol 2004, 121(2): 172-174.

[5] Shi SR, Key ME, Kalra KL. Antigen retrieval in formalin-fixed, paraffin-embedded tissues: an enhancement method for immunohistochemical staining based on microwave oven heating of tissue sections. J Histochem Cytochem, 1991, 39(6): 741-748.

[6] 吴秉铨，刘彦仿 . 免疫组织化学病理诊断 . 北京科学技术出版社，2007.

[7] 郑杰 . 提高作为"金标准"的病理诊断的含金量 . 中华病理学杂志，2011，40(1)：1-3.

[8] 周小鸽 . 全国性免疫组织化学质量控制活动介绍 . 中华病理学杂志，2005，34(10)：691-692.

[9] 杨莹，魏兵，步宏 . 乳腺癌 HER2 检测的现状和存在的问题 . 临床与实验病理

学杂志，2010，26(5)：602-605.

[10] Shi SR, Liu C, Taylor CR. Standardization of immunohistochemistry for formalin-fixed, paraffin-embedded tissue sections based on the antigen retrieval technique: from experiments to hypothesis. J Histochem Cytochem, 2007, 55(2): 105-109.

[11]《临床与实验病理学杂志》编辑部和福建省病理质控中心联合主办（迈新生物技术开发有限公司承办）：2011 年全国免疫组织化学专题研讨会：抗原修复和免疫组织化学标准化. 福建省福州市，2011 年 5 月 27 至 31 日.

[12] Wolff AC, Hammond MEH, Schwartz JN, et al. American Society of Clinical Oncology/College of American Pathologists guideline recommendations for human epidermal growth factor receptor 2 testing in breast cancer. Arch Pathol Lab Med, 2007, 131(1): 18-43.

[13]《乳腺癌 HER2 检测指南》编写组. 乳腺癌 HER2 检测指南. 中华病理学杂志，2006，35(10)：631-633.

[14] DeLellis RA, Sternberger LA, Mann RB, et al. Immunoperoxidase technics in diagnostic pathology. Report of a workshop sponsored by the National Cancer Institute, Am J Clin Pathol, 1979, 71(5): 483-488.

[15] Press MF, Pike MC, Chazin VR, et al. Her-2/neu expression in node-negative breast cancer: Direct tissue quantitation by computerized image analysis and association of overexpression with increased risk of recurrent disease. Cancer Res, 1993, 53(20): 4960-4970.

[16] Riera J, Simpson JF, Tamayo R, et al. Use of cultured cells as a control for quantitative immunocytochemical analysis of estrogen receptor in breast cancer. The Quicgel method, Am J Clin Pathol, 1999, 111(3): 329-335.

[17] Allred DC, Mohsin SK, Genty C, et al. Method of quantitative immunohistochemistry and in situ hybridization. United States patent US 2006/0160151, July 20, 2006.

[18] Roth KA, Brenner JW, Selznick LA, et al. Enzyme-based antigen localization and quantitation in cell and tissue samples (Midwestern assay). J Histochem Cytochem, 1997, 45(12): 1629-1641.

[19] Shi S-R, Liu C, Perez J, et al. Protein-embedding technique: A potential approach to standardization of immunohistochemistry for formalin-fixed, paraffin-embedded tissue Ssctions, J Histochem Cytochem, 2005, 53(9): 1167-1170.

[20] Bogen SA, Sompuram SR. Peptides as immunohistochemistry controls // Shi SR, Taylor CR, eds. Antigen retrieval immunohistochemistry based research and diagnostics. Hoboken, New Jersey, USA: John Wiley & Sons, 2010: 123-140.

[21] Leong AS-Y. Quantitation in immunohistology: fact or fiction? A discussion of

variables that influence results. Appl Immunohistochem Mol Morphol, 2004, 12(1): 1-7.

[22] Shi SR, Cote RJ, Yang C, et al. Development of an optimal protocol for antigen retrieval: a 'test battery' approach exemplified with reference to the staining of retinoblastoma protein (pRB) in formalin-fixed paraffin sections. J Pathol, 1996, 179(3): 347-352.

[23] Shi SR, Cote RJ, Chaiwun B, et al. Standardization of immunohistochemistry based on antigen retrieval technique for routine formalin-fixed tissue sections. Appl Immunohistochem, 1998, 6(2): 89-96.

[24] Arber DA. Effect of prolonged formalin fixation on the immunohistochemical reactivity of breast markers Appl Immunohistochem Mol Morphol, 2002, 10(2): 183-186.

[25] Boenisch T. Effect of heat-induced antigen retrieval following inconsistent formalin fixation, Appl. Immunohistochem. Mol Morphol, 2005, 13(3): 283-286.

[26] Shidham VB, Chang CC, Rao RN, et al. Immunostaining of cytology smears: A comparative study to identify the most suitable method of smear preparation and fixation with reference to commonly used immunomarkers. Diagn Cytopathol, 2003, 29(4): 217-221.

[27] 石善溶，石砚，Taylor CR. 抗原修复技术研究进展 . 中华病理学杂志，2007, 36(1) : 7-10.

[28] Pertschuk LP, Axiotis CA. Antigen retrieval for detection of steroid hormone receptors // Shi SR, GU J, Taylor CR, eds. Antigen retrieval techniques: immunohistochemistry and molecular morphology. Natick, Massachusetts: Eaton Publishing, 2000: 153-164.

[29] Shi SR, Fang X, Garcia LK, et al. Standardization of protein extraction for formalin-fixed, paraffin-embedded tissue sections: an approach of complete solubilization. Poster presented at the 62nd Annual Meeting of Histochemical Society, Woods Hole, MA, March 30 - April 1, 2011.

[30] Fowler CB, Cunningham RE, Waybright TJ, et al. Elevated hydrostatic pressure promotes protein recovery from formalin-fixed, paraffin-embedded tissue surrogates. Lab Invest, 2008, 88(2): 185-195.

[31] Liotta LA, Espina V, Mehta AI, et al. Protein microarrays: Meeting analytical challenges for clinical applications, Cancer Cell, 2003, 3(4): 317-325.

# 第十四章　免疫组织化学和蛋白质组学的共生：分子微观形态学的明天

随着近代分子生物学的飞速发展，我们对于疾病的认识已从单纯的形态学分析逐渐深入到基因水平，而且各种分子生物学技术已开始进入病理诊断的日常工作（如聚合酶链反应（PCR）、凝胶电泳、核酸原位杂交等），协助我们诊断疾病，判断预后，以及选择治疗方案，因而，一个崭新的领域登上了病理学的舞台，它就是分子病理学。虽然随着各种靶基因的发现，分子病理学的地位愈加重要[1]；然而，对于大多数临床病理医生来说，我们还是更喜欢显微镜下那色彩缤纷的组织图像。对于病理学的明天，我们更期待的是分子形态学，即通过显微镜观察 DNA、RNA 以及蛋白质在各种不同细胞中的变化。核酸原位杂交、免疫组织化学便是两个最好的例子。

## 第一节　分子形态学

### 一、分子形态学的定义

至于分子形态学的定义，目前认为：分子形态学是一门融合了免疫组织化学以及分子生物学技术的边缘学科，它是在形态观察的基础上，检测器官、组织或体液中相关蛋白质和核酸分子的表达状况从而达到病理诊断的目的。但是，上述简短的定义并不一定确切。首先，应该强调的一个基本点是：一切病理诊断必须从传统的形态学观察分析出发才能正确选择必需的进一步辅助检测方法，如各种组织化学以及分子生物学技术等。而所有辅助检测方法的结果也只有结合病理形态学的标准才能得出最后的诊断。由于免疫组织化学既保留了组织形态，又可以观测蛋白质分子的定位和变化，甚至可以由此推断出其基因的改变，因此它犹如一座桥梁，连接着组织病理学和分子病理学，使病理医生能够透过显微镜，在细胞形态的基础上观察 DNA、RNA 和蛋白质的改变。因此，在这一意义上可以说，免疫组织化学打开了通向分子病理学的大门。自从组织化学尤其是免疫组织化学用于病理诊断以来，一切形态学学科，包括病理学，就已经逐渐地过渡到分子形态学了。例如，对于一位晚期肺腺癌患者，我们常规进行 EGFR 基因检测，以筛选适合的治疗方案。过去一般应用 PCR 法，但是，现在我们拥有了针对突变的 EGFR 蛋白的特异抗体，因此我们可以利用免疫组织化学，检测 EGFR 的基因突变 [1-2]。其好处不仅在于降低了成本和技术要求，而且由于肿瘤细胞清晰可见，更有利于结果的判断。

## 二、形态学分析的基本功是最重要的病理诊断基础

作者认为，作为病理医师，应该以形态学观察为基本功，以其久经锻炼的头脑加上明察秋毫的眼睛准确地分析显微镜下的细胞形态：通过死亡细胞形态所提示的蛛丝马迹，能够分辨每一个微小变化所代表的意义，从而可以推断出细胞在生活时的经历和一切病理过程。恰如杰出的刑事侦探专家那样，根据从现场收集到的犯罪线索，可以判断罪犯的作案过程。应该认识到，病理医师经过千锤百炼所积累起来的显微镜下形态学分析的基本功才是最重要的宝贵财富，也只有在这一个基础上才能够保证近代分子病理学的发展方向。现代的病理学者可以充满信心地坐在显微镜旁，可以根据形态学观察分析的需要，向现代科学技术的各个方向学习和应用当代分子生物技术，促进分子病理学的发展。

如果从形态学的基本概念及其发展来看，形态学的主要研究方法是通过观察生物个体的结构形态探讨生物体的功能（解剖学）而步入科学领域的。17 世纪光学显微镜的发明，使形态学观察进入了微观境界，产生了细胞学、组织病理学，这两门学科在生物医学科研和临床实践上至今仍然是极为重要的学科。正如第 1 章所述，随着分子生物技术的飞速发展，各种新的技术逐渐整合到形态学观察方法中，从而

产生了组织化学以及免疫组织化学（参见第 1 章表 1-1）。核酸原位杂交法开启了从显微镜下直接观察细胞中核酸分子分布和动态变化的可行性。科学家仍然期望开发更多类似的整合方法，盼望有一天人们能够直接观察形形色色的各种分子在细胞内的分布和活动，进一步扩大形态学的研究领域。

## 三、当前分子病理、形态学的基本途径：整合与共生

但是，这种整合新技术从而创造形态学新技术领域的道路并不容易。当前的实际情况下是，如上所述，以病理形态观察作为基础，根据需要选择分子生物技术等生物化学检测方法（非形态学方法）作为重要的佐证或补充手段。因此，当前分子病理、形态学的基本途径可以归纳为两个方面：整合与共生。众所周知，整合途径最好的例子就是免疫组织化学。关于共生的概念是指：基于形态分析，结合其他非形态学方法得出准确的结论。国内外大量文献中已有应用多种分子生物技术结合形态学分析对肿瘤的分类、早期诊断、易感基因的检测、预后判断和预后监测等进行分析的详细报道。吴秉铨教授多年来致力于分子病理学的临床和基础医学研究，发表了大量高水平的文献。他在"基因检测是病理学发展的又一推动力"的述评中，简明地总结了上述有关近代分子病理学的概念[1]。如上所述，近年来在抗原修复技术的推动下，进行了大量免疫组织化学研究，并对从常规石蜡组织切片中提取的蛋白质进行了蛋白质质谱分析等，包括比较冷冻组织和石蜡组织所得结果，以确认后者的可靠性；在此基础上有效地开辟一条崭新的探求各种新的生物标志物的科学道路。Hwang 等[2] 应用shotgun 蛋白质组学分析技术对一组前列腺正常和不同期的前列腺癌的石蜡组织芯片进行了研究，探讨组织蛋白质组学在这种微量组织的特定条件下能否得到科学的结论。他们成功从 5 例正常前列腺和 25 例前列腺癌的微小组织中分析了 428 个前列腺相关的蛋白质，除证实 PSA 的分布符合已知的规律外，还发现了新的生物标志物 Wnt-3。他们还比较了不同加热修复液对从石蜡组织中提取的蛋白质的量的差异，证实，应用 2% SDS 加热 94℃ 30 分钟，继以 60℃ 3 小时可以获得 100%

的提取率。最近，Tanca 等 [3] 在高度赞扬加热修复技术用于从石蜡包埋组织中提取蛋白质所取得的优异成果时，热情洋溢地呼吁迎接一个从常规石蜡组织切片中解放蛋白质进行蛋白质质谱等分析的新时代。如第 10 章所述，大量的研究结果已经令人信服地证实：经过高温加热修复处理后，从常规石蜡包埋的组织切片中提取的蛋白质可以等同于从新鲜组织中提取的蛋白质。这一结论是在可靠的蛋白质质谱分析和免疫组织化学染色相结合（共生）的研究基础上得出的。恰如 20 多年前加热抗原修复技术问世以后，掀起了免疫组织化学染色在常规石蜡包埋的组织切片上如雨后春笋般广泛应用。当今，如 Tanca 等 [3] 所称，从常规石蜡组织切片中解放蛋白质进行蛋白质质谱等分析的新时代正在兴起，与日俱增地被用于生物标志物的搜寻并已取得可喜的成果，展示出一片光明的前景。

　　作者根据自己多年来通过显微镜观察以及从事形态学研究对疾病发生和发病机制的认识的积累，就本人对当前分子形态学或分子病理学的概念提出一些看法以供参考讨论，综合成两个方面：共生和整合。首先，需要强调有必要启用共生和整合这两个词汇，以澄清当前对分子形态学或分子病理学的定义。有一种错误的概念：把分子病理学局限于分子生物学的各种非形态学分析方法在病理学领域的应用（如下所述，这只能代表临床应用科学的一个分支）。应该看到，病理学的发展（如表 1-1 所示）是随着科技的进步，从最早的肉眼观察（大体解剖）到显微镜观察（细胞），再因电子显微镜的发明而进入超微结构的观察的。近代生物化学乃至分子生物学技术的飞速发展使形态学能够更上一层楼，进入分子形态学范畴。但是，万变不离其宗，病理学仍然是基于显微镜观察的形态学分析技术。关于这个概念，在目前欧美文献中也有所反应。一般认为，分子病理学是建立在分子生物学及其技术的基础上对疾病发病机制的认识，是发展中的边缘学科。但是，对于作为临床应用学科的病理学来说，分子病理学就比较局限在应用非形态学的方法（或基于液体分析的方法），以对应于形态学方法（基于切片的方法）。当然，这个概念也与西方国家总是把属于非形态学方法范畴的临床生化检验也都划归病理科管辖有关。上述讨论可以简单地归纳为：在科学技术发展的历史进程中，病理学经历了从最早的大体解剖肉眼观察到显微镜下对细胞的观察，由于近代生物化学乃至分子生物学技术的飞速发展，又从细胞病理学水平进入了分子病理学水平。

## 第二节　第一个方面：共生

如上所述，共生是指基于细胞和组织病变的形态学分析，结合现代分子生物科学技术的新成就，根据形态学分析的需要，选择合适的分子生物科学技术（属于非形态学的方法），以确认和补充传统形态学的不足。就目前的病理诊断的现实状况来看，除了应用免疫组织化学和核酸原位杂交作为整合现代分子生物科学技术与形态学成为名副其实的分子形态学外，在论及分子病理学或形态学时，绝大多数均属于共生这一范畴。

关于基因检测在病理学中的应用和将来发展方向等，请参阅相关的文献以及专著。本章仅集中讨论蛋白质质谱分析与免疫组织化学染色的共生。

### 一、蛋白质质谱分析与免疫组织化学染色共生的基础

简单来说，基于二者的优缺点而进行的互补就是二者共生的基础。近年来，由于蛋白质质谱分析技术的飞速发展，提供了从微小的标本中同时分析数千个蛋白质的高通量工作平台[4-7]，使分子生物学进入后基因组时代。但是，要想从蛋白质质谱分析得出的庞大信息中发现有用的标志物并进而确证其临床应用价值，就目前数以千计的文献报道来看，蛋白质质谱分析与免疫组织化学染色的共生是必由之路[8-9]。从这里可以看出，基于二者的优缺点需应用互补策略：质谱分析虽然可以同时分析标本中的数千个蛋白质，但缺少组织和细胞内各类蛋白质分布的重要信息，即使应用显微解剖的新技术，仍然不可能取得从显微镜下直接观察到的结果；正像人们常说的，眼见为实，耳听为虚。

就此可以看出形态学的不可取代的独特优越性。2004 年，Melle 等 [8] 根据自己的经验和文献提出三结合策略：显微解剖分离组织成分，蛋白质组学分析，免疫组织化学共用，作为寻求生物标志物的有效方法。近年来有不少新造的名词出现，如组织蛋白质组学（histoproteomics）[10]、液化形态学（liquid morphology）[11]、蛋白质组图谱（proteome maps）[12]、形象蛋白质组学（toponomics）[13] 等，充分反映了这种成长于形态学和蛋白质组学共生关系上面的新生事物。根据第十章的内容，目前，多数文献均应用组织蛋白质组学一词表达这一新的概念。

在当前个体化医学研究中，组织蛋白质组学从一开始就展示出即将不断暴发出来的无限潜力。组织蛋白质组学是连接基础和临床医学研究领域的最有力的手段，也是能够充分利用常规石蜡组织切片寻求临床可应用的生物标志物的重要途径。近年来，基于组织蛋白质组学进行的有关生物标志物的研究成果成倍上升，据美国公共医学网（PubMed）统计：从 2001 年的 983 篇论文猛增至 2011 年的 11 490 篇，增加了 11 倍多 [14]。在发现、证实以及定量确证生物标志物的特异性等技术和临床应用价值的进一步研究等方面，都已经发表过大量文献。然而，当今迅猛发展的研究洪流，必然是泥沙俱下，鱼龙混杂；文献报道的结果经常不一致，甚或互相矛盾的文章也颇不少见。英国的病理学杂志近期发表的编辑部文章特别强调，所有的生物医学研究统一生物标本的质量和各种处理标准是首要的条件；并强调，今后所有这方面的论文应该按照规定的 16 项要求详细写入论文以资比较 [14]。应用常规石蜡组织的规范请参见第 10 章，其统一标本质量的关键在于应用合适的抗原修复技术。

## 二、生物标志物的发现和高效率的计算机知识库

生物标志物已经与日俱增地被当作今日医学研究的首要课题之一。从最初的定义来看，所谓生物标志物是用同位素标记的一些物质可以输入人体以测定器官的功能。但是，目前所用的生物标志物一词特别关注蛋白质在某类特定疾病时的表现。当然，生物标志物不仅是蛋白质，也包括基因组的变异，如单核苷酸多形性（SNP）、拷贝数的

变异（CNV）等以及基因表达变异、微小 RNA 的变异和代谢变异等多个方面[4]。由于癌症是目前领先的致死病因，当前探讨的定向靶位治疗标志物（stratification biomarker）主要就是针对癌症的生物标志物，如 EGFR、Her2/neu、ALK、BRAF、Bcr-Abl、PIK3CA、JAK2、MEK、Kit 和 PML-RARa，均为目前使用的抗癌标志物。

　　成功发现有用的生物标志物有赖于建立高效率的计算机知识库（knowledge base）。计算机知识库建立在不断而系统地收集各种有关疾病发病机制和生物标志物基础和临床研究基础上，目前已经有一些这样的计算机知识库，如 Pathway Studio、Compendia Bioscience（Oncomine）、NextBio、SelventaSelventa、tranSMART 等，但相互之间还缺少应有的重叠性。应该认识到，从应用各种高通量搜索平台（OMICS）得到大量标志物，仅仅是万里长征第一步。大量的进一步研究围绕着功能鉴定，证实标志物的可用性必须依赖建立在广博收集国际生物医学文献的计算机知识库上，从查证疾病的病理生理机制和待定标志物之间千丝万缕的联系，再经过重复实验以及临床资料的验证，最后还须经过临床试验和有关机构的审核通过，方可投入市场。表 14-1 总结了一个计算机知识库（GOBIOM）收集的有关标志物的统计数据。

　　表 14-1 中，基因组技术包括检测基因组变化，如基因组测序、PCR 和 FISH 等方法；可以精确测定单一核苷酸的多形性（SNP）、拷贝数的变异（CNV）。如 KRAS 的测序已用于检测结直肠癌的 KRAS 基因突变，以预测患者对抗 EGFR 抗体的治疗效果以及肿瘤对药物的

表 14-1　Gobiom 数据库统计的应用有关高通量搜索平台（OMICS）所得的标志物结果[4]

| OMICS 方法 | 基因组技术 | 蛋白质组学 | 转录芯片阵列 | 微小 RNA | 代谢类型 |
|---|---|---|---|---|---|
| 初步所得标志物数量 | 4500 | 2930 | 512 | 88 | 19 |
| 经过复核和 FDA 核准数量 | 62 | 49 | 7 | 0 | 2 |

注：本表内统计数字来源于参考文献 #4

对抗性 [15-18]。

应用各种高通量组学技术（omics）检测技术获得的初步生物标志物只能作为候选标志物。后者还必须经过系统生物学所支持的"知识库"对每一候选标志物进行的功能分析，确认其可能与有关疾病发病机制各环节的潜在联系，这一过程至关重要。目前，可应用的知识库并已见诸文献者已不少，如 Pathway Studio、Compendia Bioscience（Oncomine）、NextBio、Selventa、tranSMART、Metacore、IPA、KegArray 等。然而，知识库的建立和应用还在起步阶段，有人比较了在同一病理机制 10 个知识库之间的情况，令人吃惊地发现知识库之间很少重叠。一般认为，Metacore 的病理机制经过分析，有 84% 的可靠性 [19]。为了提高知识库的应用价值，首先需要进行一系列的标准化处理。进一步的改进包括：标志物名词的规范化，建立能自动从浩繁的文献中有效猎取相关资料的标准化知识库，以及建立高效率的搜索程序，即在输入一个候选标志物名词以后，知识库能自动提供有关信息。

## 第三节 第二个方面：整合

### 一、免疫组织化学和核酸原位杂交是整合现代分子生物科学技术与组织形态学为一体的例证

免疫组织化学是整合现代分子生物科学技术与组织形态学为一体的最佳例证，已为当今学术界所公认。核酸原位杂交相继创造了整合现代分子生物科学技术与组织形态学为一体的另一例证。这样一来，人们通过显微镜不仅可以直接观察到组织细胞内蛋白质的分布情况，还可以直接观察到组织细胞内核酸的存在。然而，这只是一个起点，虽然是一个光辉的里程碑式的起点。随着现代分子生物以及其他科技的飞速发展，如图像蛋白质质谱分析学，纳米技术标志物在生物图像方面的开发 [20]，适体（aptamer）[21] 等新技术的不断涌现，提供了研究开发整合现代分子生物科学技术与组织形态学为一体的广阔途径。

## 二、创造新的整合技术是病理学者的理想和希望

显然，广大的病理学者渴望更多地将现代分子生物科学技术与组织形态学整合为一体，能够直接观察到组织细胞内的分子水平的变化。创造新的整合技术需要思考和坚持不懈的努力。作者不才，愿提供早年的一点构思，以达抛砖引玉的目的。

1994 年，Morgan 等 [22] 报告，在抗原修复液中加入氯化钙可以阻断单克隆抗体 MIB1 的阳性免疫组织化学染色结果，使之成为阴性。据此，他们提出了一种假说：组织甲醛固定时，可以形成一个笼状的钙和蛋白质的复合物，从而封闭抗原抗体反应。因此，应用高温加热来修复是必要的处理方法。我们 [23] 应用新鲜切除的膀胱移形细胞癌和淋巴结组织，尽快做成冷冻切片。在组织切片固定前，预先将冷冻切片浸泡于：① 50mmol 氯化钙、pH 7.1，在 4℃冰箱内过夜；② 10mmol EDTA、pH 5.0，在 4℃冰箱内过夜；③ 冷冻切片经过 50mmol 氯化钙、pH 7.1、过夜处理后，再用 10mmol EDTA、pH 5.0 处理 20 分钟。所有冷冻切片经过上述三种处理后，即用 PBS 冲洗，固定于 10% 中性甲醛液 10 分钟。免疫组织化学染色应用 ABC 方法，第一抗体为 7 种单克隆抗凝血酶致敏蛋白质抗体（TSP 1-7, NeoMarker, Fremont, CA, USA）以及单克隆抗 Ki-67 抗体 MIB-1，染色结果显示：所有 7 种单克隆抗凝血酶致敏蛋白质抗体主要显示细胞外间质染色特点，其中 TSP-2、-5、-7 偶见少数癌细胞质染色。凡经过氯化钙处理的冷冻切片，大都出现 TSP 染色阴性，或出现部分细胞质染色。但是，经过 EDTA 处理的切片免疫组织化学染色不受任何影响。更有趣的现象是，上述第 3 组切片在继氯化钙处理后，应用 EDTA 作为挽救氯化钙所致的蛋白质分子结构变化的手段，果然收到了预期的效果：免疫组织化学染色完全显示正常的 TSP 阳性染色结果。MIB-1 的染色显示同样的免疫组织化学染色结果：即经过氯化钙处理的冷冻切片大都出现 MIB-1 染色阴性，而这种阴性可以应用 EDTA 处理来挽救氯化钙所致的蛋白质分子结构变化，使之再转变为阳性。这一实验结果清楚地证实了：氯化钙导致的蛋白质分子结构变化是独立于甲醛固定所致的蛋白质分子结构变化的。氯化钙导致的蛋白质分子结构变化是有一定

的选择性的，如对上述 TSP，MIB-1 是阻断抗原抗体的结合的；对某些蛋白质，如 C 蛋白质，则能够促进抗原、抗体的结合。基于这种可以应用免疫组织化学染色来检测的外加因素诱导的蛋白质分子结构变化这一思维过程，我们提出以下设计，以供开发新技术。

如图 14-1 所示，假设某一蛋白质 PA，具有一个抗原结合簇 TA 可以被抗体 Ab1 所识别而产生免疫组织化学染色阳性（如图上栏所示）。与此同时，如果蛋白质 PA 还有另一个特点：它可以被一种化学诱变剂 CMS 引起蛋白质分子结构改变而产生另一个抗原结合簇 Ab2，可以被抗体 Ab2 所识别而产生免疫组织化学染色阳性（如图中下栏所示）。在这种特定的条件下，只需应用一种特定的化学诱变剂——CMS——就可以有效地鉴别某些蛋白质分子结构方面的微小变化。根据这一设想，可能开发检测蛋白质分子结构方面的微小改变，如蛋白质分子的翻译后修饰等。

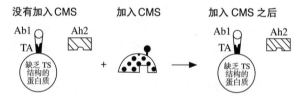

缺乏 TS 结构的蛋白质在加入 CMS 后不会发生蛋白质的结构改变，因而免疫组织化学染色维持原状，只有 Ab1（+）

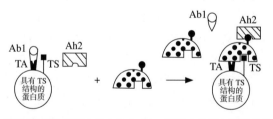

具有 TS 结构的蛋白质在加入 CMS 后发生的蛋白质结构的变化。这一变化可以导致免疫组织化学染色结果改变为 Ab2（+）

图 14-1 图解某种蛋白质的 PA，由于其存在某类亚型之间的分子结构方面的差别微小（TS），这种差别经过一种特定的化学诱变剂 CMS 处理后能够产生可以被抗体 Ab2 识别的抗原，如图下栏最后图示的 TS + CMS + Ab2 三结合产生的免疫组织化学染色阳性结果。原图发表于 Shi, et al. J Histochem Cytochem, 1999, 47(4): 463-470. 复制本图获得原出版者的同意和授权

## 三、图像质谱分析

图像质谱分析（imaging mass spectrometry, IMS）是最近开发出来的一门新技术，它是建立在质谱分析法上，特别是通过基体辅助激光解析（matrix-assisted laser desorption ionization, MALDI）技术或次级离子质谱分析法（secondary ion mass spectrometry, SIMS）上，能够在一张组织切片上对组织结构内的蛋白质、脂质等细胞组成成分进行质谱分析。简而言之，把一种基质喷涂在组织切片上以帮助组织中的高分子离子化，经过激光扫描产生离子化后，将离子群导入质谱分析仪器进行一系列的处理即可获得蛋白质等在组织切片上显示的地图。1997 年，IMS 最早由 Caprioli 的实验室发表。此后不久即开始用于临床研究，如在癌组织中 HER2 的表达以及分布等研究中显示出颇具研究魅力的发展前景 [24]。在开发 MALDI-IMS 的研究方面，美国的 Caprioli、欧洲的 Heeren 以及日本的 Setou 三位教授的实验室同时作出了贡献。我们在编写第二本有关抗原修复技术的英文专著时，曾经邀请 Setou 教授和他的助手 Mukai 撰写了题为"在组织切片上观察蛋白质地图"的专门章节 [25]。他们图文并茂地详细介绍了有关冷冻组织切片的制备方法以及他们获得成功的各种技术革新、主要的 3 种基质的特点和应用的技术方法，以及最后一步如何把薄组织切片转移到特制的塑料膜上以供 IMS 分析等系统的知识。文中所附 IMS 彩色插图可与核磁共振成像（MRI）或 X 线断层摄影（CT）所显示的人体解剖图媲美。读者可以参考该专著。

但是，这门新兴的技术从开始起步就依赖新鲜组织冷冻切片。Setou 等在 2010 年受邀撰写上述专门章节时，该章的内容仅限于新鲜组织冷冻切片。虽然已经有应用石蜡包埋的组织切片做 IMS 分析的报道，但尚处于萌芽阶段，未被重视。后来，由于从事 IMS 技术开发的科学家们逐渐从与日俱增的加热抗原修复在免疫组织化学染色等方面令人瞩目的成绩中认识到，FFPE 的人体组织是不可取代的极为宝贵的科学研究资源，任何一种现代化的分子生物技术不能仅仅局限于新鲜冷冻组织切片，必须千方百计地寻求一种能够克服 FFPE 对组织内高分子成分带来的负面影响的有效方法。于是，从事与常规石蜡包埋组织标本相关联的科学研究和技术开发都顺理成章地应用起加热抗原修复技术。鉴于已有数以万计的近代有关加热抗原修复技术的文章，人们认识到加热抗原修复技术在免疫组织化学染色等方面取得的优异成果——开启了把现代分子生物学技术用于 FFPE 组织科研宝库的途径。继免疫组织化学染色之后，加热抗原修复技术的基本原理已被用于包埋前后免疫电镜染色、核酸原位杂交、TUNEL、从石蜡包埋组织中提取蛋白质或核酸、甲醛固定的冷冻切片等，取得了一系列重要成绩（参见第 1 章），这些有力地证明了：这一极为简单的加热修复方法的确提供了解放石蜡组织中的蛋白质等高分子结构成分的坦途，开启了病理学家和形态学家步入分子病理学 / 形态学的大门。

2008—2011 年 期 间，意 大 利 的 Ronci 等 [26]、澳 大 利 亚 的 Gustafsson 等 [27]、美国的 Casadonte 和 Caprioli[28] 相继发表了他们经过反复实验、成功应用加热抗原修复技术方法，使 IMS 能够用于常规 FFPE 组织切片的文章。

Ronci 等 [26] 首先仿照 Fowler 的方法，设计包埋 10% 牛血清白蛋白质（BSA）于洋菜胶或聚丙烯酰胺凝胶，然后再按常规 FFPE 这一包含牛血清白蛋白的凝胶体。把如此做成的石蜡块作为一种组织代替物，用来检测建立的抗原修复程序可否使 IMS 用于常规石蜡切片。此外，他们也同时应用常规石蜡包埋的乳腺癌标本，并将同样标本的冷冻切片作为对照。他们使用的加热抗原修复程序是：在加热 98℃ 的条件下，孵育石蜡切片于 0.1M EDTA（pH 8.4）或 0.1M EDTA（pH 8.4）加 3% 胰蛋白酶的修复液 30 分钟。然后，再继续将切片置于 3% 胰蛋白酶 PBS 溶液中孵育，在 37℃ 的条件下 15 分钟。通过仔细比较未固定的组织和常规固定的组织切片在经过加热修复处理与未经加热修复处理等对照条件下所得到的结果，出乎意料，他们认为，经过加热修复和胰蛋白酶的两步法处理，常规石蜡包埋的实验代替物或乳腺癌组织均获得最多的总蛋白质数量。因而，通过应用加热抗原修复的方法，可以充分利用全球数以万计的常规石蜡包埋组织块，成功开展 IMS 研究。因此，有可能建立全球的蛋白质表达分析谱，在当今个体化医学研究中，大大加速寻求生物标志物的进程。Gustafsson 等 [27] 比较了两种修复液（EDTA 和柠檬酸缓冲液），认为后者较好。他们对人体卵巢癌组织的冷冻和 FFPE 组织进行了 IMS 比较研究，结果显示，他们应用的加热抗原修复程序较好。他们的加热修复方法是：石蜡组织切片先加热 60℃ 1 小时，然后常规二甲苯脱蜡，乙醇等以及 10mmol 碳酸氢胺（$NH_4HCO_3$）溶液浸泡 5 分钟并清洗 2 次。将切片浸入 10mmol 柠檬酸缓冲液中，应用微波炉加热煮沸 10 分钟（注意保持修复液的平面）。然后，将加热温度降低到 98℃，继续在微波炉里加热 30 分钟。冷却后，用 10mmol 碳酸氢胺溶液清洗 2 次（5 分钟）。与冷冻组织比较，石蜡包埋组织的 IMS 结果和冷冻组织的 IMS 结果相同。

　　基于 IMS 技术的开创者 Caprioli 的实验室的研究资料，Casadonte 和 Caprioli[28] 发表了应用加热抗原修复方法用于 IMS 的仔细分析以及最详细的方法学介绍。他们应用常规 FFPE 的外科病理标本，制成组织芯片。二甲苯脱蜡的时间由原来的 20 分钟缩短成 3 分钟，以减少对蛋白质的影响。酶消化虽然可以裂解蛋白质成为多肽从而进行 IMS 分析，但是，如果没有应用加热抗原修复处理，由于甲醛固定组织所致的交联产物无法消除，由于不少蛋白质不能被 IMS 识别会导致假阴性结果。因此，为了保证 IMS 观察的准确性，必须应用已经为全球公认的加热抗原修复处理方法。他们强调了加热抗原修复技术的两个主要的基本因素，加热条件和修复液的酸碱度，在 IMS 检测蛋白质在常规石蜡切片中的分布图时的重要性。基于这两个主要的基本因素，他们把脱蜡后的石蜡切片浸入 pH 9.0 的 Tris-HCl 缓冲液中，加热 95℃持续 20 分钟。加热后，冷却 10～15 分钟以免切片脱落。与一般应用从组织切片中提取出的蛋白质进行质谱分析的处理程序一样，在把标本放进质谱分析机前，必须先经过酶消化处理，其目的是为了将蛋白质分子裂解成较小分子的多肽，以便进行后续的离子化等步骤。进行 IMS 的石蜡切片经过上述加热修复处理后，也必须经过酶消化处理。当然，此一步骤可以视为一箭双雕：既可以有抗原修复的作用，也是 IMS 检测的必要步骤。应用这一 IMS 分析方法，可以从组织中多肽的表达类型来查证肿瘤组织的分子特征，从而有助于肿瘤组织分类。IMS 分析方法的另一个优点是：能够在保持组织结构完整的条件下，观察蛋白质、脂质等在组织内的分布；这一优点提供了分析一些高度异质性组织内蛋白质分布的重要途径。IMS 分析方法在临床诊断方面的应用正在不断增加，自 2009 年以来，每年发表的文献已经超过 100 篇。除了帮助从客观的角度判断肿瘤患者的 HER2 表达水平外，对于某些组织特征难以作出正确鉴别诊断的病例也有帮助，如猎犬痣（Spitz Nevi）和 Spitzoid 恶性黑色素瘤（Spitzoid Malignant Melanoma）；据统计，大约有 25% 的病例不能仅凭常规组织切片染色获得确诊[24]。从通过皮肤病理学医生对 114 例标本（包括 56 例猎犬痣，58 例恶性黑色素瘤）的 HE 染色观察中圈选出有代表性的区域进行 IMS 分析后，发现了 5 个具有鉴别诊断意义的多肽，并以此作为诊断分类方法对 114 例标本进行诊断，所得诊断结果对猎犬痣的诊断灵敏性达到 97%，诊断准确率为 90%[24]。

上述 3 篇文章报道的加热抗原修复方法虽然不完全相同，但基本原则是一致的。两篇文章赞同使用偏碱性的 Tris 盐酸缓冲液（pH 8～9）、加热 95℃～98℃ 和较长的加热时间（20～30 分钟）。另一篇文章认为应用柠檬酸缓冲液比碱性的 Tris 盐酸缓冲液要好；但是，应该注意到其所用的加热温度较高；因此，还不能下结论。作者根据大多数人的观察以及我们的实验资料认为，应用偏碱性的修复液应该可以帮助修复大多数甲醛固定导致的蛋白质结构改变（参见第 2 章）。

# 第四节 结 语

"眼见为实"是我国多年来流传的格言；对于病理医师来说，这一点尤其显得重要。通过用显微镜对细胞的形态特点和各种细微改变进行的经年累月的观察，结合大量有关文献知识，病理医师经过智慧的综合分析，最终作出准确的病理诊断。一百多年来，正是病理学家们从千变万化的微观世界中抽丝剥茧总结出来的形态学诊断资料奠定了病理诊断的根基，至今仍然是诊断肿瘤的最主要手段。随着自然科学的不断发展，如表 1-1 所示，组织化学、免疫组织化学、核酸原位杂交以及电子显微镜等新技术不断刷新病理学的面貌，病理形态学进入了亚细胞的观察水平。如果说病理医师经过长期观察微观世界练就了一双明察秋毫的鹰眼，足以凌空发现细微目标的话，那么凭借着现代分子生物学技术的先进手段，今天的病理学者能够看得更深更远。"欲穷千里目，更上一层楼"。已经在显微镜下观察到蛋白质和核酸等分子在细胞内外的分布图谱的现代病理学家渴望在不久的将来能够看到更多的分子微观形态，包括动态观察，用以探讨疾病的分子发病机制。上述 IMS 技术虽然还处在新生阶段，但它具有以下几个突出特点：① 高通量，一次可以分析数以百计甚至千计的蛋白质等组织成分；② 高灵敏性；③ IMS 技术是目前唯一能够显示脂质在组织内分布图的方法，对于脂质研究极为重要；④ IMS 无需制备特异性抗体，就能够定位组织中的蛋白质（抗原）。因此，IMS 对于发现新的生物标志物具有特别的重要意义。目前，IMS 已经开始用于临床诊断并初露锋芒。当然，与免疫组织化学相比，IMS 还只能像 MRI 或 CD 图像一样，停留在大体解剖的水平。但是，进一步的开发有可能显示细胞或亚细胞层面。如最近 Caprioli 实验室发表的有关传输几何学真空离子源 IMS 技术，已开始涉及亚细胞层面空间蛋白质分布的研究方向[29]，颇引人入胜，对于未来的微观形态学而言充满希望和无限的憧憬。在大千世界，在生物物理化学无限变化的过程中，充满着无穷的机会，足以让从事科学研究的年轻一代大展宏图，开创分子微观形态学的明天。

石善溶　石砚

## 参 考 文 献

[1] 吴秉铨. 基因检测是病理学发展的又一推动力. 中华病理学杂志, 2005, 34(1)：2-3.

[2] Liu X, Lu Y, Zhu G, et al. The diagnostic accuracy of pleural effusion and plasma samples versus tumor tissue for detection of EGFR mutation in patients with advanced non-small cell lung cancer: comparison of methodologies. J Clin Pathol, 2013, 66 (12): 1065-9.

[3] Fan X, Liu B, Xu H, et al. Immunostaining with EGFR mutation-specific antibodies: a reliable screening method for lung adenocarcinomas harboring EGFR mutation in biopsy and resection samples. Human pathol, 2013, 44 (8): 1499-507.

[4] Hwang S-I, Thumar J, Lundgren DH, et al. Direct cancer tissue proteomics: a

method to identify candidate cancer biomarkers from formalin-fixed paraffin-embedded archival tissues. Oncogene, 2007, 26(1): 65-76.

[5] Tanca A, Pagnozzi D, Addis MF. Setting proteins free: Progresses and achievements in proteomics of formalin-fixed, paraffin-embedded tissues. Proteomics Clin Appl, 2012, 6(1-2): 7-21.

[6] Deyati A, Younesi E, Hofmann-Apitius M, et al. Challenges and opportunities for oncology biomarker discovery. Drug Discovery Today 2013;18(13-14):614-624.

[7] Washburn MP, Wolters D, Yates JRr. Large-scale analysis of the yeast proteome by multidimensional protein identification technology. Nat Biotechnol, 2001, 19(3):2 42-247.

[8] Chen J, Balgley BM, DeVoe DL, et al. Capillary Isoelectric Focusing-Based Multidimensional Concentration/Separation Platform for Proteome Analysis. Anal Chem, 2003, 75(13): 3145 -3152.

[9] Fang X, Yang L, Wang W, et al. Comparison of electrokinetics-based multidimensional separations coupled with electrospray ionization-tandem mass spectrometry for characterization of human salivary proteins. Anal Chem, 2007, 79(15): 5785-5792.

[10] Melle C, Ernst G, Schimmel B, et al. A technical triade for proteomic identification and characterization of cancer biomarkers. Cancer Res, 2004, 64(6): 4099-4104.

[11] Xu H, Yang L, Wang W, et al. Antigen retrieval for proteomic characterization of formalin-fixed and paraffin-embedded tissues. J Proteome Res, 2008, 7(3): 1098-1108.

[12] Matsuda KM, Chung JY, Hewitt SM, et al. Histo-proteomic profiling of formalin-fixed, paraffin-embedded tissue. Expert Rev Proteomics, 2010, 7(2):227-237.

[13] Becker K-F, Taylor CR. 'Liquid morphology': immunochemical analysis of proteins extracted from formalin fixed paraffin embedded tissues: combining proteomics with immunohistochemistry. Appl Immunohistochem Mol Morphol, 2010, 19(1): 1-9.

[14] Ahrens CH, Brunner, E, Qeli E, et al. Generating and navigating proteome maps using mass spectrometry. Nat Rev Mol Cell Biol, 2010, 11(11): 789-801.

[15] Pierre S, Scholich K. Toponomics: studying protein-protein interactions and protein networks in intact tissue. Mol Biosyst, 2010, 6(4):641-647.

[16] Simeon-Dubach D, Burt AD, Hall PA. Quality really matters: the need to improve specimen quality in biomedical research. Histopathol, 2012, 61(6): 1003-1005.

[17] Liu R, Li Z, Bai S, et al. Mechanism of cancer cell adaptation to metabolic stress: proteomics identification of a novel thyroid hormone-mediated gastric carcinogenic

signaling pathway. Mol Cell Proteomics, 2009, 8(1): 70-85.

[18] Kraljevic Pavelic S, Sedic M, Hock K, et al. An integrated proteomics approach for studying the molecular pathogenesis of Dupuytren's disease. J Pathol, 2009, 217(4): 524-533.

[19] Chaurand P, Sanders ME, Jensen RA, et al. Proteomics in diagnostic pathology, profiling and imaging proteins directly in tissue sections. Am J Pathol, 2004, 165(4): 1057-1068.

[20] Ernst G, Melle C, Schimmel B, et al. Proteohistography–Direct analysis of tissue with high sensitivity and high spatial resolution using ProteinChip technology. J Histochem Cytochem, 2006, 54(1): 13-17.

[21] Shmelkov E, Tang Z, Aifantis I, et al. Assessing quality and completeness of human transcriptional regulatory pathways on a genome-wide scale. Biol Direct, 2011, 6: 15.

[22] 陈洪雷，张玉霞，夏东等. 在组织芯片上利用量子点技术进行抗原的检测. 中华病理学杂志，2008，37(6)：416-417.

[23] Ferreira CSM, Matthews CS, Missailidis S. DNA aptamers that bind to MUC1 tumour marker: Design and characterization of MUC1-binding single-stranded DNA aptamers. Tumor Biol, 2006, 27(6): 289-301.

[24] Morgan JM, Navabi H, Schmid KW, et al. Possible role of tissue-bound calcium ions in citrate-mediated high- temperature antigen retrieval. J Pathol, 1994, 174(4): 301-307.

[25] Shi SR, Cote RJ, Hawes D, et al. Calcium-induced modification of protein conformation demonstrated by immunohistochemistry: What is the signal? J Histochem Cytochem, 1999, 47(4): 463-470.

[26] Norris JL, Caprioli RM. Imaging mass spectrometry: A new tool for pathology in a molecular age. Proteomics–clinical applications, 2013, doi: 10.1002/prca.201300055.

[27] Mukai M, Setou M. Visualizing protein maps in tissue // Shi SR, Taylor CR, eds. Antigen retrieval immunohistochemistry based research and diagnostics. Hoboken, New Jersey, USA: John Wiley & Sons, 2010, 369-389.

[28] Ronci M, Bonanno E, Colantoni A, et al. Protein unlocking procedures of formalin-fixed paraffin-embedded tissues: application to MALDI-TOF imaging MS investigations. Proteomics, 2008, 8(18): 3702-3714.

[29] Gustafsson JOR, Oehler MK, McColl SR, et al. Citric acid antigen retrieval (CAAR) for tryptic peptide imaging directly on archived formalin-fixed paraffin-embedded tissue. J Proteome Res, 2010, 9(9): 4315-4328.

[30] Casadonte R, Caprioli RM. Proteomic analysis of formalin-fixed paraffin embedded tissue by MALDI imaging mass spectrometry. Nat Protoc, 2011, 6(11): 1695-1709.

[31] Zavalin A, Todd EM, Rawhouser PD, et al. Direct imaging of single cells and tissue at sub-cellular spatial resolution using transmission geometry MALDI MS. J Mass Spectrom, 2012, 47: 1473-1481.

# 第四篇　近代生物技术的开发对免疫组织化学染色标准化的作用

# 第十五章 免疫组织化学：重现性、对照组和标准化

## 第一节 概 论

40年前，以免疫酶标抗体为特色的免疫组织化学（immunohi-stochemistry, IHC）染色开始进入"常规病理诊断的临床实践"，在甲醛固定石蜡包埋（formaldehyde-fixed and paraffin embedded, FFPE）的组织切片上初试锋芒[1-3]。此后，不少研究进一步肯定了IHC染色在临床病理诊断上的可行性和有效性。但是，IHC在临床病理诊断上的广泛应用严重受阻于两大因素：一是可用的抗体种类有限，二是这些抗体大多无法在FFPE的组织切片上显色。单克隆抗体技术的问世解决了前一个阻碍。但对于后者，则经过了更长期的探索。酶消化法可以提高一些抗体在石蜡切片上的IHC染色程度[4]。然而，该法的操作很难控制，重现性（reproducibility）差。由石善溶等[5-6]发明的加热抗原修复技术是解决这一关键难题的重大突破，它最终为IHC在常规石蜡切片上的应用扫清了道路，使其在临床病理领域迅速推广，成为病理诊断的常规技术方法。

放眼2014年，全球所有的大型医学中心或医院以及大多数较小规模的医疗机构无不应用IHC染色方法作为各种疾病病理诊断的辅助方法，尤其是对于各种肿瘤的诊断和分类。正是由于病理学者和科学工作者积极应用IHC方法对传统观念中的一系列"老疾病"进行深层面的研究，我们才能对这些疾病的分类和本质重新认识，甚至重新定义，并且由此还发现和定义新的疾病。因此，以IHC作为关键词的文献飞速增长。抚今思昔，自从IHC染色技术成功应用于石蜡切片借以证实浆细胞中的免疫球蛋白以来[1-2]，40年过去了；自从加热抗原修复技术问世，20多年也已经过去了。在这匆匆逝去的数十年间，得益于分子生物技术工业的蓬勃发展，能够成功应用于石蜡切片的单克隆抗体以几何级数的速度飞速增长，其中许多新抗体所针对的蛋白质或多肽

是人们在 IHC 时代到来之前所不知道的；在如此广博的抗体群中，相当数量的抗体能够提供给病理医师作为协助诊断的"特殊染色"方法，从而得到针对细胞、组织甚至特定基因疾病的具有高度特异性的分子标志物。

目前，大型医疗中心每天常规进行的 IHC 染色可达 300 种，而一些专门实验室甚至超过 500 种。面对为数如此众多以及五花八门的"特殊染色"，我们不难想象，即使是同一个抗体，在不同实验室，甚至是同一实验室的不同日期，IHC 染色结果也会出现差异。令这一问题更为复杂的是，大大小小的生物技术公司令抗体的来源参差不齐，并且 IHC 染色流程各式各样，手工和自动染色机并存。由此人们真切地认识到，在 IHC 染色大获成功，广泛应用的同时，产生了一个主要问题：染色结果的不一致性，以及各个实验室之间缺乏重现性。这一问题无疑会降低 IHC 的应用价值，并损害人们对 IHC 染色结果的信心。目前，个体化临床医学的发展需要应用 IHC 染色方法定量检测一些能够"判断预后的标志物"，上述 IHC 染色技术缺乏标准而重现性很差的弱点就顺理成章地成为当代学者和研究者首先应该解决的拦路虎[4]。

最初，IHC 只是用于雌激素受体和孕激素受体的检测，而后扩展到 HER2，以及一系列作为导向治疗的靶分子和受体的检测。这样一来，IHC 染色结果需要回答的问题就不能够再和从前一样，只需要说明所检测的抗原是阳性或阴性，而必须回答该抗原在细胞组织内含量是多少。面对这样一个尖锐的问题，IHC 染色缺乏标准化，重现性不好等致命伤充分暴露出来。如何解决这一致命伤，已经成为当今一代学者的使命。

## 第二节　理论和实践

应该说，人们从刚开始时就已经认识到 IHC 染色的重现性和"标准化"问题。20 世纪 90 年代初，美国生物染色协会（BSC）、美国食品药物监管局（FDA）以及其他一些机构组织召开了很多研讨会以期解决这一类的问题[7-8]。从技术的复杂性而言，IHC（和核酸原位杂交）

与在常规的临床检验室进行的以抗原抗体反应为基础的各类血清蛋白质的检测大体相似；不同的是，对于分析过程的各个步骤，临床检验室都有严格要求，包括从开始时的临床指征，标本的收集和制备，详细的操作程序，对照组，以及结果的产生、分析，直到最终报告。然而，IHC 就完全没有这种全面标准化的措施。为了借鉴上述临床检验室的工作原则，本文作者提出了一个"整体试验"（total test）的途径：把"质量控制"的环节加入 IHC 染色的每一个步骤以期弥补 IHC 方法存在的严重缺点，增强 IHC 染色的重现性 [4, 9]。

责任分工：① 实验室：进行 IHC 染色的操作；② 生物技术开发和供应系统：提供 IHC 染色的试剂和仪器；③ 各类病理质量控制机构负责监督管理。

近年来的不断探索令人们认识到一条重要道理：为了保证 IHC 染色的最佳效果，必须依赖上述三个方面的协作和共同努力。众人拾柴火焰高，单独一个方面是不可能提高 IHC 染色的重现性和实现 IHC 标准化的。

## 一、进行 IHC 染色的实验室

已经证明，应用整体试验的原则和方法可以提高 IHC 染色的标准，从而在不同实验室之间获得染色结果的可比性。表 15-1 是本文作者建议的整体试验 [4, 9]。显而易见，IHC 染色本身固然很重要，表中所列染色前后（pre-analytic and post-analytic）的所有步骤也是不可忽视的保证染色结果标准化必不可少的措施。这就是整体试验构思的目的所在。

### （一）分析前：试验的选择——根据临床问题选择合适的 IHC 染色

如同所有临床检测试验一样，首先需要明确的"适应证"进行该项试验。为了保证这些适应证的一致性，必须把有关的原则写在一个实验室手册上，并且需要定期更新。在美国，有国家临床和实验室标准学会（CLSI）专门负责制定各种常规工作或实验指南。从 IHC 教科书中，也能够找到这些基本资料 [4]。在大多数情况下，IHC 染色是由病理医师本人建议安排的。这种情况就如同对于一些病例病理医师要

表 15-1　　免疫组织化学——整体试验和质量控制

| 试验步骤 | 质量控制 | 职责 |
| --- | --- | --- |
| 分析前（preanalytical）<br>1. 根据临床情况选择试验 | 免疫抗体的选择 | 外科病理医师，有时临床医师也可以建议预后标志物 |
| 分析前（preanalytical）<br>2. 标本收集和处置 | 标本收集、固定包埋和切片 | 病理医师、技术员 |
| 分析期（analytical）<br>3. 技术、方法学 | 试剂的选择和确认。染色流程的选择和确认。 | 病理医师、技术员 |
| 分析期（analytical）<br>4. 分析的相关因素 | 自动染色机(或手工染色)<br>敏感性和特异性<br>对照的选择<br>工作人员的资格审查<br>熟练水平测试 | 病理医师、技术员 |
| 分析后（postanalytical）<br>5. 结果：验证、报告 | 阳性、阴性的判断标准(与对照组的结果一致)<br>报告的内容和书写格式<br>周转时间 | 病理医师、技术员 |
| 分析后（postanalytical）<br>6. 解释、意义 | 病理医师的经验、资格、熟练水平测试<br>诊断或预后的意义<br>与其他临床资料的对应 | 病理医师和 / 或临床医师 |

整体实验参考文献（4）

求补做"特殊染色"，如三色染色、Van Gieson 染色等情况。不过，与IHC 染色相比，一般的特殊染色价格较低廉，染色操作也比较简单，无须考虑标本收集和制备的有关问题，只要病理医师说一声"请切另一张连片"。随着个体化医学的发展，临床医师也可以直接要求对一些标志物抗体进行 IHC 染色，如 ER、PR、HER2、c-Kit、胃幽门螺旋杆菌或 HPV 等，甚至还可能注明一些特别需要，包括是否同时做原位杂交试验（in situ hybridization, ISH）等。目前，这种由临床医师直接要求染色的情况与日俱增。

　　在选择合适的抗体进行 IHC 染色时，有两种类型的思考方法，它们互相并不排斥。一种思考方法常用于诊断不明确时，如"来源不明的肿瘤"。医师可以根据一些从书本或发表的文章上的"抗体选择流程图"来选用一系列染色覆盖许多可能的抗体，以期找到补充证据来帮助疾病的分类和诊断。另一种思考方法是：外科病理医师先根据形态学特征来建立一个"工作"性诊断（working diagnosis），然后，再从可供选择的"抗体菜单"中选择几种具有针对性的抗体，以肯定"工作"性诊断，抑或排除其他诊断。后一种思考方法可以减少很多不必要的染色从而降低费用。在当前抗体数量与日俱增的情况下，应该特别强调后一种做法。举例来说，病理医师在处理一个疑似淋巴瘤的病理标本时，可以有两种选择：一种是首先选用少量抗体以达到区别淋巴瘤和反应性增生的目的，然后，再选用第二组较少的抗体以达到进一步确定诊断的目的。另一种方法是从一开始就先撒下大网，应用十来种抗体，尽管其中有无关紧要的抗体在内。虽然这种大包围的手法可能可以较快地获得诊断，但是，从浪费抗体试剂和高昂的医疗费用来看不值得提倡。如果换一种做法，把诊断分成 2 或 3 个阶段，通过从每个阶段的染色结果获得的信息找出下一个阶段应该选择的抗体；如此一来，既节省了试剂，又仍然可以获得准确的诊断，何乐而不为。当然，也许有人会认为这种省钱的做法可能会延长诊断的时间，从而延长患者的住院时间。

　　显而易见，染色方法的选择在一定程度上取决于合适的试剂，尤其是第一抗体。请见下面的有关讨论。

### （二）分析前：标本的收集和制备／固定

　　遗憾的是，在病理科，当人们谈到收集、制备标本时，通常都只是局限于如何在常规 HE 染色中获得满意的形态学图像。当然，这里无意贬低良好的 HE 染色对于病理诊断的重要性。应该肯定，满意的形态学图像仍然是首位的必要条件。但是，仅仅满足于形态学的要求是不够的，标本的收集和制备应该同时考虑到这些标本需要同时适用于 IHC、ISH 染色，或能从中提取出 RNA 或 DNA 进行分子实验（译注：参见本书第 10 章和第 11 章）。

　　随着临床对准确检测预后标志物的要求与日俱增，标本收集和制备的重要性受到更多关注，特别是其中几个关键因素：

1. 温暖缺血期：从外科医师结扎血管到切除组织即可造成温暖缺血。

这一过程必须根据手术的需要，病理医师不可能知道，通常也没有记录。

2. 冷缺血期：从手术切除到放入固定液的这段时间。对于大的手术标本来说，冷缺血期甚至会延长到这些大标本在病理科进行大体观察、解剖、分切成小块组织标本并放入制备蜡块的小盒等操作规程的结束。

3. 固定的时间、固定液类型、是否应用新鲜配制的固定液，通常应用 4% 甲醛在中性缓冲液中。

4. 制备标本的其他步骤，包括试剂和配置日期。

5. 注明切片日期，计算到 IHC 染色的日期之间有无间隔。

6. 分析阶段的步骤，包括抗原修复处理等，参见下文。

　　一般来说，病理医师并不经常直接参加标本的收集工作，尽管他们负责制定标本收集指南以及监督收集工作是否按照规定进行；但是，实际的收集工作是由其他人完成的，其中包括手术室的工作人员、护士、外科医师等。由于这些人的工作重心是患者的护理和医疗，他们无法专注于标本的收集和固定，因此，手术标本不可避免的无法按照始终如一的方式进行收集。未能及时固定的组织标本发生自溶、退变等，但其受损程度以及由此而产生的对于 IHC 染色结果的影响程度都完全是未知数。这一情况对于 RNA 分析的影响最大，除非立即固定组织标本，否则 RNA 酶会很快消化分解 RNA。通过对过去积累的恶性肿瘤组织标本的分析显示，显著的变性坏死在外科手术切除前可能就已经存在。所以，应该在肿瘤切除后，争分夺秒地迅速分离固定其中具有生命力的细胞。由于标本收集工作中的种种困难，我们需要制定更加完善的标本收集制备指南，包括若干严格的操作细节，提供合格的装有新鲜配制的固定液的标本瓶，注明标本收集的时间等。遗憾的是，目前大多数病理科并不具备完善的标本收集制备指南。读者可以参考美国 CLSI 的网页 www.CLSI.org[10]。

　　为了确认标本收集的步骤是否能够保留某种待查抗原的可靠性，最好加上对照组。如果该待查抗原不能经受标本收集制备的处理过程，则未必能够经抗原修复处理得到恢复，这样一来，假阴性 IHC 染色结果难免发生。

## （三）分析期：技术／方法学

IHC 染色的基本操作步骤如下：抗原修复技术恢复、重建抗原性；封闭内源性酶；封闭非特异性蛋白质结合位点；应用第一抗体；应用酶标抗体标记试剂；应用色素原以观察抗原、抗体复合体在组织、细胞内的分布；苏木素对比染色，以便观察细胞的基本结构；切片经过脱水后加封固剂和盖玻片。

担纲进行 IHC 染色的实验室负责选择所有的试剂，技术员承担 IHC 染色操作过程，病理医师负责判断染色结果。下文将就有关方法学的议题进行讨论。

1. 试剂和染色程序

IHC 染色所使用的试剂颇多，从清洗液、稀释抗体的缓冲液到抗原修复液、封闭内源性酶或非特异性蛋白质结合位点的试剂、第一抗体、标记抗体、色素原以及相应的底物和对比染色用的苏木素。其中，第一抗体毫无疑问尤其重要，它关系着染色的特异性和灵敏度。但是，任何一个试剂有错误都会严重影响 IHC 染色结果，因此，必须强调，IHC 染色是一个整体试验，任何一个错误无论发生在操作程序的哪一步，都会使染色功亏一篑。正确应用对照组是确保试剂和操作程序准确无误的重要环节。

2. 抗原修复

抗原修复技术，由石善溶等首先发明并报告，尽管后来在文献中出现过一些不同的名词，但是，大多数作者都公认抗原修复技术最初使用的英文名词"antigen retrieval"。目前，抗原修复技术已被视为 IHC 染色的常规步骤，以至于任何有关应用 IHC 染色的文献报道中如果没有使用这一技术，必须特别加以注明。抗原修复技术操作非常简单 [4-6]，然而，各个实验室使用的具体方法各不相同。因此，必须应用合适的对照以达到最佳效果。总之，抗原修复技术也应该归入整体试验的框架内。

石善溶等 [10] 强调，在不同的修复条件下，不同的抗原、抗体组合可以显示出不同的结果。因而，必须从中筛选合适的修复条件，以达到最佳的染色效果。其中，重要的条件是加热的温度和时间，以及修复液的酸碱度。有的抗原在 pH 9 的修复液中加热后所得到的染色结果优于在 pH 6 的修复液的（参见本书第 2 章和第 3 章）。

应用自动染色机进行 IHC 染色时，染色机的制造公司会提供为该机量身打造的各种试剂以及抗原修复的程序和修复液等，这一举措在一定程度上为 IHC 的标准化提供了方便。下文将就这一问题进一步讨论。

3. 第一抗体

如上所述，很多病理实验室每日常规进行的 IHC 染色常常高达 300 种抗体，专门的免疫组织化学实验室甚至超过 500 种。这就是说，他们需要 300～500 种具有高度特异性的第一抗体。由于第一抗体的来源太多，成为 IHC 染色缺乏标准化的原因之一。从这一点出发，应该要求实验室对所选用的第一抗体认真进行调试以确认其特异性。

第一抗体可以是抗血清（多克隆抗体），也可以是单克隆抗体。有些单克隆抗体是鼠源性的，有些是兔源性的。另外，同一种单克隆抗体还存在若干不同的克隆（批号），这就越发增加了选择第一抗体的复杂性。值得注意的是，同一种单克隆抗体、不同的克隆之间，不管来自不同的公司还是来自同一个公司，可以存在迥然不同的性能特点，有时甚至根本不适用于 IHC 染色。病理实验室在进行上述日常染色时，可能会使用不同公司生产的同一种抗体，由于它们的来源不同，在使用的浓度以及特异性等方面都会不尽相同。

实验室从抗体公司那里购买第一抗体时，常常同时会收到"说明书"，其中都会介绍有关免疫凝胶电泳以及 IHC 染色等结果所证实的该抗体的特异性。但是，必须注意，实验室仍然需要进行自己的内部测试来确认该抗体的性能。因为抗体公司的 IHC 实验是建立在他们收集固定的组织标本上，不能保证购买者的实验室会产生同样的 IHC 染色结果。因此，只有实验室内部的测试才能验证染色结果。

通常，选择、购买、验证第一抗体有下述两种途径：

第一种途径属于传统方法，实验室只购买浓缩的第一抗体，然后，自己按照"棋盘格"的方法 [4, 11]，按等级稀释成不同浓度的第一抗体，搭配各标记抗体，以及不同的孵育时间和抗原修复方法等，以便摸索出适用于该抗体的最佳染色方案。这种老办法往往需要同时进行多张组织切片的染色，难免费时费力，而且，实验室要有较高的技术和读片水平，才能比较出细微差异，找到适用于该抗体的最佳染色方案。

第二种途径是近年来随着自动染色机的不断发展和推广使用而逐渐形成的。开发公司在开发自动染色机的过程中，必然要应用一系列配套的试剂和孵育时间等在内的 IHC 染色程序。为了确保使用者能够获得可靠的染色结果，开发公司会要求购买者使用他们同时随机销售的系列配套的试剂。当然，从 IHC 染色的标准化来说，应该很有促进作用。随着这种系列配套试剂的广泛使用，人们逐渐发现，这类即用型（ready-to-use）IHC 染色试剂套件颇有使用方便而染色结果比较稳定等优点，尽管实验室用户仍然需要核实、验证即用型染色试剂套件在自己实验室病理标本上的性能，但是，比起前一种老方法来，就简单得多了，因为开发公司已经建立了包括抗原修复、抗体的浓度测定、显色系统等最佳的染色方案。自动染色机的不断发展和推广使用无疑有助于 IHC 染色的标准化进程。

表 15-2 总结比较了上述两种途径的不同。

4. 检测系统，色素原

自动染色机的推广应用也影响到这一方面的发展和应用。以前，

**表 15-2　浓缩第一抗体法和即用型第一抗体法的对比**

| | 浓缩第一抗体法 | 即用型第一抗体法 |
|---|---|---|
| 购买 | 需要购买第一抗体<br>需要购买适合的检测系统<br>需要购买色素原等 | 购买即用型染色试剂套件盒，该套件盒已经包括所有试剂，并且已经通过检验证实其互相匹配效果稳定 |
| 第一抗体 | 需要稀释滴定 | 即刻可用，无需稀释 |
| 检测标记系统 | 需要测试确定 | 已经包括在套件盒内，并且已经鉴定过 |
| 色素原 | 需要选择色素原，建立孵育时间和浓度 | 已经包括在套件盒内，附有用法说明 |
| 标记试剂 | 需要稀释滴定，并建立孵育时间 | 即刻可用，无需稀释，并已提供孵育时间 |
| 染色流程 | 需要建立 | 已由公司建立 |
| 对照 | 需要选择建立 | 公司推荐 |

有各种各样的标记检测试剂可供选用。然而，时过境迁，几乎所有的检测系统均被一种基于聚合物发展起来的新一代检测系统所取代。有几家公司都生产、供应这类应用葡聚糖链聚合物作为基本原料的检测试剂，加入即用型试剂盒。这种新的检测试剂可以连接多个抗体和酶分子形成单一的复合物，所以在第一抗体结合的位置上可以有无数的酶分子沉积。

通常使用的两种酶，辣根过氧化物酶和碱性磷酸酶，都可以用在这种新型的检测试剂上。多达100个分子可以整合组成高度灵敏的检测系统，并且将染色过程简化为两种试剂，即第一抗体加这一聚合物标记。有时为了特别需要增强染色信号，可以再加第三层试剂。

聚合物标记试剂的突出优点是：不会产生由于内源性生物素反应引起的假阳性染色结果，因为这种新型检测试剂中没有亲和素或生物素。

高灵敏度和操作简单化使这种新试剂恰好可以用于同步双重染色方法。概言之，同时把2种第一抗体（如鼠抗 κ 和兔抗 λ）混合后，滴加在切片上孵育。然后，滴加2种聚合物标记试剂（辣根过氧化物酶标记的抗鼠和碱性磷酸酶标记的抗兔）的混合溶液进行孵育，这样一来，在2小时之内经过两个步骤就可以获得同步双重 IHC 染色的结果（显色底物的孵育则应分别进行）。

制备自动染色机的公司都同时提供所有的试剂，包括第一抗体、检测系统、色素原，乃至缓冲液，并附有说明书。对于辣根过氧化物酶和碱性磷酸酶来说，可以选用很多不同的色素原[4]。为了获得最大的重现性，建议应用 DAB（用于过氧化物酶）和快红（用于碱性磷酸酶）。从提供检测系统——也就是提供自动染色机的公司购买较好。同步双重染色也可以选择其他色素原[4]，但其结果需要验证，并且有时从技术的角度来看具有挑战性。

## （四）分析期的相关议题

### 1. 自动染色机

应用自动化工作平台，染色过程规范化，可提高各个实验室之间染色结果的重现性。目前，多家公司竞相设计生产各种类型的自动染色机。乍看之下，似乎会增加多样性。但实际上推进了标准化进程，提高了染色质量。在自动染色机应用渐增的同时，其他方面，如标本制备、抗原修复、染色后的处理（包括切片的封固以及计算机图像分析系统等），均迈入自动化的大门。

至于手工染色操作，绝大部分的染色步骤均依赖于技术员的操作，总计有 20 多个步骤，包括准备切片和试剂，封闭内源性酶和非特异性蛋白质结合位点，抗原修复，滴加抗体和其他试剂，监控孵育的时间，清洗、擦拭切片等。其中许多操作步骤都是单调乏味的重复动作，因此，很容易产生人为错误。比如，忘记了一个步骤，或者无意中延长了孵育时间，抑或颠倒了染色的顺序等。此外，使用的试剂众多，包括抗体的活性和浓度以及缓冲液、色素原和酶等，都可能导致不一致的染色结果。当进行手工染色时，必须充分考虑评估上述各种变量。在设计制造自动染色机时，生产厂家已经对这些变量进行了仔细分析，并通过标准的染色步骤以及即用型染色试剂套件盒（见表 15-2）等举措尽可能克服了这些漏洞。目前，一些染色机还包括脱蜡和抗原修复的操作步骤在内，而其他一些机型则是手工进行这两步后，再将切片放入染色机内。

启用一个新自动染色机之前，首先应同时应用手工染色（或旧染色机）方法来对比该机器染色的结果，回答孰优孰劣这一重要问题，作为评价和确认该染色机的依据。除此之外，还应该使用该染色机重复应用同一种抗体和同一组织切片进行 IHC 染色，以比较每一次染色结果是否相同，这是证实染色机染色可否达到满意的重复性的重要手段。

自动 IHC 染色机的应用提供了许多便利，其真正的价值在于：能够提供一个统一的标准化的小环境，以达到实验室内每一次 IHC 染色结果的稳定性。自动染色机所应用的软件大多简单易学，减少了技术员的培训时间。密闭在染色机内的染色操作，也能减少直接暴露于毒物的机会，并且有毒的化学物质能够安全排放，从而增加生物技术的安全性。其他的优点还有：增加生产量，降低周转时间，以及提供试剂和结果的追踪和对照等。

必须强调，自动染色机的应用并未纠正所有问题；从某些方面来说，反而加重了染色重现性不良的情况。这是因为有了自动染色机后，几乎任何一个实验室都可以进行 IHC 染色，即使缺乏应有的训练，甚至在对 IHC 的基本原则一无所知的情况下，仍然可以放手操作。由此可见，下面将要讨论的关于设置正确的对照和由各类病理质量控制机构进行的定期检查考核，应该是确保自动染色机达到应有水平的必要手段。

应该明确，染色机不能弥补选择抗体不当、组织固定制备不好等问题；但是，所有这些问题都可以影响 IHC 染色结果。

只有具备了高标准而又应用适当的对照组的实验室，才可能确保自动染色机的正常运作，从而达到满意的染色结果。自动染色机在上述理想条件下，的确能够提供具有重现性、标准化、一致性的 IHC 染色结果。在这种情况下，就有可能作为定量 IHC 染色以及计算机图像分析的前奏。

2.灵敏度和特异性

（1）灵敏度

IHC 检测方法的进步极大地增强了灵敏度。由此而论，灵敏度一词应当表示第一抗体在一定染色检测条件下能够获得满意染色结果的最高稀释度。譬如说，应用原有检测系统对某一个抗体染色时，该抗体的稀释度为 1∶20，如果换成聚合物检测系统对该抗体进行染色，则该抗体的稀释度可能为 1∶5000。

上述灵敏度的定义和其他领域（如生物学、临床检验学）所使用的灵敏度一词的定义不同 [4,11]。在生物学中，灵敏度是用于衡量某种方法能够检测出靶物质的最低含量的能力，即所谓的"分析灵敏度"。除了判断预后的标志物（如雌激素受体）外，这一含义通常不会用于 IHC 中。在临床检验中，"灵敏度"一词另有内涵；它表示一种检测方法的能力，也就是说，这一方法能够检测出某种疾病的患者在患有该疾病的人群中的确切数（按照预测价值理论，灵敏度可以定义为：TP/（TP＋FN）×100%，TP＝真阳性，FN＝假阴性），也就是，该方法能够检测出的患者人数，即所谓的"诊断灵敏度"；因而，这也与 IHC 中的含义不同。

（2）特异性

从 IHC 的角度来说，"特异性"表示一种抗体只能够和与其相关联的独一无二的抗原结合的性能。因此，特异性的证据是：抗体只能够使被测试的抗原所存在的那一部分组织成分染色，而其他所有的组织均不应该被其染色。特异性可以经由阴性对照来加以认证。

就如上述灵敏度的定义一样，特异性的含义在临床检验学中与在IHC中也不尽相同。在临床检验学中，特异性意味着"诊断特异性"，也就是说，某一个试验能够从人群中检测出真阴性的病例而没有假阳性错误的能力（按照预测价值理论，特异性应该定义为：TN/（TN＋FP）×100%，TN＝阴性总例数，也就是未患该病的病例数，FP＝被试验检测出的病例，然而确实没有患该种疾病）。在IHC领域，应用正确的对照组是评价其特异性的有效方法。

3. IHC染色的对照组

（1）IHC染色的基本对照组。

IHC染色的基本对照组总结如表15-3所示。正确使用对照组是验证IHC染色质量的基础，也是质量控制最为重要的一个步骤（证明染色结果真实可靠）。因此，正确使用对照组是建立IHC染色的重现性和标准化的关键。最理想的情况是：所有实验室都能够应用相同的对照组。在一定程度上，临床检验室具备这样的理想条件，因为已经建立了国内或国际通用的标准对照（对照材料）。在IHC染色方面，这种类似的标准对照或对照材料还远未就绪，由于任何正常或病变组织标本都受到数量非常有限的限制，应用各种材料以找到合适的通用对照组来解决这个难题成为当前的研究课题。

（2）"阳性"和"阴性"组织对照组（表15-3）

"阳性"组织对照是用来获取确认的阳性反应，其目的是证实抗体的灵敏度以及正确的染色结果。作为阳性对照来说，需要具有独立的证明资料证实被检测的抗原确实存在于测试的组织内，而且完好地保存在组织切片上可供研究之用。对于被检测抗原来说，理想的阳性对照应该同时具有属于"高表达"和"低表达"的细胞。当确认IHC染色阳性结果时，应以"低表达"的细胞为准；只有这样，才能确证即使只有少量抗原，也能被该抗体检测出来（换言之，确认灵敏度）。如果对照切片与测试切片的标本制备方法完全等同，对照切片不仅可以监控整个染色过程（包括所有试剂），而且可以确认被检测的抗原在组织内保存完好。作为内部对照的细胞可以满足这方面的需求（见内部

表 15-3　IHC 染色的基本对照组

| 对照类型 | 组织 - 抗原（分析物） | 试剂 - 抗体 | 对照设置的目的 |
|---|---|---|---|
| 阳性对照 | 通常为非测试的组织或细胞，含有被检测的抗原并已知其阳性程度，其程度最好为低等或中等<br>固定包埋等处理方法应等同于被测试组织，且经固定包埋处理后其抗原性仍然保持 | 抗体应与用于测试标本的抗体试剂同样制备 | 凡含有被检测抗原的细胞均应染色阳性<br>阳性对照用于训练用户正确识别阳性反应和半定量结果判定<br>阳性对照用于验证除固定包埋等处理外的所有步骤的可靠性 |
| 内部阳性对照 | 很多情况下，被测试细胞旁边的细胞可作为内部对照 | | 内部阳性对照用于确证包括固定包埋等在内的所有步骤的可靠性 |
| 阴性对照（非特异性染色对照） | 通常应用与被测试组织切片相邻的连续切片 | 稀释液（稀释抗体所用溶液）但不含抗体 | 包含被测抗原的组织染色应全部呈阴性<br>应用稀释液替代第一抗体的阴性对照用于发现非特异性背景染色 |
| | | 与被测试抗原完全无关的抗体按同样稀释度用同一稀释液制备 | 应用无关抗体替代第一抗体的阴性对照用于发现由检测系统导致的非特异性染色，以及用于发现色素原对内源性酶的反应 |
| 阴性对照（特异性染色对照） | 预期对测试抗体应呈染色阴性的组织或细胞<br>标本制备方法等同于被测试的组织<br>可以是患者标本的一部分（内源性阴性对照） | 抗体试剂应该与被测试标本的抗体试剂同样制备 | 凡是不包含测试抗原的所有细胞染色都应呈阴性。<br>用于发现意外的抗体交叉反应 |

注：本表的修改建立参见参考文献 4 和 11

阳性对照）。

阳性对照最好来自本实验室所存储的已知阳性染色的其他各种组织（"实验室自产的组织"）。由于这些组织在制备时所应用的固定包埋标本的方法与被测试标本相似，因此，它们比任何外来的组织切片更适合用于对照。

阴性组织对照恰好与上述阳性对照相反，用于阴性对照的组织切片完全没有被检测的抗原（或者在该切片上存在从形态学可以很容易识别的、完全缺乏被检测抗原的细胞）；其目的在于确认抗体的特异性。在很多情况中，判断某种抗原的有无是寄望于被测试组织的显微解剖学、生理学和生物学知识的，此即所谓生物学对照一词的由来。

如浆细胞含有免疫球蛋白的 κ 或 λ 两种类型的轻链。当测试未知肿瘤组织切片中是否含有 κ 或 λ 轻链时，从逻辑上看，应该选择具有正常浆细胞的组织切片作为阳性对照，并选用毫无浆细胞的肝或肾上腺组织作为阴性对照。但在实际工作中，大多数用作"阳性对照"的组织切片上也同时存在许多不包含被检测抗原并可用于阴性对照的细胞成分（例如反应性增生的扁桃体可作为 λ 轻链染色的阳性对照，但是，除浆细胞外，它同时含有上皮细胞和巨噬细胞等没有 λ 轻链表达的细胞成分。此外，那些含有 κ 轻链的浆细胞也可以作为 λ 轻链染色的阴性对照，反之亦然）。这一类阳性和阴性染色细胞同时并存于一张切片上的对照，在 IHC 染色上具有特别的价值。被测试的组织切片有时也具有这两类细胞，能够同时提供内部阳性或阴性对照。因而一般来说，不需要专门设立阴性组织对照切片，因为有经验的病理医师能够根据测试组织阳性染色的分布作为内部对照。在被测试的切片中，经常可能找到内部的"阳性"或"阴性"的对照细胞。

（3）阴性对照组的应用

阴性对照组是用来评价第一抗体和第二标记试剂的特异性的。对于所有阴性对照组的期望是：没有阳性着色。但是，在这些不同的阴性对照切片中，有无染色的意义不尽相同。因而，从一张切片能够得出的结论是有限的。

大多数情况下，检测某种抗原（如免疫球蛋白）是否存在于组织切片时，同一张切片有些细胞就含有该抗原（例如，浆细胞，可作为内部阳性对照）；反之，也有些细胞缺乏该抗原（如纤微母细胞、内皮细胞等），能够作为内部阴性对照。

阴性试剂对照（稀释液或不相关的抗体）可以证明：仅仅使用检测系统的试剂不会使被测试组织切片着色，因而，该切片所显示的阳性染色的确是因为滴加了第一抗体所致的结果。如果 IHC 染色应用亲和素、生物素作为检测系统，阴性试剂对照也能够发现是否存在亲和素结合内源性生物素的反应。应该强调，对照切片必须与被测试切片接受等同的抗原修复处理。最近，美国病理学院（CAP）修正的 IHC 指南认为，一旦完成了最初的校验，对于应用聚合物类检测系统的染色程序，可以免去阴性试剂对照。这一措施表示：聚合物类检测系统比起亲和素、生物素方法来，很少引起假阳性染色的麻烦。

阴性组织对照是不含有被测抗原的组织切片（或者切片内有易于识别的抗原阴性细胞），应用第一抗体和检测系统在该组织切片上进行完整的 IHC 染色，旨在证明所使用的一切试剂都只能够使预期的细胞着色，却决不会使阴性组织对照切片中的细胞着色。一般来说，不需要专门设立阴性组织对照切片，因为有经验的病理医师能够根据测试组织阳性染色的分布，作为内部对照。如扁桃体组织切片的 CD20 染色，只有 B 细胞染色呈阳性，T 细胞和上皮细胞等不呈阳性。

（4）特别对照类型

组织芯片和"香肠"：应用这类在一张切片上具有多种组织类型的切片评价染色结果具有一些优点，如节省时间和试剂，保证在这一张切片上的所有组织可以在接受等同染色条件下直接比较得到的染色结果。

早期使用的"香肠蜡块"是从已经固定或已经包埋的组织中挑选需要的成分，重新切成小条，然后将多种组织小条捆绑在一起，再用小肠（香肠皮）包裹后，重新包埋成为"香肠蜡块"。此法费时费力，结果常常不能令人满意。近年来出现的组织芯片方法（TMA），应用空心针穿刺石蜡包埋组织块，从而取得细小的组织芯条，然后将后者在一个新的蜡块上排列成行，以制备一个多组织的芯片蜡块 [11-12]。特制的器材甚至可以将 200 个 2mm 的组织芯条放置于一个蜡块中。

TMA 并不适用于常规 IHC 染色，如果让其取代传统的仅含单一组织的切片用于阴阳性对照，反而是一种浪费。但是，TMA 在以下两个方面的应用十分有价值：一是 TMA 可以在多个组织或病例中快速检验核实一个新抗体，以确认阳性和阴性细胞；二是 TMA 极有利于 IHC 科研工作。我们曾收集了 62 例霍奇金淋巴瘤和 8 例对照病例的组织。从每例病患的组织蜡块中，用 0.6mm 的空心针提取 3 个组织芯条，制成一个含有 210 个"小点"的组织芯片，并在该芯片上进行了 15 种测试，包括 FISH 和 TUNEL，而且是两次重复测试，整个研究仅使用了不到 50 张切片。如果同样的工作应用过去一张切片一个病例的方法，需要 6000 多张切片，光是科研花费，就已经让人望而却步了。

（5）通用组织对照组或参考标准

"人造组织"或组织样材料（faux tissue 或 histoid）：这类材料是利用自由落体（旋转）细胞培养方法把 2～3 种或更多的细胞株混合培养成三维的人造"假组织"小球，以此作为对照材料的另一个来源。如可以把纤维母细胞、乳腺癌细胞和内皮细胞混合培养成组织样材料。这种方法可提供无限量的对照组织来源。

细胞株对照组（cell line control）：细胞株对照组可以有阳性和阴性两种，担当与组织对照组完全相同的任务。细胞株作为对照时，要求应用与被测试的组织标本完全等同的固定包埋等处理方法。对照细胞株的切片可以裱在被测试的组织切片上，使二者比邻，一起接受 IHC 染色的全过程，以便于比较染色结果。除了固定包埋等因素外，阳性对照细胞还能监控 IHC 染色的全过程，包括抗原修复在内。因为如果培养条件恒定的话，这些对照细胞株可不断提供大量来源，所以一些由 FDA 核实的试剂盒均将细胞株列为标准对照（如 Dako 公司的 Hercept 试剂盒）。

蛋白质"斑点"（protein spot）：这种方法是首先将提纯的蛋白质（抗原）按一定比例稀释成一系列浓度不同的溶液，然后滴加在玻片上作为定量分析所需的对照组或参考标准。其缺点是，它们与被测试组织切片制备方法不同，缺乏固定包埋等处理程序[4]。

可量化的内部参考标准（quantifiable internal reference standard, QIRS）：虽然前面讨论的所有方法均具潜在能力，可以广泛应用于染色对照，但却不能监控标本的制备（包括固定）。除非这些材料也能够包括在标本制备的每一个步骤中。有鉴于此，前面提及的内部阳性和阴性对照便是克服这一弱点的最好选择，甚至其抗原含量还可以进一步用于定量 IHC。

内部参考标准[15-16]必须是每一张被测试的组织切片上都存在的细胞成分，它是目前比较可行的一种评价标本制备和定量 IHC 的方法。

应用聚合酶检测系统可能比较容易地进行对靶蛋白质（抗原）和另一个作为内部对照蛋白质（参考分析物）的双重 IHC 染色。染色结果可以应用计算机图像分析来比较靶蛋白质和参考蛋白质的染色强度。可以根据一系列实验来定量测定参考分析物在不同的固定和抗原修复等条件下损失的抗原量从而建立 QIRS。将被测试标本与量化的参考分析物的染色强度进行比较，就可以相应估算被测试标本在制备过程中所丢失的抗原量。这一方法不仅提供了改善各种固定包埋方法的潜在途径，而且在无法达到标本固定标准化的条件下，为提升 IHC 染色重现性开辟了道路。

近年来，随着靶向治疗以及配套的诊断试验（预后标志物）的日益发展，其必然结果是现行的半定量法——从＋~＋＋＋的分数法——将被淘汰，而代之以准确的定量检测。目前，高灵敏度的检测系统和 QIRS 加上校准的图像分析法最终可能使 IHC 染色更加精确。将准确的细胞和亚细胞水平的形态学分辨率和蛋白质微量测定融为一体，便产生了一门可用于外科病理组织切片的新兴学科，称为定量原位蛋白质组学（quantitative In Situ proteomics, QISP）。

4. 工作人员的资格要求

很明显，合适的工作经验应该是不可取代的用人条件。正式的 IHC 技术培训学校是不存在的，尽管有些国家（美、英）的确提供这方面的资格证书。

自动化技术在 IHC 实验室的引进似乎重启了数十年前在临床检验室发生过的演变过程。30 年前，临床检验室均为手工操作，当时的技术员需要特别训练，而且他们仅熟悉某一领域的技术。机器自动化以后，情况大不相同了。不仅技术员的雇佣范围扩大了，而且实验操作的标准化提高了。这些自动化设备所需要的各种标准试剂也源源不断地提供给各个实验室。今天，这样的演变过程在全球各个 IHC 实验室正在上演。根据一些专门负责 IHC 熟练水平测试的机构提供的报告显示，使用自动染色机所得到的染色结果比手工染色的结果更能够达到标准化。

5. IHC 染色的熟练水平测试

熟练水平测试（proficiency testing）早已用于临床检验室的管理，现在，这种类似的测试在 IHC 实验室也已展开。其中有一些较为知名的测试机构，包括美国病理医师学院（CAP）（www.cap.org）、NordiQC（丹麦为主）（www.nordiqc.org）、UK NEQAS（联合王国）（www.ukneqas.org.uk）。熟练水平测试方案虽然分处异地，天南地北，但却殊途同归，也就是说，应用不尽相同的方法来达到同一个目的。美国病理医师学院对 IHC 实验室的监管包括定期实验室视察评定，其核心是要求每一个实验室都具备且严格执行 IHC 实验室工作细则（参见 CLSI 的有关 IHC 染色规范）[10]；另外，美国病理医师学院还定期邮寄组织切片，考核各实验室的 IHC 染色效果。NordiQc 和 UKNEQAS 应用的办法是把未染色的组织切片分别寄给各个参加测试的实验室，并要求他们寄回经 IHC 染色的切片及其染色程序、抗体的来源、自动或手工操作、抗原修复等信息。总结所有的染色结果后，以不记名的方式发表在 NordiQc 和 UK NEQAS 的网页上，作教学和交流经验之用。

为了达到满意的 IHC 染色质量，每一个 IHC 实验室至少应该参加一个机构提供的熟练水平测试（理想上是多多益善），这也是促使 IHC 染色标准化和增进染色重现性的动力。

## （五）分析后：结果的验证和报告

1. 结果的判断

解释判断染色的结果必须和分析对照组切片染色的结果同时进行。应该知道，首要的第一步就是：正在评价的切片的染色过程是否完全正确。否则，无从判断。

如上所述，对照组切片的染色结果是确认灵敏度和特异性的重要手段。确认第一抗体的染色结果是否正确，特别是当结果与预期有出入时，可以参考抗体公司的说明书以及文献资料中有关该抗体染色的类型等加以核实。

如上所述，美国生物染色委员会和食品药品监管局（诊断设备科）已经明文规定抗体公司的产品说明书应包含的内容，以期这些说明书可以满足病理医师为得到正确的 IHC 染色所必需的资料 [7-9]。欧洲也实行了类似的办法，而且在某种程度上这也是全球抗体公司的共识。虽然抗体公司提供的产品说明书十分重要，但可能仍然需要进一步根据文献或一些其他可用的资料来加以确认。

有关 IHC 的英文文献大致可分为两类，一类是关于 IHC 的应用和解读染色结果，另一类则着重于具体操作方法 [10-11]。然而，由于 IHC 染色已经广泛用于诊断外科病理学，所有现代病理教科书都把 IHC 染色的特征和原有形态学诊断标准紧密结合在一起，构成病理诊断的重要依据。但是，令人遗憾的是，大部分这样的教科书却都忽视了 IHC 染色的方法学。殊不知，正确的 IHC 染色方法是获得准确染色结果的保证。必须清楚地认识到这一点：如果 IHC 染色方法是错误的，那么，所得结果必不可靠；如此一来，本书所云有关 IHC 染色的资料也就变得可疑了。作者十分强调，病理医师在应用 IHC 染色时不能只依靠结果，必须首先采取有力的措施从实验室方面来获得质量认证。这样的质量认证也不能光凭病理书本来获得。

2. 报告的内容和结构

有关 IHC 染色的原则已经讨论，如上所述。假设一个很满意的 IHC 染色程序已经照章无误地完成，并有合适的阳性、阴性和内部对照，接下来的最后一步就是读片，解释判断 IHC 染色的结果，并编写一份可以被病理同仁和临床医师懂得的报告书。

应美国生物染色委员会为寻求"较为标准"的报告书模式之约，解剖和外科病理医师理事会（Association of Directors of Anatomic and Surgical Pathologists）提供了简单指南（表 15-4）。CLSI 的指南和作者的专著 [10] 包括一些更新的资料。

展望未来，几乎可以肯定的是，由于数字全切片图像和计算机图像分析仪的日益推广，IHC 染色结果的报告书将包括新的更为详细的资料，如一些重要的预后标志物的定量测定 [4,17]。现在，软件技术不仅已经能够把计算机图像分析整合到 IHC 染色类型的解读里面，并且

**表 15-4　IHC 染色结果编入外科病理报告书 ***

报告书必须包括所有关于患者的识别码。

可以写成综合病理报告书，或者写成分开的病理报告书，但连接、附属于原病理报告书的形式。

① 必须报告所有的阳性或阴性的 IHC 染色结果，不管能够认知的意义如何 **。

② 应该包括与"选择染色"相关的"鉴别诊断"。

③ 报告也应该包括：

　　测试标本的性质（冷冻切片、石蜡切片、细胞学制片等）。

　　使用的抗体，包括克隆标示符、码等 **。

　　每个抗体的染色结果包括符合规律的细胞染色定位 ***。

④ 在外科病理报告形态学的诊断背景下，对于 IHC 染色结果的解释。如果 IHC 与外科病理报告是分开进行的，那么在 IHC 报告中须提及原外科病理报告。

⑤ 确切的染色程序，抗原修复方法等不需要列入报告中，但必须记录在实验室手册中以便有案可查。

* 修改自作者的专著 [4] 和 CLSI 指南 [11]
** 详细的有关试剂来源、克隆信息等在一般情况时无须写入报告中，但应该记录在案，以便必要时有案可查
*** 为满足此一要求，"缩略图"可以加入此处

发展到能够编写详尽信息的报告书，并附加可以说明每一种抗体染色类型的"缩略图"。这样的报告书可以以电子的方式产生并传递给临床医师以及其他病理医师，作为电子病历系统的一部分。

　　3. 周转期

　　IHC 染色的周转期应该看作整个外科病理诊断周转期的一部分。因为等待 IHC 染色或其他"特殊染色"的过程包括染色操作过程和镜检判读染色结果等，会推迟完成外科病理报告的时间。

　　周转期的计算也可以从病理医师要求做 IHC 染色开始，直到 IHC 染色结果出来为止。很多实验室有"中断"时间（cut off time），即过了此刻，IHC 染色不得不等到次日进行。自动染色机可以按需要随时开工并具有同时染色多张切片的优点。对于冷冻切片的特快染色，可以试用这一设备于 2 小时内完成。

　　不过，无论如何，都不能为缩短周转期而影响染色的质量。任何时候都必须按照已经认证过的 IHC 染色标准规程进行操作。

### （六）分析后：解读染色结果和意义

IHC 实验室的最终责任是保证 IHC 染色报告真实可靠，并能有效而适当地应用到患者的治疗计划中。

如上所述，对 IHC 染色结果的判断必须结合对照组以及所有 IHC 染色操作过程的认证。说起来容易做起来难，应该小心翼翼，步步为营。还有一点，近来日益增长的一种共识是：在病理诊断中，对 HE 染色切片或 IHC 染色切片的判读，并不是所有专家都完全一致。

1. 病理医师的经验和资格

正确判断 IHC 染色结果不仅需要熟悉方法学，特别是对容易产生的染色误区，而且还需要病理医师掌握某一抗体在正常和病变组织中的染色结果，以及关于每一个抗体的详细文献资料。

当今的文献犹如浩瀚无边的大海，不免令人束手无策。因此，必须熟悉追溯文献之道，建立自己的文献搜索方式，充分利用各种可能提供信息的渠道，如书本、"说明书"等。

2. 病理医师的熟练水平测试

（1）熟练水平测试（室间质量认证程序——EQA）是评价染色结果的手段，包括 IHC 染色过程和病理医师的诊断技能。IHC 的室间熟练水平测试可以从以下机构获得：联合王国、美国国立 IHC 室间质量评价程序（www.ukneqas.org.uk）、NordiQC（www.nordiqc.org）、美国病理医师学院（CAP——www.cap.org）。美国病理医师学院还负责视察所有实验室的运转情况以及颁发美国实验室证书的工作。熟练水平测试在加拿大也已实施，并将在中国计划开展。

（2）室间质量认证程序（EQA）的目的在于促进各 IHC 实验室染色结果的质量，因而，是对各实验室的单独评估。凡参加测试的实验室将会收到组织切片并要求完成特定的 IHC 染色。各个参试实验室完成规定的染色后，应该把染色结果的报告，最好把染色的切片一并交回负责测试的单位进行评估。NordiQC 和 UK NEQAS 会把染色评分的结果通知每个参试实验室，并提供优化染色程序的建议。同时，这两个机构都应用不记名的方式把测试结果公布在他们的网页上，并加上统计学分析和测试抗体的最佳染色方法。

3.诊断、预后的意义

最后，病理医师负责整合 IHC 染色结果和外科病理报告中的其他材料，以及患者的相关实验室和临床资料。较新使用的一些能够预测治疗反应（预测标志物）的检测，如测试 HER2 蛋白表达的 Hercept 试验，可以用来对 Herceptin 治疗进行预测，具有非常严格的操作和解读指南，必须认真执行。

## 二、试剂和仪器的供应商

### （一）质量保证和试剂验证

20 世纪 90 年代，美国生物染色委员会（BSC）组织并领导了关于 IHC 染色操作程序标准化的系列活动。其主要着重点是放在实验室染色的技术、合适的对照组和生物技术制造公司试剂说明书的格式和内容上，目的在于鼓励生物制造公司能够将有关抗体的特异性、性能特点以及详细的使用方法等包括到说明书中。有关此建议的最后文件（说明书格式的提议案）已经过 BSC 和 FDA 的联合会议审定 [7-9]，成为现在仍然继续使用的产品说明书规范的基础。

负责抗体生产的生物技术公司不仅需要定义其所提供的试剂，而且应该说明该试剂的用法、质量控制以及染色结果。对于病理医师来说，这种具有统一格式和实用性的说明书能够帮助他们选择合适的试剂和掌握正确的用法，因而直接有助于增进 IHC 的标准化进程。归根结底，所有病理医师和技术员都应遵循的基本准则是"阅读说明书"。

IHC 染色的试剂（抗体等）不仅在质量上有所提高，而且，试剂的来源和染色方法也不断增加。但是，这种丰富多彩的试剂供应市场却不利于标准化，但从理论上讲，这一问题应该能够通过应用良好的技术和合适的对照组较为容易地加以控制。如果说，提供完全而准确的信息是试剂制造者的责任，那么，担任染色操作的实验室就应该肩负更大的责任——选择正确的 IHC 染色试剂并确认与验证抗体和染色程序。

### （二）自动染色设备

近年来，自动染色设备不断发展，在 IHC 的染色质量、重现性和标准化 [4,11,18] 等方面产生了巨大的影响。

自动染色设备追求在 IHC 染色方面能够实现以下目标：试剂可以均匀一致的覆盖切片；所有切片的孵育时间完全相同；避免试剂溶液蒸发；保持恒定的温度。所有这些在手工染色操作过程中是很难获得的。值得注意的一个情况是，能够使各个实验室之间的 IHC 染色达到最高重现性的手段是：应用全封闭式系统自动染色设备（宛如在临床检验室的情况），从而将更多的注意力转向标本的制备。

为了促进 IHC 染色操作的标准化，最重要的一个单一因素是应用一个良好的自动染色机（如能多于一个就更为理想，可作为备用设备）。这是比选择程序、检测系统、显色底物（AEC、DAB、快红等）更为重要的因素。事实上，所有这些选择在很大程度上取决于仪器的选择，包括选择第一抗体带来的影响。应用一个好的仪器，就可以把变数放在一个染色程序里面，从而产生日复一日能够复制重现的 IHC 染色结果。

有些仪器（"开放系统"）允许使用多种抗体和检测系统，其系统软件可以灵活地调整染色程序，满足多种抗原和染色方法。大型实验室最好应用这种仪器。凡应用专用试剂的仪器都不允许随意改变程序（"封闭系统"）。对于封闭系统，公司会提供配套的专用试剂（即用型试剂，RTU）、酶、色素原和对比染色剂等专供其自动染色机使用。使用即用型试剂加上条形码就能够进行计算机追踪，监控试剂量、批号、有效期等。一般来说，自动染色机越是开放，就越要求用户实验室进行更多的内部调试，以达到对仪器本身以及试剂和染色程序等的全面认证。总的说来，也就要求实验室内部具有更高的专业知识。每个实验室应三思而后行。

现在已经有好几种自动染色机可供选择购买，但没有关于孰优孰劣的评论。不过，购买者应该特别留心比较分析各方面的条件，然后作出慎重决定。因为这种仪器将会成为影响染色结果的最大因素。购买者必须认识到，当你决定选择购买某一自动染色机时，就意味着，你的实验室即将购买一个"完整"的染色系统，包括一整套抗体、检测系统、抗原修复程序以及其他试剂，也就是生产仪器的公司为他们的自动染色设备能够得到最佳染色效果而提供的所有试剂。

对于"封闭"系统来说，公司提供的所有试剂均为即用型的，并且，必须严格按照染色程序使用；除非不能获得满意的染色结果，才可以调试孵育时间，配伍筛选合适的抗原修复方法，或者换用不同的试剂。

在另一个极端，对于一种完全的"开放"系统来说，实验室必须调试所有的试剂和染色程序，包括抗原修复方法、抗体的使用浓度、孵育时间以及检测系统等，同应用手工染色操作的情形一样。当然，为了"开放"系统能够获得成功的染色效果，实验室必须具有很高的技术和专业知识水平，而且还要花费更多的时间。

鉴于上述分析，对于大多数实验室来说，应用即用型试剂的"封闭"系统是最佳选择，虽然即用型试剂的价格较贵。但是，考虑到技术员和病理医师在设置、掌控"开放"系统方面所花费的时间，后者更贵些。其实，即使是应用"封闭"系统，大部分自动化平台都备有足够灵活的硬件和软件，随时可以添加一些"新"抗体，因为的确有时，病理医生需要的抗体是该仪器供应商没有提供的，在这种情况下，实验室就必须同手工染色操作一般，建立最佳的染色程序。

还有一点必须注意，任何对仪器制造公司既定的染色程序的调整，都需要实验室的验证核实。因此，任何抗体浓度的变化、孵育时间的改变、换用替代的抗体或检测系统等，均等同于改变了仪器制造公司原来的质量保证，而需要实验室负责该染色方法的全面验证。

### 三、提供监督的各种病理质量监控机构

#### （一）室间质量认证

不少的文献已经反复强调了室间质量认证的重要性，并且要求每一个进行 IHC 染色的实验室都必须参加至少一个这样的室间质量认证测试程序。事实上，室间质量认证测试程序对于提高实验室内部和室间 IHC 染色结果都是非常重要的手段。室间质量认证测试已经成为贯穿始终、反复进行的项目。

目前，很多国家已经把参加室间质量认证方案作为鉴定实验室是

否合格的要求。负责室间质量认证的机构如 NordiQC、UKNEQAS 和 CAP 都是独立的组织机构，决不和任何商家有联系。他们的任务是通过安排病理实验室之间的评估测试提高 IHC（以及核酸原位杂交）染色的质量。

事实上，室间质量认证程序补充并加强了各个实验室的内部质量控制管理。对于保证 IHC 染色的重现性，这些内部质量控制管理至关重要，它确保了 IHC 染色方法和试剂日复一日地按常规进行，以获得恒定的染色结果。但是，内部质量控制程序不能确定染色结果与生物学意义以及与其他实验室相比是否过高（产生假阳性）或过低（产生假阴性）的情况；而室间质量认证能够检测这一点，它通过测试许多实验室的染色结果，从中评估出好、坏、不足等级别，并发现不恰当的染色方法和结果解读等问题。

### （二）代表性的室间质量认证机构

NordiQC（丹麦为主）：www.nordiqc.org
UK NEQAS（联合王国）：www.ukneqas.org.uk
美国病理医师学院（CAP）：www.cap.org
加拿大 IHC 质量控制（加拿大）：www.ciqc.ca

### （三）病理学组织机构

为数众多的病理学组织机构主要通过组织讲习班、专题讨论会以及培训计划等活动推动 IHC 染色质量的提高。多数这样的活动都是全国性的。美国临床实验室标准研究院（www.clsi.org）的工作值得推荐，他们发表了颇为详细的 IHC 操作指南，可以成为每一个实验室制定其 IHC 实验手册的重要参考。

另一个同样详尽的、但侧重于 IHC 实践的参考文献是由安捷伦达科公司教育部门（Agilent Dako）出版的 IHC 指南。

最后，推荐美国出版的一种杂志：《应用免疫组织化学和分子形态学》（AIMM）（http://journals.lww.com/appliedimmunohist/）。它即将于 2014 年 1 月起与《诊断分子病理学杂志》合并。这本杂志有丰富的基于 IHC 的论文，尤其着重在 IHC 方法学和染色结果的判读等方面。

# 第3节 结　语

近年来，从探讨 IHC 染色标准化而进行的一切努力中所得到的共识可以归结到这样一点：IHC 染色方法在常规外科病理学中的可靠性和重现性已经由于标本的制备和染色方法学上存在的一些问题而大受影响，包括劣质抗体或检测系统以及五花八门的各种手工染色程序等。这些方面已经讨论过的有关方面总结如下：

1. IHC 染色试剂的质量虽然已经有所提高，但是，增加得更多的是提供试剂的公司和众多的染色方法。这种无限的增加意味着：一方面可以获得高质量的试剂；另一方面也产生了不少质量差的试剂。负责染色的实验室必须善于分辨优劣。

2. 自动染色设备的使用减少了由于染色程序差异悬殊导致的结果变异；为此，室间质量认证程序测试的质量监控对每一个实验室提高技术水平是必不可少的条件。

3. 甲醛固定和石蜡包埋作为通常标本制备方法将被继续应用。这一方法可以保存满意的形态学，但是，对很多组织中靶分子的抗原性有负面影响，其影响程度还不清楚。这一点仍然是一个较大的问题。有些可以通过应用合适的对照组加以解决，根据对照组切片染色情况来判断是否可以进行 IHC 染色。这些对照可能是内部蛋白质。

4. 最后，改变病理医师的心态可能是发生根本变化的最重要因素。IHC 染色的结果不仅只是"染色"，而是一种精确的免疫测定方法。如果操作正确，应该是可以达到定量的目的。然而，必须要求准确的操作和严格的对照，从而使其足以与其他基于免疫学的试验相匹配（如 ELISA）。在临床检验室中，ELISA 是蛋白质定量测定的"金标准"。应用与临床检验室相似的发展和管理理念，应用即用型试剂，配合相应的检测系统和经过验证的染色程序以及合适的对照组，再加上自动染色设备，是一条提高 IHC 染色可靠性的途径。

## 致谢

本文所有复制的表格均经原出版社 Dako Denmark A/S，An Agilent Technologies Inc. 的授权。

Clive R. Taylor 著

石善溶 译 石砚 校

## 参 考 文 献

[1] Taylor CR. The nature of Reed-Sternberg cells and other malignant reticulum cells. Lancet, 1974, 2(7884): 802-807.

[2] Taylor CR. Burns J. The demonstration of plasma cells and other immunoglobulin-containing cells in formalin-fixed, paraffin-embedded tissues using peroxidase-labelled antibody. J Clin Pathol, 1974, 27(1):14-20.

[3] Taylor CR, Mason DY. The Immunohistological detection of intracellular immunoglobulin in formalin-paraffin sections from multiple myeloma and related conditions using the immunoperoxidase technique. Clin Exp Immunol, 1974, 18(3): 417-429.

[4] Taylor CR, Cote RJ. Immunomicroscopy. a diagnostic tool for the surgical pathologist, 3rd ed. Philadelphia: Elsevier Saunders, 2005.

[5] Shi SR, Key ME, Kalra KL. Antigen retrieval in formalin-fixed, paraffin-embedded tissues: An enhancement method for immunohistochemical staining based on microwave oven heating of tissue sections. J Histochem Cytochem, 1991, 39(6):741-748.

[6] Shi SR, Taylor CR. Antigen retrieval immunohistochemistry based research and diagnostics. Hoboken, New Jersey: John Wiley & Sons, 2010.

[7] Taylor CR. Quality assurance and standardization in immunohistochemistry. A proposal for the annual meeting of the biological stain commission, June, 1991. Biotech Histochem,1992, 67(2): 110-117.

[8] Taylor CR. Report from the biological stain commission: FDA issues final rule for classification/reclassification of immunochemistry (ihc) reagents and kits. Biotech Histochem, 1998, 73(4): 175-177.

[9] Taylor CR. The total test approach to standardization of immunohistochemistry.

Arch Pathol Lab Med, 2000, 124(7): 945-951.

[10] Hewitt SM, Robinowitz M, Bogen SA, et al. Quality assurance for design control and implementation of immunohistochemistry assays: approved guidelines // Clinical Lab Standards Institute: Wayne. PA, USA: 2011, Vol 31, 4 (www.clsi.org ).

[11] Taylor CR. Immunohistochemical staining methods education guide 6th ed. Denmark: Agilent-Dako publications, 2013, http://www.dako.com

[12] Skacel M, Skilton B, Pettay JD, et al. Tissue microarrays: a powerful tool for high-throughput analysis of clinical specimens. Appl Immunohistochem Mol Morphol, 2002, 10(1): 1-7.

[13] Wang J, Taylor CR. Apoptosis and cell cycle-related genes and proteins in classical Hodgkin lymphoma: application of tissue microarray technique. Appl Immunohistochem Mol Morphol, 2003, 11(3): 206-213.

[14] Kaur P, Ward B, Saha, B, et al. Human Breast Cancer Histioid: An in vitro 3D co-culture model that mimics breast tumor tissue. J Histochem Cytochem, 2011, 59(12):1087-1100.

[15] Taylor CR. Quantifiable internal reference standards for immunohistochemistry: The measurement of quantity by weight. Appl Immunohistochem Mol Morphol, 2006, 14(3): 253-259.

[16] Taylor CR, Levenson RM. Quantification of immunohistochemistry— issues concerning methods, utility and semiquantitative assessment. Histopathol, 2006, 49(4): 411-424.

[17] Taylor CR. From microscopy to whole slide digital images: a century and a half of image analysis. Appl Immunohistochem Mol Morph, 2011, 19(6): 491-493.

[18] Taylor CR, Shi SR, Barr NJ, Wu, N. Techniques of Immunohistochemistry: Principles, Pitfalls and Standardization // Dabbs DJ. Diagnostic immunohistochemistry, 2nd ed. Philadelphia: Elsevier, 2006.

# 第十六章　免疫组织化学自动化概述

## 第一节　概　述

自从 1957 年美国 Technicon 公司成功研发出世界上第一台全自动生化分析仪以来，各种不同型号和功能的全自动生化分析仪相继涌现，为繁琐的临床生化检验工作者带来了福音，极大地提高了工作效率和检验的准确性。生化分析中液相 - 液相反应技术由于相对比较简易成熟，所需控制关键细节较少，全自动发展较为迅速。而免疫组织化学染色由于主要是固相 - 液相反应，其过程更加复杂，所需控制关键细节较多，涉及的机制（如抗原修复等）又并未完全明确，因而全自动免疫组织化学技术发展相对较为缓慢。从 1941 年免疫组织化学技术发明，直到 1991 年石善溶教授发明抗原修复技术，现代免疫组织化学技术才得到了空前的发展 [1]。近年来，免疫组织化学对于病理诊断的重要性得到广泛认可，备受病理学界的关注和青睐。随着病理标本大量增加，免疫组织化学染色量也呈暴发式增长，病理技术人员对自动化的需求也越来越大。目前，为满足和解决临床病理诊断的需要，免疫组织化学自动化已成为病理技术发展的必然趋势。

免疫组织化学自动化染色系统的出现，代表着病理组织学技术领域的重要进展和创新。免疫组织化学实现自动化后，技术员从大量实验中解放出来。免疫组织化学染色过程中主要步骤（包括烤片、脱蜡、抗原修复、一抗、二抗、DAB、苏木素和所有冲洗）所涉及的试剂滴加量、孵育时间和温度等条件都可由计算机软件自动控制，可降低人为操作误差的可能性，从而可提高染色的一致性、可重现性和可靠性。

随着新技术不断的应用，新型免疫组织化学自动化设备必然会层出不穷。本文从免疫组织化学自动化技术的基本原理、优缺点和仪器分类等几个方面进行介绍，目的是让大家更加全面地了解该技术，以便于在今后工作中需要对该类型设备进行选择时更加明智。

## 第二节　免疫组织化学自动化的原理

### 一、免疫组织化学自动化的原理

免疫组织化学自动化的原理是：利用计算机控制软件模拟手工免疫组织化学操作步骤，通过条形码、二维码或芯片自动识别切片和试剂，通过加热器件控制切片温度，通过加样排液系统自动加样和排液，从而将免疫组织化学染色的部分或全部步骤转移到仪器上，从而实现自动化操作。

用于免疫组织化学自动化的最早期技术之一是基于 David Brigati 博士发明的毛细管虹吸原理[2-3]，该技术的原理是：两张组织切片或一张组织切片和一张盖玻片紧密靠近，使玻片间形成很小的间隙；染色时玻片底部或盖玻片的一端接触试剂，利用毛细管虹吸运动来填充片间或玻片和盖玻片间的间隙；孵育完成后利用吸水垫将玻片间隙中的液体吸干。每一步试剂和冲洗步骤都是借助这种毛细管的填充和吸干来完成，这一技术的主要缺陷是：玻片间隙的毛细管运动很大程度上取决于液体的表面张力，组织切片的厚度、折叠、卷起也会影响玻片间或盖玻片和玻片的间隙，因此试剂有可能覆盖不均匀，造成染色不均或染色减弱[4]。

### 二、开发免疫组织化学自动化设备的技术挑战

随着科技的发展，各种先进技术应用于免疫组织化学自动化过程中，各种新型仪器层出不穷。但免疫组织化学自动染色系统的最根本原理始终离不开抗原 - 抗体的免疫反应，仅仅是利用机械自动化控制来取代复杂的手工染色操作，以减轻技术员的劳动强度和保证免疫组织化学染色过程的标准化。在这一过程中需要克服很多技术挑战，主要包括以下几个方面：

1.脱蜡（加热、非二甲苯脱蜡液的选择）

2. 抗原修复（高温、特殊抗原修复液的选择）

3. 切片和试剂自动识别系统

4. 灵活简便的染色程序

5. 染色时间和试剂用量的优化

6. 防止切片干片或染色不均现象

7. 切片冲洗和废液排放

　　在以上众多挑战中，最关键、最为困难的步骤是抗原修复。目前组织固定最常用的固定剂为甲醛。在组织固定过程中，甲醛会与蛋白质发生交联反应，形成一种亚甲基桥交联结构，从而使组织中抗原决定簇被屏蔽。石善溶教授发现，加热可以破坏甲醛固定引起的蛋白质交联，使被屏蔽的抗原决定簇重新暴露出来，从而能与相应抗体结合[5-8]。

　　目前，手工免疫组织化学染色过程中的抗原修复方式和试剂种类的选择比较灵活，常用的热引导抗原修复方式有：高压、水煮、微波、水浴等；常用的抗原修复液有柠檬酸（pH 6.0）、EDTA（pH 9.0）、Tris-HCl（pH 9.0 ~ 10）等[4]。由于各实验室在抗原修复操作和试剂选择上存在较大差异，如在加热器件的选择，加热温度及时间的控制，抗原修复液的种类、浓度和 pH 值的选择等各个环节都可能存在差异；而且不同实验室在免疫组织化学染色的其他步骤各个环节也存在较大差异，因此，各实验室在免疫组织化学染色结果上不可避免会存在差异，即室间差异。

　　研究证实，不同的抗体对抗原修复液的 pH 值、离子浓度、离子种类以及抗原修复的时间、温度的要求都有差异[7, 9-14]。对于部分特殊抗原，不同来源的组织对抗原修复的要求也不尽相同。

　　免疫组织化学自动化过程中热引导抗原修复方式和抗原修复液往往比较局限，加热方式通常是利用半导体加热板控制抗原修复液温度。由于全自动免疫组织化学染色系统通常无法密封加压，抗原修复温度无法超过常压下抗原修复液的沸点（100℃）。现在部分免疫组织化学自动化系统通过向抗原修复液中添加高沸点物质来提高抗原修复液的整体沸点，实现在常压下提高抗原修复的温度，从而使抗原修复更加完全彻底[15-16]。

### 三、研发免疫组织化学自动化技术的三个阶段

正因为免疫组织化学自动化技术需要克服的困难很多，其发展历程相当艰难而缓慢。研发免疫组织化学自动化技术的国家最主要为美国，其次为欧洲，研发过程大概可分为以下三个阶段：第一阶段：原始设计（1988—1994 年）；第二阶段：实际应用（1995—2004 年）；第三阶段：改进创新（2005—至今）。各发展阶段的代表产品和性能特点如表 16-1 所示。

## 第三节 免疫组织化学自动化的优势和劣势

从本质上来说，免疫组织化学自动化染色系统只是高度模拟手工免疫组织化学操作的所有步骤，因此，我们必须清醒地认识到，当免疫组织化学手工对照是由操作熟练、经验丰富的技术员完成，且所有试剂都与免疫组织化学自动化染色系统使用的试剂相同时，从染色质量上来说，免疫组织化学自动化染色结果很难超过手工免疫组织化学染色结果。

### 一、优势

与手工免疫组织化学染色相比，自动化染色的优势主要体现在以下四个方面：

1. 染色结果良好的一致性和可重现性，利于操作程序标准化和质量控制
2. 运行时间短，处理量较大，工作效率高
3. 技术员接触有毒试剂的概率低，安全性高
4. 对操作员的专业知识背景和技术水平的要求相对较低。

手工免疫组织化学染色过程通常非常复杂，所涉及的注意事项和细节繁多，包括组织前处理、切片质量、烤片时间和温度、脱蜡、抗原修复、试剂滴加、试剂孵育温度和时间控制以及所有冲洗步骤等众

表 16-1　免疫组织化学自动化发展历程概述

| 发展阶段 | 时间 | 代表产品 | 主要特点 |
|---|---|---|---|
| 第一阶段<br>原始设计 | 1988 年 | Code-on | 60 张切片；毛细管虹吸原理 |
| | 1990 年 | Leica | 吹干系统；定量泵；转盘式；20 张片 |
| | 1991 年 | Ventana ES | 液盖膜原理；40 张切片；转盘式 |
| | 1992 年 | Tekmate | 毛细管虹吸原理；40/120/300 张切片；手工滴加试剂 |
| | 1994 年 | Optimax | 1998 年升级为 i6000；条形码识别系统；40/60 张切片 |
| 第二阶段<br>实际应用 | 1996 年 | DAKO | 开放式；48 张切片；条形码和二维码识别系统 |
| | 1997 年 | Nexus XT | 液盖膜原理；20 张切片；多模块技术 |
| | 1997 年 | LabVision | 全中文界面；48 张切片；二维码 |
| | 2000 年 | BenchMark | 在线脱蜡修复；液盖膜原理；20 张切片；IHC/ISH |
| | 2004 年 | Bond-X/Max | 在线脱蜡修复；固盖板原理；30 张片 |
| | 2005 年 | LabVision | 精确定量模块；36/48/84 张切片；二维码识别系统；独立脱蜡修复模块 |
| 第三阶段<br>改进创新 | 2005 年 | BenchMarkXT | 液盖膜原理；单片控温；在线脱蜡修复；30 张切片；IHC/ISH |
| | 2008 年 | Bond-Ⅲ | 固盖板原理；在线脱蜡修复；30 张片；三冲洗头 |
| | 2010 年 | Xmatrx | 在线脱蜡修复；单片控温；IHC/ISH；40 张切片；在线封片 |
| | 2010 年 | Wave RPD System | 封闭式；16 张切片；全内置设计；在线脱蜡修复 |
| | 2011 年 | PathCom | 在线脱蜡修复；波浪加速系统；单片控温；36 张切片；IHC/ISH |
| | 2013 年 | DAKO Omnis | 在线脱蜡修复；批量处理；60 张切片；IHC/ISH |

注：IHC/ISH：免疫组织化学 / 核酸原位杂交

多因素。而免疫组织化学染色全过程是一种链式反应，任何一个步骤操作不当都会对染色结果造成影响。一般情况下，一个技术员一次染色50张以上的切片时，试剂孵育时间就较难控制。而目前国内中等以上三甲医院病理科平均每天免疫组织化学切片量都超过300张，大型医院病理科平均每天切片量甚至超过1000张。对于如此巨大的工作量，手工操作出现人为错误和不稳定性的概率会大大增加，此时自动化的优势就会充分得以体现。另外，国内绝大部分医院病理科的免疫组织化学检测指标和组织类型通常比较固定，更适合开展自动化。而一些科研机构由于检测指标通常为非常用抗体且多样化，组织来源一般为实验动物，操作灵活性要求较高，此时自动化的优势并不能充分得以体现。

## 二、劣势

任何事物都具有两面性。相对于自动化的优势，其劣势则主要体现在以下几个方面：

1.试剂选择的灵活性较差

2.抗原修复操作的灵活性相对较差，且抗原修复效果通常不如手工

3.试剂用量较大

4.成本较高

5.需要定期维护保养。

由于自动化染色系统自身成本较高，且所需的部分或全部试剂通常由仪器供应商提供，自动化整体运行成本通常比手工操作高[15, 17-18]。随着新技术的不断涌现，自动化染色系统的灵活性也得到不断提高，如试剂孵育时间、温度、试剂用量、冲洗液用量和次数的调整，切片和试剂自动识别、延时运行、烤片、有毒废液单独排放、自动清洗等功能的应用，自动化系统的灵活性大大提高。但是，仪器可改变的因素越多，染色结果的一致性、稳定性和可靠性就越低。因此，供应商须与用户进行良好的沟通，在仪器安装调试期间，应将仪器所有参数和染色程序设置好，以最大限度地减少仪器的可变因素，保证在较长时间内仪器染色结果都具有较好的一致性、可重现性和可靠性。

# 第四节 免疫组织化学自动化系统分类

## 一、自动化系统分类

根据抗原修复步骤是否在仪器内自动完成，可将免疫组织化学自动化系统分为：在线式抗原修复和离线式抗原修复两种类型。离线式抗原修复系统通常是将脱蜡、抗原修复与之后的免疫组织化学染色步骤分开，调整切片架水平之后应用加样器或一次性加样头将试剂滴加在切片上，并在冲洗液中添加表面活性剂使试剂均匀铺展在组织表面，只需通过软件控制每一步骤的时间来完成自动化染色，其原理基本类似。而在线式抗原修复系统由于增加了在线脱蜡和抗原修复步骤，其设计原理则存在较大差别，见下文所述。

## 二、在线式抗原修复系统的设计原理

按液态分配系统的差异，可将免疫组织化学自动化在线抗原修复系统分为三种类型，分别为：

1. 液盖膜原理：在每一步滴加试剂前先用油状液体铺满玻片，然后将试剂滴在液体里，试剂由于比油状液体的比重大而沉到底部，然后通过涡旋混匀技术使试剂均匀覆盖组织。圆形设计：切片在仪器中成圆形分布，试剂瓶固定在一种可旋转的罗盘上，通过罗盘旋转并挤压试剂瓶来实现加样过程[15]。

2. 毛细管虹吸原理：在玻片上方设计一种盖片（可在玻片间形成间隙的固体盖），使盖片和玻片间形成很小的间隙，利用毛细管虹吸作用实现试剂滴加和冲洗。矩阵设计：仪器中玻片成矩阵排列，通过机械臂左右运动和加样器前后上下运动实现加样和清洗过程[19]。

3. 固盖膜原理：设计一种在玻片架上方可上下运动的固盖板（一种带有密封作用并可在玻片间形成间隙的固盖板），固盖板在试剂孵育过程中会呈一定角度上下运动，带动玻片表面试剂呈波浪式运动，促进试剂混合均匀。侧面滴加技术：滴加试剂时，固盖板一端抬起，与玻片间形成一定角度，加样头把试剂从固盖板一端的加样孔加入试剂，固盖板向下压时带动试剂均匀分布在组织切片上。当需排掉废液时，固盖板一端抬起，带动玻片表面试剂集中到玻片的一端，从而被吸液头吸走。固盖膜技术即借用固盖板的上下运动来带动玻片表面试剂运动实现试剂滴加和排放。

目前，部分全自动免疫组织化学染色系统除了可以完成免疫组织化学染色以外，也可以完成原位杂交，但是由于原位杂交的 DNA/RNA 探针价格极其昂贵且用量极少（通常 5～20μl），现有自动化染色仪的定量精度暂时还无法满足要求。而且，市场上对自动化原位杂交的宣传力度往往大于其实际应用价值，因此，目前国内自动化原位杂交技术暂时还不适合中国现有行情，需要进一步发展和完善。

## 三、开放式和封闭式系统的概念

根据试剂的开放程度，免疫组织化学自动化染色系统又可分为开放式和封闭式系统，其区别简而言之即仪器制造商是否允许使用其他供应商的试剂。具体而言，开放系统是指：用户可以灵活选择免疫组织化学染色过程中的操作方法和试剂，包括脱蜡，抗原修复液种类，抗原修复方法，过氧化物酶阻断剂，一抗、二抗检测系统，DAB，苏木素等。实质上，全开放的免疫组织化学自动化染色系统在染色步骤和试剂的选择上具有与手工操作同样的灵活性。离线式抗原修复系统一般无法完成免疫组织化学染色全过程，或借助单独的脱蜡和抗原修复仪器来完成，因此常应用开放系统；由于其操作步骤和试剂选择的灵活性，往往更适合工作量较小或以研究为主的实验室[15,19]。

封闭系统是指：仪器制造商限制用户自主选择免疫组织化学染色过程中的操作方法和试剂，用户只能使用供应商规定的染色步骤或试剂，或只能对染色程序进行微调。与开放系统的灵活性相比，封闭系统虽然在一定程度上牺牲了灵活性，但却通过减少人为因素带来的可变性可提高免疫组织化学标准化和质量控制。封闭系统一般都带有切片加热功能，可完成在线脱蜡、抗原修复和之后的免疫组织化学染色步骤。全自动免疫组织化学染色系统通常有独特的切片和试剂识别系统设计，为减少人为操作产生误差的可能性，只允许用户使用指定供应商的所有试剂或大部分试剂。而且该系统通常对各种抗体的染色程序已进行了优化，无须用户自行编写染色程序，因此，封闭系统往往操作简便[15, 18]。由于其操作简便，利于质量控制、规范化和标准化，因此更适合工作量较大的实验室。

根据市场需求，在实际应用中，在线式和离线式抗原修复系统都包含开放系统和封闭系统，只是在线式抗原修复系统主要以封闭系统为主，个别型号的免疫组织化学自动化染色系统应用开放系统，如Xmatrx Infinity。离线式抗原修复系统主要以开放系统为主，个别型号的染色系统应用封闭系统，如 DAKO Autostainer Link。

## 第五节　免疫组织化学自动化的未来发展趋势

目前，虽然免疫组织化学自动化技术已取得很大进展，但全球现有的免疫组织化学自动化染色系统在某些方面还远远不能满足市场需求，且存在较多不足，如单批处理量太少、整体运行成本较高、难以实现个性化抗原修复、染色效果有待提高等。针对实际应用上的不足之处，预计免疫组织化学自动化未来的发展趋势之一是大通量、流水线工作以及优良的个性化免疫组织化学染色方案。

另外，市场上现有的免疫组织化学自动化系统主要分为离线式抗原修复系统和在线式抗原修复系统。虽然前者在早期市场上的占有率比后者要高，但随着免疫组织化学自动化技术的不断发展，市场对免疫组织化学自动化系统的要求也会不断提高，离线式抗原修复系统逐步将会被淘汰，取而代之的将是在线式抗原修复系统，这也是免疫组织化学自动化未来发展的趋势。

目前，在市场上现有的在线式抗原修复系统中，部分系统由于具有较精确的单片控温功能，也可用于在线原位杂交检测。虽然目前国内尚未大力开展自动化原位杂交技术，但随着资源配置的合理利用，自动化技术的不断改进，相信原位杂交和免疫组织化学的自动化将分别发展其独自的自动化系统。

# 第六节　结　　语

众所周知，免疫组织化学自动化不仅使免疫组织化学染色结果的一致性、可重现性和可靠性得到很大改善，极大地推进了质量控制工作的开展，而且节省了技术员的时间，大大提高了工作效率和生产力。

目前，由于各病理科免疫组织化学实验室的条件相差甚远，因此，没有一种型号的免疫组织化学自动化染色系统能够完全满足所有实验室的要求。本章的目的是比较传统的手工免疫组织化学和免疫组织化学自动化的优缺点，以及市场上各种型号的免疫组织化学自动化染色系统的优缺点，让用户对免疫组织化学自动化有一个更全面和深入的了解，以便当需要购买免疫组织化学自动化染色系统时，可以根据各自实验室的实际情况合理选择。建议用户考虑以下重要因素，主要包括：

## （一）成本核算

有意向的客户除了要关注仪器的购置成本，还需密切关注仪器维修、耗材和试剂成本，特别是封闭系统，因为用户只能使用供应商提供的专用试剂，所以试剂成本往往偏高。因此，用户必须进行长期而全面的成本核算才能获得更大的利益。

## （二）切片容量和仪器尺寸

有意向的客户为购置适合自己的染色系统，应该做一份详细的评估表，评估内容包括：切片容量、仪器尺寸、实验室空间大小、周转时间、员工安排等信息，以便合理安排仪器运行时间，为技术员省出更多时间去完成其他任务，从而提高工作效率。

## （三）运行时间

目前国内实现免疫组织化学自动化的病理科部分已基本脱离手工染色，实现全自动化了，而部分则应用手工和自动化相结合的方式。

实现全自动化的病理科，往往需要购置多台仪器才能满足需求。当实验室需要同时运行多台免疫组织化学自动化染色仪器时，特别是一台仪器一天需要运行两批以上时，技术员只有合理安排操作时间，才能更高效、更节省时地完成任务。而手工与自动化相结合的实验室则更需要技术员统筹安排时间，因为技术员还需要花费更多时间密切关注手工染色步骤。因此，用户在选择免疫组织化学自动化染色系统时，需要考虑仪器运行时间，并根据其实验室日常工作流程合理安排时间，从而提高工作效率。

### （四）降低出错率

绝大部分开放系统和封闭系统都应用条形码或二维码识别系统来减少错误，少数封闭系统还具有二级识别系统，应用储存芯片监测试剂的批号、有效期，杜绝用户使用过期试剂，进行质量控制。同时，大部分免疫组织化学自动化染色系统可与医院信息系统（HIS）连接，减少数据录入和输出错误。

### （五）售后服务

调查发现，由于影响免疫组织化学染色结果的因素很多，特别是在线式抗原修复，市场上没有一种型号的免疫组织化学自动化染色系统能够达到完美的染色结果。任何型号的免疫组织化学自动化染色系统都有其优缺点，且其软件和硬件设计往往较复杂。越复杂的自动化仪器出现故障的可能性也越大，日常维护和维修就显得尤为重要。因此，用户在选择免疫组织化学自动化染色系统时除了需要考虑上述几方面因素外，售后服务质量也是用户需要考虑的另一重要因素。

在欧美等发达国家，免疫组织化学自动化已广泛应用于免疫组织化学实验室。在中国，一大部分病理科由于条件限制仍应用手工操作，甚至还有部分病理科尚未开展免疫组织化学检查，实现免疫组织化学自动化的病理科主要集中在大中城市重点医院。近十年来，免疫组织化学自动化的发展步伐才逐渐加快。我们坚信，随着病理学领域的不断发展，软硬件设计的不断更新，仪器价格的合理调整，免疫组织化学自动化将成为病理科未来发展的必然趋势。

由于免疫组织化学自动化染色系统只是极大程度地模拟手工免疫组织化学染色过程，其灵活性始终无法超过操作熟练的技术员。因此，病理界同仁应当清醒的认识到：免疫组织化学自动化的优点突显在染色结果良好的一致性和可重现性，利于实现标准化和质量控制，而其染色结果很难超过手工染色结果。无论选用哪种型号的免疫组织化学自动化染色系统，人始终是决定染色结果好坏的关键因素。

林齐心　熊玉林　王小亚

## 参 考 文 献

[1] Shi SR, Key ME, Kalra KL. Antigen retrieval in formalin-fixed, paraffin-embedded tissues: an enhancement method for immunohistochemical staining based on microwave oven heating of tissue sections. J Histochem Cytochem, 1991, 39(6): 741-748.

[2] Montone KT, Brigati DJ, Budgeon LR. Anatomic viral detection is automated: the application of a robotic molecular pathology system for the detection of DNA viruses in anatomic pathology substrates, using immunocytochemical and nucleic acid hybridization techniques. Yale J Biol Med, 1989, 62(2): 141-158.

[3] Unger ER, Brigati DJ. Colorimetric in-situ hybridization in clinical virology: development of automated technology. Curr Top Microbiol Immunol, 1989, 143(1): 21-31.

[4] 石善溶，石砚，Taylor CR. 抗原修复技术研究进展. 中华病理学杂志，2007，36(1)：7-10.

[5] Sompuram SR, Vani K, Messana E, et al. A molecular mechanism of formalin fixation and antigen retrieval. Am J Clin Pathol, 2004, 121(2): 190-199.

[6] Kakimoto K, Takekoshi S, Miyajima K, et al. Hypothesis for the mechanism for heat-induced antigen retrieval occurring on fresh frozen sections without formalin-fixation in immunohistochemistry. J Mol Histol, 2008, 39(4): 389-399.

[7] Shi SR, Imam SA, Young L, et al. Antigen retrieval immunohistochemistry under the influence of pH using monoclonal antibodies. J Histochem Cytochem, 1995, 43(2): 193-201.

[8] Shi SR, Cote RJ, Taylor CR. Antigen retrieval techniques: current perspectives. J Histochem Cytochem, 2001, 49(8): 931-937.

[9] Siitonen SM, Kallioniemi OP, Isola JJ. Proliferating cell nuclear antigen

immunohistochemistry using monoclonal antibody 19A2 and a new antigen retrieval technique has prognostic impact in archival paraffin-embedded node-negative breast cancer. Am J Pathol, 1993, 142(4): 1081-1089.

[10] Shi SR, Cote RJ, Taylor CR. Antigen retrieval immunohistochemistry: past, present, and future. J Histochem Cytochem, 1997, 45(3): 327-343.

[11] Pileri SA, Roncador G, Ceccarelli C, et al. Antigen retrieval techniques in immunohistochemistry: comparison of different methods. J Pathol, 1997, 183(1): 116-123.

[12] McNicol AM, Richmond JA. Optimizing immunohistochemistry: antigen retrieval and signal amplification. Histopathol, 1998, 32(2): 97-103.

[13] 杜鹃，石雪迎，郑杰等 . 抗原修复液 pH 值和修复时间对免疫组织化学染色效果的影响 . 北京大学学报医学版，2005，37(2) : 195-197.

[14] Taylor CR. Standardization in immunohistochemistry: the role of antigen retrieval in molecular morphology. Biotech Histochem, 2006, 81(1): 3-12.

[15] Le Neel T, Moreau A, Laboisse C, et al. Comparative evaluation of automated systems in immunohistochemistry. Clin Chim Acta, 1998, 278(2): 185-192.

[16] Gustavson MD, Bourke-Martin B, Reilly D, et al. Standardization of HER2 immunohistochemistry in breast cancer by automated quantitative analysis. Arch Pathol Lab Med, 2009, 133(9): 1413-1419.

[17] Cohen C, Unger ER, Sgoutas D, et al. Automated immunohistochemical estrogen receptor in fixed embedded breast carcinomas. Comparison with manual immunohistochemistry on frozen tissues. Am J Clin Pathol, 1989, 92(5): 669-672.

[18] Fiore C, Bailey D, Conlon N, et al. Utility of multispectral imaging in automated quantitative scoring of immunohistochemistry. J Clin Pathol, 2012, 65(6): 496-502.

[19] Choudhury KR, Yagle KJ, Swanson PE, et al. A robust automated measure of average antibody staining in immunohistochemistry images. J Histochem Cytochem, 2010, 58(2): 95-107.

# 第十七章　常用抗原修复技术 操作程序和有关的技术问题

本书前一些章节已经对抗原修复技术（antigen retrieval, AR）的开发过程、主要的影响因素、在诊断病理学和分子形态学等方面的应用以及 AR 的分子机制等进行了详细的论述。本章将针对抗原修复技术程序进行阐述，并讨论其操作过程中的各种注意事项和技术操作的要点和不足之处。考虑到组织固定、烤片等前处理程序的影响，同时不同实验室的操作程序不同，缺乏标准化，后期所制备的切片可能具有独特性，因而各实验室在本文介绍的方法基础上，要根据各自的材料和处理过程进行认真评价并筛选出自己实验室最优化的操作规程。

为了更深入地阐述抗原修复技术操作，我们尝试通过抗原修复方式和所使用的抗原修复介质的不同将抗原修复分为三种不同类型的技术操作，分别为：① 加热法抗原修复技术；② 酶消化法抗原修复技术；③ 混合法抗原修复技术。在下文中我们将对每一种抗原修复技术的定义、具体操作步骤、适用该方法的抗体举例，并就技术操作中的注意事项等问题进行详细描述。

20 世纪 90 年代加热抗原修复技术的问世，把诊断病理学领域中免疫组织化学染色在常规石蜡切片上的应用划分为 AR 前和 AR 后两个阶段；1991 年，首篇加热抗原修复技术的发表就是这两个阶段的分水岭[1]。目前，绝大部分用于诊断病理学的抗体均可以应用加热抗原修复处理而获得满意的免疫组织化学染色结果。极少数个别抗体，如 HBcAg，由于是病毒的结构成分而不是人体的组织结构成分，加热修复无效。可以应用酶消化法修复[2]，或者不需要修复而可以直接染色（图 17-1）。根据近年来有关加热抗原修复技术分子机制的研究信息（参见本书第 12 章），组织中的蛋白质经过甲醛处理后，热稳定性增强，即热变性转化温度（Td）明显升高的原理，加热处理应该不会导致石蜡

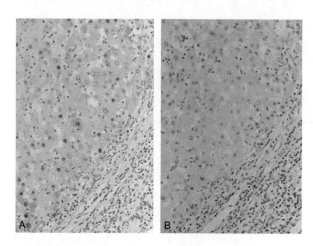

图 17-1 （也见彩图 17-1）肝组织 HBcAg 的免疫组织化学染色，不修复，显示阳性结果（A）；柠檬酸高压抗原修复，显示阴性结果（B）

包埋组织切片中的抗原受到温度的破坏。Leong 和 Gown 均早在 1993年就曾经指出：应该对所有诊断病理学应用的抗体，规试用加热抗原修复。他们认为，除了极为罕见的个别特殊情况外，加热处理不会破坏抗原性[3]。当然，应该认识到，抗原修复技术还在发展过程中，很多问题还有待解决。其中，一个比较现实的问题是：针对个别尚未能够修复的抗原或修复效果不满意的抗原，应该千方百计地探讨新的修复程序。从理论上讲，绝大多数蛋白质经过甲醛固定处理后应该是有修复可能的。

　　在针对一个从未测试过的新抗体、考虑是否需要应用一定的抗原修复处理时，必须要进行以下仔细的研究工作：① 建立不同甲醛固定时间的组织石蜡块系列模型，包括中性甲醛固定 6 小时到 1 个月；② 收集对某一测试抗原的大部分抗体；③ 根据加热抗原修复技术的配伍筛选实验原则，应用不同的加热条件、酸碱度以及柠康酸酐溶液等进行测试；④ 广泛参阅国内外文献，认证多数作者的意见。只有经过严格的测试，仔细比较未应用加热的对照切片后，才能得出结论。

## 一、加热法抗原修复

加热法抗原修复法，又称为热介导的抗原修复法，是指将组织切片放置于特定的修复液中，通过特定的加热方式对组织中抗原进行修复的方法。

根据所使用的加热方式不同，可分为：① 直接加热法抗原修复技术：指将装有特定修复液和组织切片的容器直接在加热仪器上进行抗原修复的技术；这种抗原修复法有使用各种压力锅（普通高压锅、电高压锅等）的高温高压抗原修复法[4]、直接煮沸法、使用微波炉的微波加热法[1]和使用水浴锅的水浴锅加热法[4]等；② 间接加热法抗原修复技术：指将装有修复液和组织切片的容器放入另外一个装有自来水或其他液体的容器中，对外部容器进行加热的抗原修复方法；这种抗原热修复方式因抗原修复时间难以掌握，修复结果良莠不齐，现在还不推荐这种修复方式。

根据抗原修复过程所使用的修复液不同，可分为：① 酸性溶液加热法抗原修复，这种修复液的 pH 值多为 6.0 左右，常见的有柠檬酸盐修复液和枸橼酸钠修复液等；② 中性溶液加热法抗原修复，这种修复液的 pH 值多为 7.4 左右，常用的为 0.05% 柠康酸酐溶液；③ 碱性溶液加热法抗原修复，这种修复液的 pH 值多为 9.0 左右，常见的有 EDTA 和 EGTA 修复液等。

如本书第一篇所介绍的有关抗原修复的基本知识，抗原修复处理的结果取决于两个主要因素：加热条件和修复液的酸碱度。不同的抗原需要应用不同的修复程序，必须通过配伍筛选实验来决定最适宜的抗原修复程序（有关正确使用加热抗原修复处理程序的详细资料参见本书第 2 章和第 3 章）。

### （一）各种加热法抗原修复液的配制

1. 柠檬酸抗原修复液（pH 6.0）的配制[5]：

柠檬酸（无水）  21g
蒸馏水  10L
用 1M 盐酸将 pH 值调至 6.0。

2. Tris-EDTA 抗原修复液（pH 9.0）[5]：

| | |
|---|---|
| Tris | 14.4g |
| EDTA | 1.44g |
| 1M 盐酸溶液 | 1ml |
| 吐温 20（Tween 20） | 0.3ml |
| 蒸馏水 | 600ml |

在蒸馏水中添加 Tris、EDTA 和盐酸溶液，并用盐酸溶液将 pH 值调至 10，然后再加入 Tween 20 溶液。

3. 0.05% 柠康酸酐溶液（pH 7.4）[6]：

| | |
|---|---|
| 柠康酸酐（纯度≥98.0%） | 500μl |
| 蒸馏水 | 1L |

在蒸馏水中滴加 500μl 柠康酐，并用 1N NaOH 溶液将 pH 值调至 7.4。

## （二）技术操作流程

1. 高温高压直接加热抗原修复法

（1）石蜡切片脱蜡、水化，自来水冲洗并浸泡于水中待用。

（2）取适量抗原修复液置于压力锅中，将压力锅放置于电磁炉（品牌：美的，生产厂：美的集团，中国，功率 2100W）上，大功率加热至沸腾。

（3）将功率调至中度，将切片置于耐高温染色架上，放入已沸腾的修复液中，盖上锅盖，扣上压力阀，继续加热。

（4）当压力阀开始喷气时把电磁炉的功率降至最低并计时 1.5~2 分钟。然后将压力锅撤离电磁炉，室温自然冷却 10 分钟，然后可用自来水在压力锅外壁冲淋，加速锅内修复液冷却，冷却至室温后取出切片，用自来水冲洗，PBS 液充分缓冲后按免疫组织化学操作程序进行后续染色操作。

2. 直接煮沸抗原修复法

（1）石蜡切片脱蜡、水化，自来水冲洗并浸泡于水中待用。

（2）取适量抗原修复液置于不锈钢锅中，将不锈钢锅放置在电磁炉上，大功率加热至沸腾。

（3）将功率调至最小（处于保温状态），将切片置于耐高温染色架上，放入已沸腾的修复液中，盖上锅盖，继续加热 20 分钟。

（4）将不锈钢锅撤离电磁炉，室温自然冷却 10 分钟后，可用自来水在不锈钢锅外壁冲淋,加速锅内修复液冷却,冷却至室温后取出切片，自来水冲洗，PBS 液充分缓冲后按免疫组织化学操作程序进行后续染色操作。

3. 微波抗原修复法

（1）石蜡切片脱蜡、水化，自来水冲洗并浸泡于水中待用。

（2）取适量抗原修复液置于微波盒中，将微波盒放置于微波炉中，高档加热至沸腾。

（3）将切片置于耐高温染色架上，放入已沸腾的修复液中,盖上盖,调至中 - 低档继续加热 20 分钟。

（4）将微波盒取出，室温自然冷却 10 分钟后，可用自来水在微波盒外壁冲淋，加速盒内修复液冷却，冷却至室温后取出切片，自来水冲洗，PBS 液充分缓冲后按免疫组织化学操作程序进行后续染色操作。

## （三）适用的抗体

适用于绝大多数抗体[7]。

## （四）石蜡组织切片抗原热修复方法注意事项

1. 不能使用铜染色架和铝制容器，可能是修复液会同这些金属反应、改变 pH 值而影响抗原修复效果[8-11]。
2. 抗原修复时间同加热温度呈反比，抗原修复温度越高，其所需时间越短[11-12]。
3. 用同一种抗原修复液，即使使用了不同的加热方式，只要在时间上达到一定状态，抗原修复结果是相同的[13]。
4. 高温高压加热修复法：因实验室所处的地理环境不同（海拔高度不同，修复液沸点不同），修复时间各异。压力锅在各个国家都有固定标准，锅内溶液温度一致，所需的加热时间短，容易达到标准化程序[12]。
5. 柠檬酸高压修复有产生细胞核假阳性的报道[14]。

6. 对抗原暴露影响作用更大的是修复液的 pH 值，pH 值为 9.0 的 EDTA 修复液适用于暴露绝大多数抗原 [15-16]。

7. 组织使用 EDTA 等高 pH 值修复液配合高温高压修复时，因组织的膨胀同玻片的膨胀不同步，容易导致组织形成皱褶、脱落或整个组织从玻片上脱落下来，所以 EDTA 等高 pH 值修复液通常建议用较为平缓的加热方式，如直接煮沸法等，而不用沸腾等较为剧烈的高温高压直接煮沸法。

8. 修复结束后必须等修复液冷却后，才能将切片取出进行后续的免疫组织化学染色。组织切片的"骤热骤冷"容易导致组织从玻片上剥离或组织抗原暴露不良。

9. 为了预防抗原修复时组织自玻片上剥离脱落，载玻片必须经过防脱处理方可使用。载玻片的防脱处理通常是在清洁后的切片上涂抹 APES 或多聚赖氨酸，也可以使用合格的商品化上胶玻片或阳离子玻片等。

10. 在加热法抗原修复中，通常都是要求修复液达到沸点温度，这时修复液会由于沸腾溅出或蒸发而减少。如果修复液量较少，有可能会导致"干片"现象而造成抗原修复无效。基于这点，在抗原修复时，修复液的量必须足够，保证能浸泡到所有玻片中的组织，并且在修复液沸腾时要降低加热器的功率，使容器内修复液保持微沸状态即可。

11. 最近，据 Ding 等报道，发现一些抗体，如 Ki-67 和 p53，染色强度和阳性细胞比例均随电磁炉能量的增加而减弱 [17]。我们使用电磁炉作为抗原修复加热的方法已经十多年了，它使用方便，特别适用 AR 的不锈钢容器。今后，应考虑比较研究不同功率的电磁炉之间可能存在的潜在影响因素，以促进免疫染色标准化。

## 二、酶消化法抗原修复技术

利用蛋白水解酶对组织切片进行抗原暴露的技术。常用的蛋白水解酶有胰蛋白酶（trypsin）、胃蛋白酶（pepsin）、蛋白酶 K（proteinase K）等。

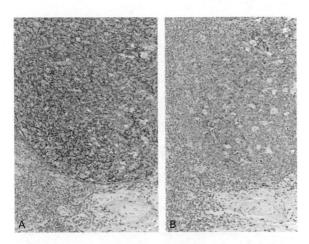

图 17-2　扁桃体组织的 CD21 免疫组织化学染色，EDTA 直接水煮抗原修复，显示生发中心强阳性表达（A）；EDTA 间接水煮抗原修复，显示生发中心弱阳性表达（B）

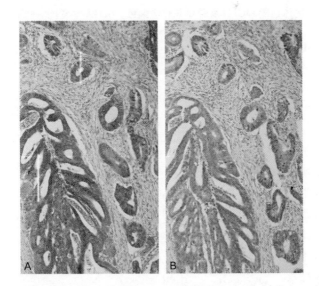

图 17-3　结肠癌组织 P 糖蛋白免疫组织化学染色。柠檬酸直接高压抗原修复，结果显示肿瘤细胞强阳性（A）；柠檬酸间接高压抗原修复，结果显示肿瘤细胞弱阳性（B）

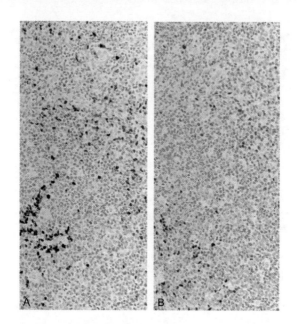

**图 17-4　扁桃体组织 MUM1 免疫组织化学染色。**EDTA 水煮抗原修复，结果显示生发中心和周围数量较多的淋巴细胞呈强阳性表达（A）；柠檬酸高压抗原修复，仅少量的淋巴细胞呈中等强度表达（B）。注：抗原修复中无特殊说明的热修复都指直接热修复

### （一）酶消化法修复液配制

1. 胰蛋白酶修复液配制 [18]

　　胰蛋白酶储备液（0.5%）：

| | |
|---|---|
| 胰蛋白酶 | 50mg |
| 蒸馏水 | 10ml |

　　氯化钙储备液（1%）：

| | |
|---|---|
| 氯化钙 | 0.1g |
| 蒸馏水 | 10ml |

　　胰蛋白酶修复液：

| | |
|---|---|
| 胰蛋白酶储备液 | 1ml |
| 氯化钙储备液 | 1ml |

　　蒸馏水　　　　　　　　　8ml

2. 胃蛋白酶修复液配制 [5]

　　　　将 40mg 的胃蛋白酶溶解于 10ml 的 0.01M 的盐酸溶液中（pH 值为 2.0），充分溶解。

### （二）技术操作流程

1. 石蜡切片脱蜡、水化，自来水冲洗后，PBS 液充分缓冲。

2. 除去切片上的 PBS，滴加适量配制后的蛋白水解酶溶液，完全覆盖组织。

3. 将滴加有蛋白水解酶的组织切片放置于 37℃孵育盒孵育，孵育时间各实验室根据所用酶浓度做相应调整。PBS 液充分缓冲，后续染色程序按照免疫组织化学染色操作步骤进行。

### （三）适用的抗体

　　适用于蛋白水解酶的抗体少，有 CK7、CK20 等。

### （四）酶消化法抗原修复注意事项

1. 酶消化法抗原修复时间与酶浓度、酶活力呈反比，同样本大小呈正比。

2. 胃酶和蛋白酶 K 的抗原暴露强度通常优于胰蛋白酶 [19]。

3. 消化不足会导致抗原暴露不充分，表现为染色阴性或染色强度弱。

4. 过度消化会造成背景染色或组织破坏。

5. 37℃是多数蛋白水解酶的最佳工作温度，为了统一酶修复条件（时间和浓度），通常建议在 37℃下进行蛋白水解酶消化，且孵育环境要在一定的湿度条件下提前预热。

6. 在应用蛋白水解酶进行抗原修复后，需要充分的 PBS 液缓冲清除组织中酶，防止残留的酶对组织的继续消化。

7. 为防止组织脱落，载玻片必须经过防脱处理方可使用。

## 四、混合法抗原修复技术

　　混合法抗原修复技术，又称为抗原双（重）修复技术，是指联合加热法抗原修复技术和酶消化法抗原修复技术对组织切片中的抗原进行修复、重新暴露的方法。

## （一）技术操作流程

1. 石蜡切片脱蜡、水化，自来水冲洗，PBS 液充分缓冲。
2. 除去切片上的 PBS 液，滴加适量胰蛋白酶溶液，将孵育盒放置于 37℃ 电热恒温干燥箱中孵育。PBS 液充分缓冲，自来水冲洗并浸泡于水中待用。
3. 取适量柠檬酸抗原修复液置于压力锅中，将压力锅放置在电磁炉上，大功率加热至沸腾。
4. 将电磁炉功率调至中度，将切片置于耐高温染色架上，放入已沸腾的修复液中，盖上锅盖，扣上压力阀，继续加热。
5. 当压力阀开始喷气时计时，1.5～2 分钟后将压力锅撤离电磁炉，室温自然冷却 10 分钟后，可用自来水在压力锅外壁冲淋，加速锅内修复液冷却，冷却至室温后取出切片，自来水冲洗干净，PBS 液充分缓冲，后续染色程序按照免疫组织化学染色操作步骤进行。

## （二）适用的抗体

肌球蛋白（平滑肌）、肾穿诊断试剂（IgG、IgM、IgA 等），在免疫荧光原位杂交中也常用该方法。

## （三）混合法抗原修复技术操作注意事项

1. 热抗原修复和酶消化抗原修复两者的先后顺序：只要各自修复时间进行调整后，即使两者先后顺序调换结果也可相同。
2. 酶消化抗原修复通常推荐用较为温和的胰蛋白酶来进行 [19-21]。
3. 加热法抗原修复通常使用 pH 值为 6.0 的酸性修复液，加热方式可以使用微波加热、高温高压或水浴加热法，但加热的时间不同，通过加热时间的调整，上述不同加热方式可以达到一致的修复效果 [13, 22]。
4. 前文所述的加热抗原修复技术和酶消化法抗原修复技术操作的注意事项此处同样适用。

目前还没有一种抗原修复技术可以解决所有的经福尔马林固定、

石蜡包埋组织的抗原"重现"问题，而且即使同一抗原的不同片段，所需的抗原修复技术也可能不尽相同。抗原修复技术的应用和推广实际上是各个实验室利用上述标准对实验结果进行分析、优化、总结和分享的结果[10, 23]。

　　总之，所有的抗原修复技术都是为了重现组织切片中抗原"原貌"，但实际上组织中抗原含量的原貌是无法预知的，在定位准确的前提下，人们通常都将"最多、最强"的免疫组织化学结果认定为最佳的抗原修复方式。组织中抗原暴露"更多"、染色强度"更强"是否就是组织中抗原的"原貌"呢？是否存在过度放大的状态？因为组织抗原的"原貌"未知，所以这些疑问也不得而知。许多实验室为了验证其抗原修复技术的效用，都会使用自我确立的标准来评定，这些标准总结为：① 结合形态学基础对应用不同抗原修复技术的免疫组织化学染色结果进行判定；② 染色结果定位清晰、无假阳性染色和背景染色；③ 阳性检测率更高、阳性信号更强；④ 组织细胞无损毁；⑤ 结合阳性和阴性对照切片进行比较观察。

杨清海　陈惠玲　周洪辉　唐娜　王小亚

# 参 考 文 献

[1] Shi S-R, Key ME, Kalra KL. Antigen retrieval in formalin-fixed, paraffin-embedded tissues: an enhancement method for immunohistochemical staining based on microwave oven heating of tissue sections. J H Cytochem, 1991, 39(6): 741-748.

[2] 张燕，陈剑，刘海静等 . 石蜡切片免疫荧光法在肾病穿刺组织中的应用 . 北京大学学报（医学版），2011，43(6)：900-902.

[3] Leong A S-Y, Leong F J W-M. Manual of diagnostic antibodies for immunohistology, 2nd edition, London: Greenwich Medical Media Ltd, 2003.

[4] Kawai K, Serizawa A, Hamana T, et al. Heat-induced antigen retrieval of proliferating cell nuclear antigen and p53 protein in formalin-fixed, paraffin-embedded sections. Pathol Int, 1994, 44(10-11): 759-764.

[5] Bancroft J D, Gamble M, 周小鸽等 . 组织学技术的理论和实践 . 北京：北京大

学医学出版社，2010，375-408.

[6] Namimatsu S, Ghazizadeh M, Sugisaki Y. Reversing the effects of formalin fixation with citraconic anhydride and heat: a universal antigen retrieval method. J H Cytochem, 2005, 53(1): 3-11.

[7] Werner M, von Wasielewski R, Komminoth P. Antigen retrieval, signal amplification and intensification in immunohistochemistry. Histochem cell boil, 1996, 105(4): 253-260.

[8] Shi S-R, Imam SA, Young L, et al. Antigen retrieval immunohistochemistry under the influence of pH using monoclonal antibodies. J Histochem Cytochem, 1995, 43(2): 193-201.

[9] Morgan J, Navabi H, Jasani B. Role of calcium chelation in high temperature antigen retrieval at different pH values. J pathol, 1997, 182(2): 233-237.

[10] Pileri SA, Roncador G, Ceccarelli C, et al. Antigen retrieval techniques in immunohistochemistry: comparison of different methods. J pathol, 1997, 183(1): 116-123.

[11] Evers P, Uylings H. Microwave-stimulated antigen retrieval is pH and temperature dependent. J Histochem Cytochem 1994; 42(12): 1555-1563.

[12] Norton AJ, Jordan S, Yeomans P. Brief, high-temperature heat denaturation (pressure cooking): A simple and effective method of antigen retrieval for routinely processed tissues. J pathol, 1994, 173(4): 371-379.

[13] Taylor CR, Shi S-R, Chen C, et al. Comparative study of antigen retrieval heating methods: microwave, microwave and pressure cooker, autoclave, and steamer. Biotechhistochem, 1996, 71(5): 263-270.

[14] 齐兴峰，余英豪. 大功率电磁炉高压抗原修复中细胞核假阳性着色研究. 临床与实验病理学杂志，2012，28(10)：1171-1172.

[15] 骆新兰，蔡秀玲，刘艳辉等. 不同的抗原修复条件对免疫组织化学染色结果的影响. 中华病理学杂志，2005，34(1)：52-54.

[16] Shi S-R, GU J, Taylor CR. Antigen retrieval techniques: immunohistochemistry and molecular morphology. Natick, Massachusetts: Eaton Publishing, 2000.

[17] Ding W, Zheng X-Y. Instability of induction cooker (electromagnetic stove) antigen retrieval in immunohistochemistry. Appl. Immunohistochem Mol Morphol, 2012, 20(2): 184-188.

[18] Kashima K, Yokoyama S, Daa T, et al. Cytoplasmic biotin-like activity interferes with immunohistochemical analysis of thyroid lesions: a comparison of antigen retrieval methods. Mod pathol, 1997, 10(5): 515-519.

[19] Ramos-Vara JA, Beissenherz ME. Optimization of immunohistochemical methods

using two different antigen retrieval methods on formalin-fixed, paraffin-embedded tissues: experience with 63 markers. J Vet Diag Invest, 2000, 12(4): 307-311.

[20] 祝亚猛，虞有智，王晓枫等 . 抗原双重暴露在免疫组织化学染色中的应用 . 诊断病理学杂志，2009，16(2)：145.

[21] 曹玲 . 胰酶用于肾穿组织石蜡切片免疫组织化学的经验总结 . 福州总医院学报，2008，15(B12)：378-381.

[22] 王晓鸿，苟新敏，林宇静等 . 免疫组织化学染色双重修复法在淋巴瘤诊断中的应用体会 . 中国临床实用医学，2010，4(2)：160-161.

[23] Shi S-R, Cote RJ, Taylor CR. Antigen retrieval immunohistochemistry: past, present, and future. J Histochem Cytochem, 1997, 45(3): 327-343.

# 附录一　本书部分实验室操作常规补遗

　　随着加热抗原修复技术在病理学以及分子形态学各个方面的广泛使用，各种操作流程或常规也相继增加。本书第 17 章叙述了常用抗原修复技术操作程序及技术难点，第 7 章重点叙述了有关抗原修复技术用于免疫电镜、核酸原位杂交和多重免疫染色，第 5 章和第 6 章介绍了抗原修复技术在诊断细胞病理学和生物医学研究等方面的应用情况。本书有关的章节已经介绍了实际应用的技术操作常规和程序，以下只是扼要补充部分重要的应用技术要点和程序供读者参考。

## 第一节　加热抗原修复用于免疫组织化学染色方面的重点总结（附录表 1）。

附录表 1　代表性和经典的加热抗原修复方法总结

| 方法 | 操作要点 | 文献 |
| --- | --- | --- |
| 微波加热 | 基于 1991 年的第一个程序，将脱蜡的切片浸泡于装有蒸馏水或含金属盐的水溶液的塑料容器中，松盖容器口。将容器置于微波炉中央加热 5 分钟，检查修复液面并添加修复液，以免组织干燥。再加热 5 分钟，将容器置于室温下冷却 15 分钟。由于各种微波炉的功率不同，计时应从容器内液体出现沸腾开始计，以确认加热 10 分钟 | 1 |
| 校准微波加热 | 先应用微波炉的最大功率加热 2 ~ 3 分钟，达到修复液的沸点后，将功率降低到 30% ~ 40% 以保持上述加热状态，持续 7 ~ 10 分钟。必须注意调整功率以保证修复液处于沸点状态 | 2 |

| | | |
|---|---|---|
| 微波加塑料压力锅 | 将 600ml 蒸馏水置于塑料压力锅中，装入到半缸的程度，应用 3 个塑料切片盒，每盒装入 25 张切片，将它们平稳地放入压力锅内，加盖密闭。首先应用微波炉的最大功率加热 15 分钟，达到沸点后，将功率降低到 40% 以保持上述加热状态，持续 15 分钟。冷却 15 ~ 20 分钟后即可按常规程序进行染色 | 3-4 |
| 高压灭菌锅 | 将装有切片的塑料容器加盖后（特制留有小孔以免破裂）放入高压锅中，加热 120℃，10 分钟。冷却 10 ~ 30 分钟 | 5-6 |
| 家用压力锅 | 家用压力锅具有 103kPa/15psi（1psi＝6.895kPa），装入修复液达到 1/3 的容量，加热至沸点。将载有切片的金属切片架迅速放入沸腾的修复液中，加盖密封压力锅并扣伐，达到顶点时开始计时，加热 1 ~ 2 分钟。用自来水快速冷却减压后，开盖并用自来水置换修复液，冷却 15 ~ 20 分钟。目前已有多种特制的为抗原修复专门设计的压力锅出售 | 7-8 |
| 低温加热方法 | 近年来，不少作者报道，应用低于沸点的温度结合延长加热时间可以获得满意的染色效果，减少组织切片脱落的概率。第 7 章有关免疫电镜所用的加热修复温度多为 95℃ | 9-13 |

注：无论应用何种加热方法，均应在加热结束后将加热过的切片置于室温下冷却 15 分钟左右，然后应用水和中性缓冲液清洗切片，然后即可进行免疫组织化学染色。有关抗原修复方法的基本原则、影响染色效果的因素以及如何正确使用配伍筛选实验以建立优选的加热抗原修复程序等知识参见本书第一篇

## 第二节　基于加热抗原修复的原理，从常规甲醛固定石蜡包埋的组织中提取蛋白质和DNA/RNA(参见第10章和第11章)

### 一、通过高温加热从甲醛固定石蜡包埋（formaldehyde-fixed and paraffin embedded, FFPE）组织切片中提取蛋白质的方法

1. 将 10 μm 厚的 FFPE 组织切片共 5 张置于微试管内。
2. 于微试管中加入辛烷（octane），应用试管振动器摇匀后，加入 0.075ml 甲醇。应用试管振动器摇匀以达脱蜡目的。
3. 离心 12 000rmp，10 分钟。
4. 丢弃上清液，将微试管置于通风橱中 2~3 分钟使其变干燥。
5. 于微试管中加入 50 μl 含有 2%SDS 的 20mmol Tris-HCl（pH 7 或 9）的溶液，加热 100℃，20 分钟。
6. 置于 60℃孵箱中孵育 2 小时。
7. 如果微试管中有可见的组织块，必须应用注射针头连接 1ml 的注射器反复抽吸并将组织块机械地打碎，直至溶液中看不到组织块为止，约需 15~30 分钟。
8. 离心 12 000rmp，10 分钟，将上清液转入另一个清洁的微试管内。
9. 测量提取液中的蛋白质的量。

### 二、通过高温加热从 FFPE 组织切片中提取 DNA 的方法

1. 将厚 10μm 的 FFPE 组织切片共 3 张置于微试管内。
2. 离心片刻使所有切片进入微试管底部。
3. 于微试管中加入 500μl 0.1M 氢氧化钠溶液。
4. 加热微试管 100℃，20 分钟。
5. 室温下冷却 15 分钟。
6. 于微试管中加入 500μl 苯∶氯仿∶异丙醇（25∶24∶1）的混合液，应用试管振动器摇匀。

7. 离心 12 000rmp，10 分钟。

8. 将上清液转入另一个微试管内，加入等量的氯仿，振动器摇匀。

9. 离心 12 000rmp，5 分钟。

10. 将上清液转入另一个微试管内。

11. 于微试管中加入 0.1 总量的 3M 醋酸钠，振动器摇匀。

12. 于微试管中加入等量的异丙醇，振动器摇匀后，置于 −20℃过夜。

13. 在 4℃条件下，离心 12 000rmp，20 分钟。

14. 丢弃上清液。

15. 于微试管中加入 75% 乙醇，振动器摇匀。

16. 在 4℃条件下，离心 12 000rmp，20 分钟。

17. 丢弃上清液。

18. 将微试管置于通风橱中使其变干燥。

19. 于微试管中加入 50μl 蒸馏水以完全溶解附于微试管壁上的 DNA。

20. 检测从 FFPE 组织切片中提取出 DNA 的量。

上述提取 DNA 的方法可以简化为：只需要上述第 1～第 5 步，即将 FFPE 组织切片置于 0.1M 氢氧化钠溶液中煮沸 20 分钟，室温下冷却 15 分钟，然后，吸取 0.2μl 修复液进行 PCR 试验。其余的标本可以 4℃保存备用。

## 三、通过高温加热从 FFPE 组织切片中提取 RNA 的方法

1. 将 10μm 厚的 FFPE 组织切片共 4 张置于微试管内。

2. 于微试管中加入 1ml 辛烷（octane），应用试管振动器摇匀后，加入 0.075ml 甲醇。应用试管振动器摇匀以达脱蜡之目的。

3. 仔细移除上层液面的辛烷和甲醇。

4. 将微试管置于通风橱中 2～3 分钟使其变干燥。

5. 于微试管中加入 0.5ml Briton-Robinson 缓冲液，pH 7.4。

6. 加热 100℃，20 分钟。

7. 室温下冷却 5 分钟。

8. 于微试管中加入 0.3ml Trizol LS 试剂，应用试管振动器摇匀后，置室温下孵育 15 分钟。

9. 于微试管中加入 0.2ml 氯仿，应用试管振动器摇匀后，置室温下孵育 15 分钟。

10. 在 4℃条件下，离心 12 000rmp，15 分钟。

11. 将上清液转入另一个清洁的微试管内。

12. 于微试管中加入 0.4ml 异丙醇，应用试管振动器摇匀后，置于 -20℃过夜。

13. 在 4℃条件下，离心 12 000rmp，20 分钟。

14. 丢弃上清液。应用 0.8ml 5% 乙醇清洗沉淀物（RNA）。

15. 在 4℃条件下，离心 12 000rmp，15 分钟。

16. 丢弃上清液。

17. 将微试管置于通风橱中 20 分钟使其变干燥。

18. 加入焦炭酸二乙酯蒸馏水溶液（diethylpyrocarbonate，DEPC）使完全溶解。

19. 检测提取出的 RNA 量。

注：Briton-Robinson 缓冲液的配方

将 28.6mmol 以下的各种化合物溶解于蒸馏水中：$KH_2PO_4$、$H_3BO_3$、二乙巴比妥酸（diethylbarbituric acid）。应用 0.2M 的氢氧化钠溶液，经过适当的调配，可以得到 pH 2.0 ~ 12.0 的多种不同酸碱度的缓冲液。

Trizol LS 试剂（Invitrogen Co. Carlsbad, CA, USA）为目前常用的一种提取核酸的试剂。

## 第三节　免疫电镜染色常规（日本庆应义塾大学医学部病理学教室 Yamashita 博士 2013 年供稿）

### 一、固定

1. 将组织浸泡于 1 ~ 2ml 固定液 1〔4% 甲醛溶于 0.1M 羟乙基哌嗪乙硫磺酸（HEPES）-NaOH 缓冲液，包含 2.5mmol 氯化钙、1.25mmol 氯化镁和 2.9% 葡萄糖，pH 7.4〕中，在软塑料平板上，应用锋利的双刃刀片将组织切成小片（1mm³）。

2. 把切小的组织置入装有固定液 1 的瓶中浸泡，在室温下固定 2 小时，并加以轻微震动。

3. 倒去固定液 1，改换为固定液 2（4% 甲醛溶于 0.1M HEPES-NaOH 缓冲液，包含 2.5mmol 氯化钙、1.25mmol 氯化镁和 2.1% 葡萄糖，pH 8.5）。在室温下固定过夜，并加以轻微震动。

## 二、包埋前免疫电镜染色法

### （一）冷冻切片的制备

1. 应用溶于 0.1M HEPES 缓冲液（pH 7.4）的 2.5mmol 氯化钙、1.25mmol 氯化镁和 2.9% 葡萄糖清洗固定了的组织块，在 4℃ 下 1 小时。

2. 将小组织块浸于 10% 蔗糖、15% 蔗糖和 20% 蔗糖溶液中，置于冰上，各 2 小时。

3. 将冷冻组织切片包埋于 OCT 包埋剂内，经过干冰淬火处理的异戊烷的快速冷冻处理，使 OCT 包埋剂由液体变成固体。

4. 冷冻切片切成 15μm 厚，裱在玻片上，晾干。

### （二）免疫组织化学染色

1. 在 70℃ 条件下，将冷冻切片浸泡于含有 10% 蔗糖的 20mmo lTris-HCl 缓冲液（TB）中，pH 9.0，持续 3～6 小时。

2. 应用磷酸缓冲液（PBS）清洗切片，然后在室温下将切片置于 1% 牛血清白蛋白（BSA）/PBS 中孵育 1 小时。

3. 在 4℃ 条件下，将冷冻切片置于经 1%BSA/PBS 稀释过的第一抗体中孵育，放在保湿盒中过夜。

4. 应用 PBS 清洗切片，然后在室温下，将切片置于辣根过氧化酶标记的抗体（GE Healthcare: ×100）中孵育，放在保湿盒里持续 3 小时。

5. 应用 PBS 清洗切片，然后室温下固定于 1% 戊二醛 /PBS，共 5 分钟。

6. 用 DAB 溶液孵育切片后，用 PBS 清洗。

7. 后固定：将切片置于冰上，应用 1% $OsO_4$/0.1M PBS（pH 7.4）作为染色后固定，30 分钟。

8. 脱水：先应用升级乙醇，继以丙酮。

9. 将一个装有环氧树脂的胶囊倒置于切片上，放在 60℃孵箱中 48 小时以达到聚合的目的。

10. 在这一张玻璃载玻片的背面加热，然后应用适当的力量将倒置于切片上的胶囊移除（译者注：此时，可见已经包埋于环氧树脂聚合物内的组织切片）。

11. 将超薄切片裱于网格上。

12. 应用乙酸双氧铀（uranyl acetate）和柠檬酸铅（lead citrate）染色裱于网格上的超薄切片，然后用电镜观察。

## 三、包埋后方法

### （一）脱水和包埋

1. 应用 50%、70%、90% 二甲基甲酰胺（dimethylformamide, DMF）进行固定后组织块的脱水处理，每一个浓度需要 15 分钟，然后置于 100%DMF 中 2 次，每次 15 分钟，这一脱水处理需要把标本放在冰上进行。

2. 在 4℃条件下，首先将标本孵育于 2∶1、继以 1∶2 的 DMF 和 LR-White（London Resin Company）的混合物，共 1 小时。

3. 在 4℃条件下，将标本置于纯的 LR-White 中孵育 2 次共 1 小时，然后将标本置于新鲜配置的纯 LR-White 中孵育过夜。

4. 将组织块放入一个装有 LR-White 的胶囊中，加盖后，置于 55℃条件下 24 小时以达聚合的目的。

### （二）免疫电镜染色

1. 将超薄切片（按银 - 金颜色的厚度）裱于镍网上。

2. 制备一个半圆形的特氟龙塑料管，可以切一段特氟龙塑料管（长 15～20mm，内径 3mm，外径 5mm），沿内壁中线撕裂成缝。将几个镍网置入半圆形的特氟龙塑料管的缝内。

3. 将带有镍网的特氟龙塑料管于装有 20mmol Tris-HCl 缓冲液（pH 9.0）的微试管中孵育，加热 95℃，持续 1 小时。

4. 冷却后，应用含有 0.15 M NaCl（TBS）的 10mmol Tris-HCl 缓冲液（pH 7.4）清洗带有镍网的特氟龙塑料管。

5. 将带有镍网的特氟龙塑料管置于石蜡薄膜上，在室温下，将镍网置于 100～200μl 的 1%BSA/TBS（封闭非特异性抗原溶液）中孵育 30 分钟。

6. 在 4℃条件下，将镍网置于 100～200μl 的经过上述封闭非特异性抗原溶液稀释过的第一抗体中孵育过夜。

7. 应用带有喷头的装有 TBS 的瓶子清洗镍网。

8. 将带有镍网的特氟龙塑料管置于石蜡薄膜上，在室温下，于经过含有 0.5% 鱼胶的上述封闭非特异性抗原溶液稀释过的 100～200μl 的胶体金标记的二抗持续孵育镍网 1 小时。

9. 应用上述带有喷头的有 TBS 瓶子装清洗镍网，然后用蒸馏水清洗。除去清洗液后，将带有镍网的特氟龙塑料管置于石蜡薄膜上。

10. 在室温下应用固定液（2% 戊二醛和 0.05% 鞣酸溶于 0.1M PBS，pH 5.5）5 分钟。再用蒸馏水清洗，然后除去多余清洗液。

11. 于溶于 0.1M PBS pH 7.4 的 1% OsO4 中孵育镍网，持续 5 分钟，用蒸馏水清洗，然后除去多余清洗液。

12. 应用乙酸双氧铀( uranyl acetate )染色裱于网格上的超薄切片 5 分钟，再用柠檬酸铅（lead citrate）染色 1 分钟，用电镜观察。

石善溶　石砚

## 参考文献

[1] Shi SR, Key ME, Kalra KL. Antigen retrieval in formalin-fixed, paraffin-embedded tissues: an enhancement method for immunohistochemical staining based on microwave oven heating of tissue sections. J Histochem Cytochem, 1991, 39(6): 741-748.

[2] Tacha DE, Chen T. A modified antigen retrieval method: a calibration technique for microwave ovens. J Histotechnol, 1994, 17(4): 365-366.

[3] Pertschuk LP, Feldman JG, Kim YD, Braithwaite L, Schneider F, Braverman AS, et al. Estrogen receptor immunocytochemistry in paraffin embedded tissues with ER1D5 predicts breast cancer endocrine response more accurately than H222Sp

gamma in frozen sections or cytosol-based ligand-binding assays [see comments]. Cancer, 1996, 77(12): 2514-2519.

[4] Taylor CR, Shi SR, Chen C, Young L, Yang C, Cote RJ. Comparative study of antigen retrieval heating methods: microwave, microwave and pressure cooker, autoclave, and steamer. Biotech Histochem, 1996, 71(5): 263-270.

[5] Bankfalvi A, Navabi H, Bier B, Bocker W, Jasani B, Schmid KW. Wet autoclave pretreatment for antigen retrieval in diagnostic immunohistochemistry. J Pathol, 1994, 174(3): 223-228.

[6] Shin R-W, Iwaki T, Kitamoto T, Tateishi J. Hydrated autoclave pretreatment enhances TAU immunoreactivity in formalin-fixed normal and Alzheimer's disease brain tissues. Lab Invest, 1991, 64(5): 693-702.

[7] Miller RT, Estran C. Heat-induced epitope retrieval with a pressure cooker-suggestions for optimal use. Appl Immunohistochem, 1995, 3: 190-193.

[8] Norton AJ, Jordan S, Yeomans P. Brief, high-temperature heat denaturation (pressure cooking): a simple and effective method of antigen retrieval for routinely processed tissues. J Pathol, 1994, 173(4): 371-379.

[9] Carson NE, Gu J, Ianuzzo CD. Detection of myosin heavy chain in skeletal muscles using monoclonal antibodies on formalin fixed, paraffin embedded tissue sections. J Histotechnol, 1998, 21: 19-24.

[10] Elias JM, Margiotta M. Low temperature antigen restoration of steroid hormone receptor proteins in routine paraffin sections. J Histotechnol, 1997, 20: 155-158.

[11] Koopal SA, Coma MI, Tiebosch ATMG, Suurmeijer AJH. Low-temperature heating overnight in Tris-HCl buffer pH 9 is a good alternative for antigen retrieval in formalin-fixed paraffin-embedded tissue. Appl Immunohistochem, 1998, 6: 228-233.

[12] Peston D, Shousha S. Low temperature heat mediated antigen retrieval for the demonstration of oestrogen and progesterone receptors in formlin-fixed paraffin sections. J Pathol, 1998, 186: A21.

[13] Shi S-R, Cote RJ, Liu C, Yu MC, Castelao JE, Ross RK, et al. A modified reduced temperature antigen retrieval protocol effective for use with a polyclonal antibody to cyclooxygenase-2 (PG 27). Appl Immunohistochem Mol Morphol (AIMM), 2002, 10(4): 368-373.

# 附录二 代序一的英文原文及参考文献

## The development of Immunohistochemistry: A Personal View

### Introduction.

Isaac Newton is credited with the statement – " If I have seen further than other men is because I have stood on the shoulders of giants."

The development of IHC can be traced back through a series of pre-existing methods, beginning with light microscopy, passing through the introduction of biological and special stains, fluorescent labeled methods, and thence on to immunoperoxidase labeled antibodies. It has been my extreme good fortune to have found myself standing at some of the critical steps along the path. Looking back, sometimes these steps were engineered and executed with specific goals in mind. On other occasions progress was the result of serendipity and acute observation, following a course of 'constructive opportunism', that invaluable strategic ally finding the path into the future.

### Labeled antibody methods.

In 1939, Albert Coons, while on a research 'sabbatical' at the Charite Krankenhaus in Berlin embarked on a study of the role of hypersensitivity in the genesis of Aschoff bodies. He concluded that Streptococcal involvement "could not be tested without the demonstration of antibody or antigen – "and further stated that – The notion of labeling an antibody molecule with a visible label was perfectly obvious in this context." This remarkable insight led to the first fluorescent labeled antibody method (Coons AH et al. 1941).

However, while immunofluorescence demonstrated the value of labeled antibodies, the method was of limited practical use in diagnostic pathology, as I was to discover, quite abruptly, when beginning work on my D. Phil thesis at Oxford in 1970, under the guidance of Dr. A. H. T. Robb Smith. The intent was to develop murine models of Hodgkin lymphoma in mice with Graft Versus Host disease. An early critical challenge was to identify accurately the cell types involved. The use of antisera against white blood cell subsets successfully labeled cells by immunofluorescence in dark field frozen sections[1]. However, my findings were rejected, almost without thought, by my thesis committee composed of anatomic pathologists, because "we cannot see the cells". Message received! It is the same the reason why immunofluorence had little impact on diagnostic anatomic pathology; namely, because fluorescent labels cannot be viewed by bright field light microscopy, the morphologic detail essential to diagnostic surgical pathology is lost.

As a result I found myself on another pathway. The use of horseradish peroxidase as a label, with an appropriate chromogenic substrate system, in lieu of florescent markers, was pioneered by two groups independently. Nakane and Pierce (1967) demonstrated target antigens in tissue sections by both light and electron microscopy, and Stratis Avrameas (1969) used enzyme labels to demonstrate proteins in solutions and in body fluids. Interestingly this latter work led to yet another new technique, the Enzyme Linked Immunoassay (ELISA) method, that was to revolutionize measurement of proteins in serum, eventually replacing radio-immunoassay methods. ELISA remains the gold standard today for these types of measurements, leading to yet another pathway upon which I later stumbled - we have only just begun to reconnect ELISA and IHC methods as being essentially identical in principle; if the one is strictly quantitative (ELISA), then why not the other (IHC)?

Adaptation of immunoperoxidase methods for use in routinely processed formalin paraffin embedded (FFPE) tissue sections.

A series of incremental followed along the pathway leading to application of the immunoperoxidase method to 'routinely processed' formalin fixed paraffin embedded (FFPE) tissues. In Oxford, we immediately extended the work from mouse models and published the first papers showing applicability of the method to 'routine FFPE sections' (Taylor 1974, Taylor Burns Hambridge 1974)[2-4]. Then serendipity played a hand, David York Mason, returned to join the Hematology Department just down the hallway, adding his considerable ingenuity in development and use of antibodies. From thereon, progress was exponential[5-15]. The sensitivity of the method was increased by adopting Ludwig Sternberger's 'PAP method', a critical step that helped to demonstrate proteins in FFPE tissues, wherein (as we came to realize) much of the protein structure had been altered (rendered non-immune reactive) by formalin fixation.

Applications extended from two or three antigens, to ten, and twenty, and more, reflected in a meteoric rise in number of publications and extension of the method to other laboratories. The opportunity arose to apply the method to a vast repository of lymphoma cases accumulated by Dr. Robert Lukes, leading to the establishment of a new laboratory at the University of Southern California, in Los Angeles. Working with Bob Lukes, John Parker and colleagues the immunoperoxidase IHC method was tested against other immunologic and diagnostic parameters in hundreds of lymphoma cases, and then extended to other tumor types, with success[16-29].

The introduction of the hybridoma technique, by Millstein and Kohler was a huge step forward, leading not only to the production of an enormous number of antibodies against an increasing range of antigens, but also to the generation of monoclonal antibodies specifically selected for their effectiveness in FFPE tissues (by David Mason and others). But still the problem persisted, that many antigens could not be well visualized in FFPE tissues. Various paths were explored, by many investigators, with limited success, until, by chance or design, my path crossed with that of Dr. Shan Rong Shi, who, as described elsewhere in this book, was attacking the problem from a different direction.

We discussed Dr. Shi's somewhat counter-intuitive proposal of 'boiling tissues in water or buffer, as a means of improving IHC staining of FFPE, and I had the opportunity for a personal demonstration, hands on, of the effectiveness of this approach. Thus the 'Antigen Retrieval (AR) method' was born, and there was another explosion in the literature, to the point that within five years use of the method had become routine fir IHC in diagnosis and research. It was without argument a major breakthrough, opening new paths to new horizons, as described elsewhere in this book edited by Dr. Shi himself.

I was then fortunate to persuade Dr. Shi to join me in Los Angeles, leading to a personally rewarding and highly productive collaboration over the next two decades; never dull, always innovative, extending the use of AR into standardization of IHC, and into improved methods of extracting proteins, RNA and DNA from FFPE tissues for study and measurement. In fact, one of the greatest benefits of AR has been to render the repositories of FFPE tissue blocks stored in laboratories worldwide accessible, not only to IHC studies but also to modern molecular analysis, Western blots, mass spectrometry and PCR. A huge bonus, literally unlocking the riches of a resource, that otherwise was simply discarded following diagnostic use.

We have followed these pathways to the point that IHC is now an integral part of pathology, in research and diagnosis, and the FFPE tissue block has a new lease of life. To be sure, research continues, to reap further benefit, an future improvement. Looking back, in the short term of our involvement, Pathology remains very much a 'technology' driven discipline. We have directly witnessed that attempts to apply new technologies to tissues have been hampered by methods of sample preparation (formalin fixation) that are more than 100 years old, and we have been privileged to be part of the broad effort to solve that problem.

Tomorrow, today will be yesterday.

Prediction is difficult, especially about the future! (Niels Bohr 1885 - 1962).

This brief review of 'all of our yesterdays', myself and Shan-Rong Shi, in IHC and antigen retrieval, does not inform us reliably of tomorrow, but there are clear trends that are likely to continue for the immediate future.

This book deals at length with antigen retrieval methods and their usefulness in counteracting and compensating for the adverse effects of sample preparation, which are unknown and to a degree are unknowable for any particular patient derived tissue sample. Ongoing research into antigen retrieval promises approaches that will compensate for the adverse effects of sample preparation and fixation, leading to improved controls and calibration methods that in turn will, for the first time allow precise measurement of a range of analytes in FFPE tissues.

Today we see a convergence of several distinct but complementary methods (immunologic, molecular and whole slide imaging) that offer improved objectivity and precise measurement, practicing morphology at the molecular level (Quantitative In Situ Proteomics). Tomorrow, these methods, coupled with standardized antigen retrieval and control techniques will allow the detection and measurement of cellular, prognostic and predictive markers with unprecedented accuracy, adding objectivity and reproducibility to the tissue diagnosis. The end result will be the rise of a new technology in Pathology, best described as Molecular Morphology, creating yet another pathway, leading to radical change in how Anatomic Pathology is practiced in the future.

Clive R. Taylor, MD, PhD

Professor of Pathology, Keck School of Medicine University of Southern California, USA.

Editor-in-Chief, Applied Immunohistochemistry and Molecular Morphology.

Attending staff, Kenneth Norris Jr. Cancer Hospital and Research Institute, 1983 - present.

Attending staff, USC University Hospital, 1990-present.

Chairman, Dept. of Pathology Keck School of Medicine University of

Southern California (1984 - 2009).

Senior Associate Dean for Educational Affairs, University of Southern California (1997 - 2009).

Director of Laboratories, Los Angeles County/University of Southern California Medical Center (1984 - 2003).

Clive R Taylor, MD, DPhil, FRCPath (UK), MRCP (Ir)

## 参考文献

[1] Taylor CR. An immunofluorescent study of the identity of cells reacting with anti-lymphocytic sera. J Pathol, 1973, 110(3): 221-232.

[2] Taylor CR. The nature of Reed-Sternberg cells and other malignant reticulum cells. Lancet, 1974, 2(7884): 802-807.

[3] Taylor CR, Burns J. The demonstration of plasma cells and other immunoglobulin-containing cells in formalin-fixed, paraffin-embedded tissues using peroxidase-labelled antibody. J Clin Pathol, 1974, 7(1): 14-20.

[4] Burns J, Hambridge M, Taylor CR. Intracellular immunoglobulins. A comparative study of three standard tissue processing methods using horseradish peroxidase and fluorochrome conjugates. J Clin Pathol, 1974, 27(7): 548-557.

[5] Taylor CR, Mason DY. The Immunohistological detection of intracellular immunoglobulin in formalin-paraffin sections from multiple myeloma and related conditions using the immunoperoxidase technique. Clin Exp Immunol, 1974, 18(3): 417-429.

[6] Mason DY, Farrell C, Taylor CR. The detection of intracellular antigens in human leucocytes by immunoperoxidase staining. Br J Haematol, 1975, 31(3): 361-370.

[7] Mason DY, Howes DJ, Taylor CR, Ross BD. Effect of human lysozyme (muramidase) on potassium handling by the perfused rat kidney. A mechanism for renal damage in human monocytic leukaemia. J Clin Pathol, 1975, 28(9): 722-727.

[8] Mason DY, Taylor CR. The distribution of muramidase (lysozyme) in human tissues. J Clin Pathol, 1975, 28(2): 124-132.

[9] Mason DY, Taylor,CR. Staining of the "A" antigen in human erythrocytes. J Clin Pathol, 1975, 28(7): 594-595.

[10] Taylor CR. An immunohistological study of follicular lymphoma, reticulum cell

sarcoma and Hodgkin's disease. Eur J Cancer, 1976, 12(1): 61-75.

[11] Taylor CR. Immunohistological observations upon the development of reticulum cell sarcoma in the mouse. J Pathol, 1976, 118(4): 201-219.

[12] Taylor CR, Skinner JM. Evidence for significant hematopoiesis in the human thymus. Blood, 1976, 47(2): 305-313.

[13] Esiri MM, Taylor CR, Mason DY. Application of an immunoperoxidase method to a study of the central nervous system: preliminary findings in a study of human formalin-fixed material. Neuropathol Appl Neurobiol, 1976, 2: 233-246.

[14] Heenan PJ, Mason DY, Skinner JM, Taylor CR. Waldenström's disease of the jejunum. Beitr Pathol, 1976, 157(1): 76-83.

[15] Mason DY, Taylor CR. Distribution of transferrin, ferritin, and lactoferrin in human tissues. J Clin Pathol, 1978, 31(4): 316- 327.

[16] Anagnostou D, Parker JW, Taylor CR, Tindle BH, Lukes RJ. Lacunar cells of nodular sclerosing Hodgkin's disease. Cancer, 1977, 39(3): 1032-1043.

[17] Taylor CR. Classification of lymphomas: 'new thinking' on old thoughts. Arch Pathol Lab Med, 1978, 102(11): 549-554.

[18] Taylor CR. A history of the Reed-Sternberg cell. Biomedicine, 1978, 28: 196-203.

[19] Taylor CR. Immunocytochemical methods in the study of lymphoma and related conditions. J Histochem Cytochem, 1978, 26(7): 496-512.

[20] Taylor CR. Immunohistological approach to tumor diagnosis. Oncology, 1978, 35(5): 189-197.

[21] Taylor CR. Immunoperoxidase techniques: practical and theoretical aspects. Arch Pathol Lab Med, 1978, 102(3): 113-121.

[22] Taylor CR. Upon the nature of Hodgkin's disease and the Reed-Sternberg cell. Recent Results Cancer Res, 1978, 64: 214- 231.

[23] Taylor CR, Russell R, Chandor SB. An immunohistological study of multiple myeloma and related conditions using an immunoperoxidase method. Am J Clin Pathol, 1978, 70(4): 612-622.

[24] Taylor CR, Russell R, Lukes RJ, Davis RL. An immunohistological study of the immunoglobulin content of primary central nervous system lymphomas. Cancer, 1978, 41(6): 2197-2205.

[25] Lukes RJ, Parker JW, Taylor CR, Tindle BH, Cramer AD, Lincoln TL. Immunologic approach to non-Hodgkin's lymphomas and related leukemias. An analysis of the results of multiparameter studies of 425 cases. Semin Hematol, 1978, 15(4): 322-351.

[26] Lukes RJ, Taylor CR, Parker JW, Lincoln TL, Pattengale PK, Tindle BH. A

Morphologic and immunologic surface marker study of 299 cases of non-Hodgkin lymphomas and related leukemias. Am J Pathol, 1978, 90(2): 461-485.

[27] Parker JW, Taylor CR, Pattengale PK, Royston AI, Tindle BH, Cain MJ, Lukes RJ. Morphologic and cytochemical comparison of human lymphoblastoid T-cell and B-cell lines: light and electron microscopy. J Natl Cancer Inst, 1978, 60(1): 59-68.

[28] van den Tweel JG, Taylor CR, Parker JW, Lukes RJ. Immunoglobulin inclusions in non-Hodgkin's lymphomas. Am J Clin Pathol, 1978, 69(3): 306-313.

[29] Williams AH, Taylor CR, Higgins GR, Quinn JJ, Schneider BK, Swanson V, Parker JW, Pattengale PK, Chandor SB, Powars D, Lincoln TL, Tindle BH, Lukes RJ. Childhood lymphoma and leukemia. I. Correlation of morphology and immunological studies. Cancer, 1978, 42(1): 171-181.

# 附录三 代序二的英文原文及参考文献

## Antigen Retrieval: The Rebirth of Immunohistochemistry

It is both fitting and appropriate for Professor Shan-Rong Shi and co-Editors to write and edit this volume entitled "Antigen Retrieval Technique: A Milestone in the History of Immunohistochemistry" for a Chinese readership. Dr. Shi's publication of antigen retrieval methodology in the Journal of Histochemistry and Cytochemistry in 1991 was a landmark in the history of immunohistochemistry[1]. This classic article describes a prototypic protocol that revolutionized the detection of antigens in pathological specimens. It's not surprising, therefore, that this article is one of the most highly cited papers ever published in the Journal of Histochemistry and Cytochemistry, having received over 2200 citations.

While it is hardly necessary to emphasize the importance of antigen retrieval techniques to the readers of this volume, it is worth recalling that prior to the development of antigen retrieval technology many antigens could not be detected easily or at all by immunohistochemistry in formalin-fixed, paraffin-embedded tissues, presumably because aldehyde fixatives cause cross-linking of proteins and thereby prevent access of antibody binding sites to some epitopes. It was known that in some cases detection with antibodies could be improved by pretreating the sections with proteolytic enzymes and other methods, but these procedures were unstandardized and largely unpredictable in their effects.

Dr. Shi's contributions to the development and application of antigen retrieval methodology are well known. His articles and books on antigen retrieval truly revolutionized the field of immunohistochemistry and resulted in significant new biological information across the spectrum of morphologically based biomedical research. His writings, techniques, and leadership in the field resurrected immunohistochemistry from a declining discipline, especially in pathology, to an exciting area for discovery and rediscovery with antibody-based morphological methods.

What is not so well known is that Dr. Shi is truly one of those rare individuals whose self-effacing modesty belies a profound a personal commitment to excellence and perfection of his scientific pursuits. It's not a stretch to say that while others had conceived of the idea, he single handedly and tirelessly (and with very few resources) pursued an approach that worked so well that almost all labs that use immunohistochemistry now essentially – in one form or another – approach antigen retrieval along the lines that he developed. In particular, his contribution of the antigen retrieval "test battery" permits investigators to optimize and standardize antigen retrieval protocols to obtain maximum staining.

The present volume covers much of the theory, mechanisms, and applications of antigen retrieval as it is employed today. This rich compendium of state-of-the-art knowledge and experience is a valuable resource that will benefit all cell biologists and pathologists in China that rely on immunohistochemistry as a research and diagnostic tool.

Denis G. Baskin, Ph.D.

## 参 考 文 献

[1] Shi SR, Key ME, Kalra KL. Antigen retrieval in formalin-fixed, paraffin-embedded tissues: an enhancement method for immunohistochemical staining based on microwave oven heating of tissue sections. J Histochem Cytochem, 1991, 39(6): 741-748.

# 附录四　前言的参考文献

[1] Gown AM. Unmasking the mysteries of antigen or epitope retrieval and formalin fixation. Am J Clin Pathol, 2004, 121(2): 172-174.

[2] Tanca A, Pagnozzi D, Addis MF. Setting proteins free: Progresses and achievements in proteomics of formalin-fixed, paraffin-embedded tissues. Proteomics Clin Appl, 2012, 6(1-2): 7-21.

[3] Shi S-R, Gu J, Taylor CR. Antigen retrieval techniques: immunohistochemistry and molecular morphology. eds. Natick, Massachusetts: Eaton Publishing, 2000.

[4] Shi S-R, Taylor CR. Antigen retrieval immunohistochemistry based research and diagnostics. Hoboken, New Jersey: John Wiley & Sons, 2010.

[5] 《临床与实验病理学杂志》编辑部和福建省病理质控中心联合主办（迈新生物技术开发有限公司承办）：2011 年全国免疫组织化学专题研讨会：抗原修复和免疫组织化学标准化 . 福建省福州市，2011 年 5 月 27 至 31 日 .

# 彩 图

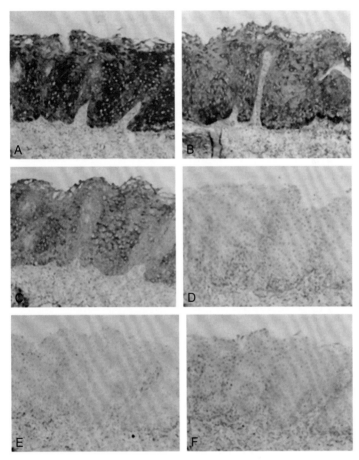

图 2-1　此图取材于发表于 1991 年的第一篇应用微波炉加热抗原修复法的文章，显示出一幕发生在免疫组织化学历史上富有戏剧性的场面：常规甲醛固定石蜡包埋的组织切片的角蛋白强阳性免疫组织化学染色结果只有将浸泡在水溶液中的切片经过微波炉或普通电炉加热煮沸后才能够得到。（A）石蜡切片浸泡于硫氰化铅水溶液中经微波炉加热煮沸；（B）石蜡切片浸泡于硫酸锌水溶液中经微波炉加热煮沸；（C）石蜡切片浸泡于蒸馏水中经微波炉加热煮沸；（D）未经加热处理过的石蜡切片；（E）阴性对照：浸泡于硫氰化铅水溶液中的石蜡切片经微波炉加热煮沸，应用未经免疫处理的动物腹水取代第一抗体；（F）经胰蛋白酶消化处理的石蜡切片。注意图中显示：凡经过微波炉加热煮沸浸泡于蒸馏水或某些金属溶液中的人扁桃体组织石蜡切片均显示较强的上皮免疫组织化学染色结果。放大条纹＝50μm。原图发表于 Shi, et al. J Histochem Cytochem, 1991, 39:741-748. 本图复制获得原出版者的同意和授权

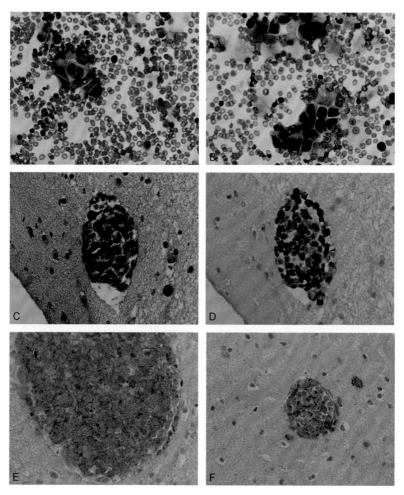

**图 5-1　显示小细胞肺癌累及胸水的病例。**该患者 70 岁，男性，因咳嗽、咯血、呼吸困难以及头面部水肿急诊入院。胸部 CT 显示有纵隔肿块，压迫上腔静脉并包绕肺动脉，需要立即治疗。胸水涂片（A 和 B）显示排列松散的一堆肿瘤细胞，异形性明显，局部呈镶嵌样结构。细胞蜡块（C）和 ICC 显示肿瘤细胞 TTF-1（D）、Chromogranin（E）以及 Synaptophysin（F）染色呈阳性，因此确诊为小细胞肺癌累及胸水。患者随即进行了化疗，化疗后症状明显缓解。细胞学诊断快捷准确，不仅可避免创伤性更大的活检和手术，也可为患者赢得时间

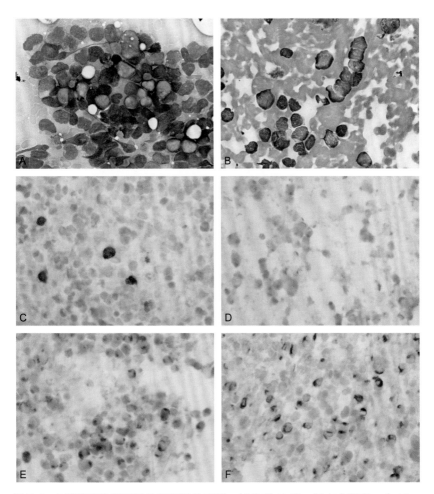

**图 5-2　1 例腹股沟淋巴结的针吸活检病例。**该患者 81 岁，因右大腿有一个 10cm 的肿块并伴有同侧腹股沟淋巴结肿大入院。应临床医生的要求，我们进行了床旁腹股沟淋巴结细针穿刺活检。涂片（A 和 B）显示肿瘤细胞排列松散，大多呈单个细胞，核大，胞质极少，仅在局部有少数肿瘤细胞成团或呈线形排列（B）。鉴别诊断包括大细胞性淋巴瘤以及 Merkel 细胞癌。因考虑到需要细胞蜡块以便进行 ICC，重复进行了两次针穿，并将所得全部收集到生理盐水中并制成细胞蜡块。在细胞蜡块上进行的 ICC 显示，肿瘤细胞白细胞共同抗原（leukocyte common antigen）（C）和 TTF-1（D）呈阴性；嗜铬粒蛋白（chromogranin）（E）以及 CK20 呈阳性，因此确诊为淋巴结转移性 Merkel 细胞癌

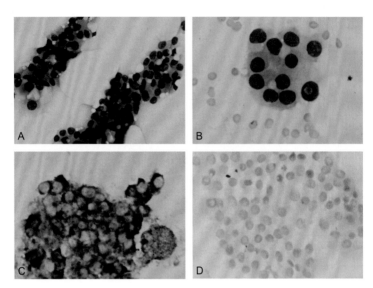

**图 5-3 来自一名年轻患者的颈部包块。**该患者 2 年前因甲状腺癌接受了甲状腺全切术。其颈部包块的细胞涂片显示有几团排列拥挤的上皮样细胞（A），其中有少数细胞呈现细胞核内假包涵体（intranuclear pseudoinclusion）（B）。在同时制作的 2 张自然风干、未经染色的细胞涂片上，我们进行了甲状腺球蛋白（C）以及 TTF-1（D）的染色，结果均为强阳性。因此，患者被确诊为颈部转移性甲状腺癌。正如下文所提及的，由于自然风干的细胞涂片避免了因乙醇固定造成的细胞收缩，细胞较大且较为扁平，更利于染色结果的判断

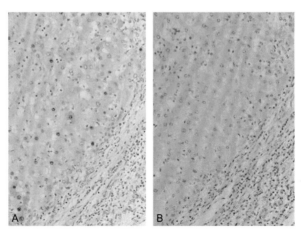

**图 17-1 肝组织 HBcAg 的免疫组织化学染色，不修复，显示阳性结果（A）；柠檬酸高压抗原修复，显示阴性结果（B）**